BandagemTerapêutica
CONCEITO DE ESTIMULAÇÃO TEGUMENTAR

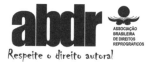

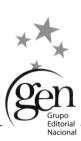

O GEN | Grupo Editorial Nacional, a maior plataforma editorial no segmento CTP (científico, técnico e profissional), publica nas áreas de saúde, ciências exatas, jurídicas, sociais aplicadas, humanas e de concursos, além de prover serviços direcionados a educação, capacitação médica continuada e preparação para concursos. Conheça nosso catálogo, composto por mais de cinco mil obras e três mil e-books, em www.grupogen.com.br.

As editoras que integram o GEN, respeitadas no mercado editorial, construíram catálogos inigualáveis, com obras decisivas na formação acadêmica e no aperfeiçoamento de várias gerações de profissionais e de estudantes de Administração, Direito, Engenharia, Enfermagem, Fisioterapia, Medicina, Odontologia, Educação Física e muitas outras ciências, tendo se tornado sinônimo de seriedade e respeito.

Nossa missão é prover o melhor conteúdo científico e distribuí-lo de maneira flexível e conveniente, a preços justos, gerando benefícios e servindo a autores, docentes, livreiros, funcionários, colaboradores e acionistas.

Nosso comportamento ético incondicional e nossa responsabilidade social e ambiental são reforçados pela natureza educacional de nossa atividade, sem comprometer o crescimento contínuo e a rentabilidade do grupo.

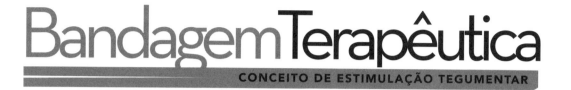

Bandagem Terapêutica
CONCEITO DE ESTIMULAÇÃO TEGUMENTAR

Nelson Morini Jr.

Fisioterapeuta pela Universidade Metodista de Piracicaba (Unimep). Doutorando em Engenharia Biomédica pela Universidade de Mogi das Cruzes (UMC). Mestre em Reabilitação pela Escola Paulista de Medicina da Universidade Federal de São Paulo (EPM/Unifesp). Criador do Método Therapy Taping®, Instrutor Sênior.

Segunda edição

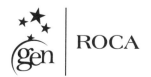

- O autor deste livro e a Editora Roca empenharam seus melhores esforços para assegurar que as informações e os procedimentos apresentados no texto estejam em acordo com os padrões aceitos à época da publicação, *e todos os dados foram atualizados pelos autores até a data da entrega dos originais à editora.* Entretanto, tendo em conta a evolução das ciências da saúde, as mudanças regulamentares governamentais e o constante fluxo de novas informações sobre terapêutica medicamentosa e reações adversas a fármacos, recomendamos enfaticamente que os leitores consultem sempre outras fontes fidedignas, de modo a se certificarem de que as informações contidas neste livro estão corretas e de que não houve alterações nas dosagens recomendadas ou na legislação regulamentadora. *Adicionalmente, os leitores podem buscar por possíveis atualizações da obra em http://gen-io.grupogen.com.br.*

- O autor e a editora se empenharam para citar adequadamente e dar o devido crédito a todos os detentores de direitos autorais de qualquer material utilizado neste livro, dispondo-se a possíveis acertos posteriores caso, inadvertida e involuntariamente, a identificação de algum deles tenha sido omitida.

- Direitos exclusivos para a língua portuguesa
Copyright © 2016 by **EDITORA GUANABARA KOOGAN LTDA.**
Publicado pela Editora Roca, um selo integrante do GEN | Grupo Editorial Nacional
Travessa do Ouvidor, 11
Rio de Janeiro – RJ – CEP 20040-040
Tels.: (21) 3543-0770/(11) 5080-0770 | Fax: (21) 3543-0896
www.grupogen.com.br | editorial.saude@grupogen.com.br

- Reservados todos os direitos. É proibida a duplicação ou reprodução deste volume, no todo ou em parte, em quaisquer formas ou por quaisquer meios (eletrônico, mecânico, gravação, fotocópia, distribuição pela Internet ou outros), sem permissão, por escrito, da Editora Guanabara Koogan Ltda.

- Capa: Bruno Sales
Editoração eletrônica: Diretriz

- Ficha catalográfica

M85b
2. ed.

    Morini Jr., Nelson
    Bandagem terapêutica: conceito de estimulação tegumentar / Nelson Morini Jr. - 2. ed. - Rio de Janeiro: Roca, 2016.
    il

    ISBN 978-85-277-2927-7

    1. Fisioterapia - Tratamento terapêutico. I. Título.

16-30538

CDD: 615.82
CDU: 615.8

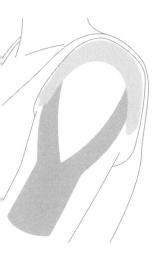

Colaboradores

Alejandro G. Caramello
Licenciado em Kinesiología e Fisioterapia pela Universidad Nacional de Córdoba (UNC), Argentina. Instrutor pelo Advanced Course Instructor da International Bobath Instructors Training Association (Ibita).

Allison Gustavo Braz
Mestre em Engenharia Biomédica pela Universidade do Vale do Paraíba (Univap). Doutorando em Engenharia Biomédica pela Universidade Camilo Castelo Branco (Unicastelo).

Ana Cristina Zanelli Faiçal
Graduada em Fonoaudiologia pela Universidade Federal de Santa Maria (UFSM-RS). Instrutora nível II do Método Therapy Taping®. Executive Coaching pelo Instituto Brasileiro de Coaching (IBC). Meta Coaching pela International Society of Neuro-Semantics.

André Luciano Pinto
Mestre e Especialista em Fisioterapia Intensiva pelo Instituto Brasileiro de Terapia Intensiva (Ibrati) e Sociedade Brasileira de Terapia Intensiva (Sobrati). Especialista em Acupuntura pela Escola de Terapias Orientais de São Paulo (Etosp) e em Termografia do Movimento pelo Hospital das Clínicas da Faculdade de Medicina da Universidade de São Paulo (HCFMUSP). Instrutor nível II do Método Therapy Taping®.

Andrea Pereira da Silva
Mestre em Fonoaudiologia pela Pontifícia Universidade Católica de São Paulo (PUC-SP). Instrutora nível II do Método Therapy Taping®.

Especialista no Conceito Neuroevolutivo Bobath e Baby Course pela Associação Brasileira para o Desenvolvimento e Divulgação do Conceito Neuroevolutivo Bobath (Abradimine).

Bráulio Evangelista de Lima
Graduado em Fisioterapia e Mestrando em Ciências Aplicadas à Saúde pela Universidade Federal de Goiás.

Bruno Cimatti
Doutorando em Ciências da Saúde Aplicada ao Aparelho Locomotor pela Faculdade de Medicina de Ribeirão Preto da Universidade de São Paulo (FMRP-USP).

Camila Fávero de Oliveira
Mestre e Doutora em Ciências Odontológicas pela Faculdade de Odontologia de Araraquara da Universidade Estadual Paulista (FOAr-Unesp). PhD em Biologia Estrutural e Funcional pela Universidade Federal de São Paulo (Unifesp).

Carlos Manzano Aquiahuatl
Especialista em Foniatria Pediátrica pelo Hospital Infantil de México Federico Gómez da Universidad Nacional Autónoma de México (UNAM).

Claudia Eunice Neves de Oliveira
Graduada em Fisioterapia pela Universidade do Grande ABC (UniABC). Mestre em Distúrbios do Desenvolvimento pela Universidade Presbiteriana Mackenzie, São Paulo (UPM). Especialista no Método de Reabilitação Infantil e Adulto do Conceito Neuroevolutivo

Bobath pela International Bobath Instructors Training Association (Ibita) e European Bobath Tutors Association (EBTA). Especialista no Método de Integração Sensorial pelo Centro Zentrum für Integrative Förderung und Fortbildung (ZiFF).

Cléssius Ferreira Santos
Especialista em Ciências Fisiológicas pela Universidade Estadual de Londrina (UEL).

Cristina Iwabe-Marchese
Pós-doutora em Neurologia pelo Fundo de Amparo à Pesquisa do Estado de São Paulo da Universidade Estadual de Campinas (Fapesp/Unicamp). Docente do Curso de Fisioterapia da Faculdade Metrocamp. Pesquisadora Voluntária da área de Neurologia da Unicamp. Sócia-Proprietária do Núcleo de Estudos e Reabilitação Neurológica do Núcleo de Estudos e Reabilitação Neurológica (Neren).

Eduardo Vidotti
Especialista em Ciências Fisiológicas pela Universidade Estadual de Londrina (UEL).

Egberto Munin
Graduado em Física pela Universidade Estadual de Campinas (Unicamp). Doutor em Ciências pela Unicamp.

Gabriela Maris de Faria Martelli
Mestre em Implantodontia pela Universidade de Ribeirão Preto (Unaerp).

Gustavo Bonugli
Graduado em Fisioterapia pela Faculdade de Medicina de Ribeirão Preto da Universidade de São Paulo (FMRP-USP). Mestre em Ciências da Saúde Aplicada ao Aparelho Locomotor pela FMRP-USP.

Héctor Echeverría Rodríguez
Licenciado em Kinesiología e Fisioterapia pela Universidad de Antofagasta, Chile. Mestre em Docência para Educação Superior pela Universidad Andrés Bello, Viña del Mar. Especialista no Conceito Neuroevolutivo Bobath pela International Bobath Instructors Training Association (Ibita) e pela Neuro-Developmental Treatment Association (NDTA). Instrutor nível II do Método Therapy Taping®. Diretor-Clínico do Centro de Rehabilitación Neurológica Integral do Medicina Física y Rehabilitación Integral (Siloé), Viña del Mar, Chile.

Janaína Pimenta
Mestre em Fonoaudiologia pela Universidade Veiga de Almeida (UVA), Rio de Janeiro. Especialista em Voz e Voz Cantada pelo Centro de Especialização em Fonoaudiologia Clínica (Cefac).

Jaqueline Aparecida Pinto
Graduada em Ciências da Atividade Física pela Universidade de São Paulo (USP). Especialista em Atividade Física Adaptada pela Universidade Federal de São Paulo (Unifesp). Cursos de Auriculoterapia Chinesa pelo Centro de Estudos de Acupuntura e Terapias Alternativas (Ceata), e de Therapy Taping®, Instructor Core 360. Profissional de Educação Física do Centro de Apoio Psicossocial (CAPS).

José Carlos Baldocchi Pontin
Fisioterapeuta do Grupo do Quadril do Hospital São Paulo da Universidade Federal de São Paulo (Unifesp). Especialista em Ortopedia e Traumatologia pela Unifesp. Preceptor do Curso de Especialização em Ortopedia e Trauma da Unifesp. Mestrando em Ciências da Saúde pela Unifesp.

José Luis Bacco
Especialista em Medicina Física e Reabilitação. Diretor-Médico Cirúrgico do Medicina Física y Rehabilitación Integral (Siloé). Fisiatra e Chefe da Clínica de Parálisis Cerebral do Instituto de Rehabilitación Infantil Teléton, Valparaíso. Fisiatra do Sanatorio Marítimo San Juan de Dios, de Viña del Mar.

Josie Resende Torres da Silva
Graduada em Fisioterapia pela Universidade de Franca (Unifran). Doutora em Ciências Biológicas (Farmacologia) pela Universidade de São Paulo (USP).

Marcela Bonin
Fisioterapeuta Especialista em Métodos de Tratamento em Deficiência Física e Gestão de Centros de Reabilitação pela Associação de

Assistência à Criança Deficiente (AACD). Especialista em Intervenção em Neuropediatria pela Universidade Federal de São Carlos (UFScar).

Maria Cristina dos Santos Galvão

Graduada em Fisioterapia pela Universidade de São Paulo (USP). Fisioterapeuta do setor de Fisioterapia Infantil da Associação de Assistência à Criança Deficiente (AACD), Ibirapuera. Especialista no Conceito Neuroevolutivo Bobath e Baby Course em Atendimento de Crianças com Distúrbios do Desenvolvimento pela Associação Brasileira para o Desenvolvimento e Divulgação do Conceito Neuroevolutivo Bobath (Abradimine).

María Gabriela Maidana

Licenciada em Kinesiología e Fisioterapia pela Universidad Nacional de Córdoba, Argentina.

Marilú Hernández V.

Graduada em Medicina pela Facultad de Ciencias Médicas Mariana Grajales de Holguín, Santiago de Cuba, Cuba. Especialista em Fisiatria – Medicina Física e Reabilitação pela Universidad de Chile, Hospital Clínico José Joaquín Aguirre, Santiago, Chile.

Mónica González G.

Licenciada em Kinesiología pela Pontificia Universidad Católica de Chile e Universidad Católica del Maule, Chile. Pós-graduada em Terapia-Vojta, Curso internacional de Locomoción Refleja e Terapia-Vojta pela Internationale Vojta Gesellschaft e.V. Especialista em Terapia-Bobath, Curso básico de Neurodesenvolvimento pelo Bobath Centre, London.

Nelson Francisco Annunciato

Doutor em Neurociências pela Universidade Estadual de Campinas (Unicamp). Pós-doutorado em Reabilitação Neurológica pelo Centro de Munique, Departamento de Pediatria Social da Universidade de Munique Ludwig-Maximilians, Alemanha.

Priscilla do Amaral Campos e Silva

Especialista em Fisioterapia Neurofuncional em Crianças e Adolescentes pela Associação Brasileira para o Desenvolvimento e Divulgação do Conceito Neuroevolutivo Bobath (Abradimine). Instrutora nível I do Método Therapy Taping®. Especialista no Conceito Neuroevolutivo Bobath e Baby Course em Atendimento de Adultos e Crianças pela Abradimine.

Rosane de Fátima Zanirato Lizarelli

Cirurgiã-Dentista pela Faculdade de Odontologia de Ribeirão Preto da Universidade de São Paulo (FORP-USP). Mestre e Doutora em Ciências e Engenharia de Materiais pelo Instituto de Física de São Carlos da Universidade de São Paulo (IFSC-USP). PhD em Biofotônica pelo IFSC-USP.

Silênio Souza Reis

Graduado em Fisioterapia e Mestrando em Ciências Aplicadas à Saúde pela Universidade Federal de Goiás (UFG).

Suhaila Mahmoud Smaili Santos

Doutora em Fisiopatologia em Clínica Médica pela Faculdade de Medicina de Botucatu da Universidade Estadual Paulista (FMB-Unesp). Pós-doutora em Neurologia e Neurociências pela Universidade Federal de São Paulo (Unifesp). Líder do Grupo de Pesquisa em Fisioterapia Neurofuncional (GPFIN). Professora Associada do Setor de Neurologia do Departamento de Fisioterapia da Universidade Estadual de Londrina (UEL). Professora do Programa de Mestrado-Doutorado em Ciências da Reabilitação da Universidade Estadual de Londrina, Universidade Norte do Paraná (UEL-Unopar).

Therezinha Rosane Chamlian

Doutora em Medicina pela Escola Paulista de Medicina da Universidade Federal de São Paulo (EPM/Unifesp).

Viviana Huerta O.

Licenciada em Terapia Ocupacional pela Universidad de Playa Ancha, Valparaíso, Chile. Formada em Integração Sensorial pela Universidad de Chile e University of Southern California. Especialista no Conceito Neuroevolutivo Bobath, IRI Teletón, Santiago, Chile. Diplomada em Controle Motor pela Universidad Mayor, Santiago, Chile.

Material Suplementar

Este livro conta com o seguinte material suplementar:

- Seleção de figuras da obra reproduzidas em cores.

O acesso ao material suplementar é gratuito, bastando que o leitor se cadastre em: http://gen-io.grupogen.com.br.

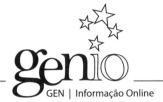

GEN-IO (GEN | Informação Online) é o repositório de materiais suplementares e de serviços relacionados com livros publicados pelo GEN | Grupo Editorial Nacional, maior conglomerado brasileiro de editoras do ramo científico-técnico-profissional, composto por Guanabara Koogan, Santos, Roca, AC Farmacêutica, Forense, Método, Atlas, LTC, E.P.U. e Forense Universitária. Os materiais suplementares ficam disponíveis para acesso durante a vigência das edições atuais dos livros a que eles correspondem.

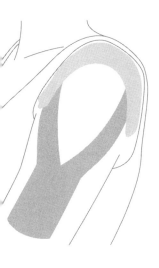

Agradecimentos

Não vos esqueçais da hospitalidade, porque por ela alguns, não o sabendo, hospedam anjos.
Hebreus 13:2

À minha amada esposa Danielli e aos nossos anjos Henrique e Clara.
Aos meus pais, irmãos e afilhados.
Aos meus grandes amigos da Therapy Taping® Association.
A cada um dos amigos e Instrutores.
A cada um dos colaboradores desta edição.
A cada paciente que sempre nos ensina.
Ao Grupo GEN e à Ana Paula O. de Aquino.

Meu profundo respeito e agradecimento. Sem vocês nada disso seria possível.

Dou graças ao meu Deus todas as vezes que me lembro de vós.
Filipenses 1:3

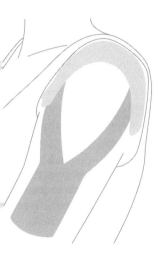

Apresentação

Esta segunda edição do livro *Bandagem Terapêutica | Conceito de Estimulação Tegumentar* é demasiadamente especial para mim, já que é fruto do sucesso da primeira edição, que veio para preencher uma lacuna sobre bandagem elástica na área de reabilitação. Parte desse êxito devo ao próprio leitor, que atuou intensamente na divulgação e disseminação do livro em seu local de trabalho, na sua clínica, nas redes sociais, nas universidades, nos trabalhos de conclusão de cursos, em dissertações de mestrado e teses de doutorado.

Motivado por esse grande feito, que foi a primeira edição, organizei o conteúdo desse novo livro aprimorando os conceitos e associando-os à experiência de profissionais do mais alto gabarito do nosso país e de outros países como Argentina, Chile e México.

Considero-me abençoado por Deus por reunir neste livro profissionais tão renomados que dedicaram parte de seu precioso tempo para nos brindar com seu conhecimento específico e contribuir para o aprimoramento do nosso método e conceito de trabalho. É transbordando de felicidade que apresento esta nova edição: um projeto que foi meticulosamente desenvolvido para abrir novas oportunidades de trabalho a outros profissionais.

Como seria bom, por exemplo, termos uma aproximação entre o método Therapy Taping® e a medicina tradicional chinesa (MTC) como fonte de estímulos sensoriais. A MTC é uma área de conhecimento milenar reconhecida e praticada por Fisioterapeutas, Médicos, Odontologistas e outros. Acreditamos que ambos métodos se complementam e têm peculiaridades semelhantes. Também estamos abrindo nosso campo de atuação para a área da Odontologia, abordada, neste livro, na seção de disfunção da articulação temporomandibular e aplicação da bandagem como possibilidade terapêutica; e a atuação do cirurgião-dentista na associação do método Therapy Taping® à reabilitação pela emissão de luz (laser e LED) para a melhora da funcionalidade motora e do tegumento.

A bandagem terapêutica e nosso método ainda necessitam ser explorados em toda a sua plenitude. Foi pensando nisso que colocamos ao longo desta obra informações sobre controle motor e plasticidades neural e muscular. O entendimento desses conceitos abordados no livro possibilita a escolha da técnica de aplicação com bandagem mais adequada para diferentes problemas (ortopédicos ou neurológicos), sem a exclusão de qualquer outro tipo de intervenção terapêutica na mesma sessão de atendimento ao paciente.

Reportar algumas experiências clínicas com pacientes também foi nosso mote neste projeto. Não para provar que todos os pacientes serão beneficiados com o uso da bandagem terapêutica, pois isso não é verdade, mas para mostrar que esse recurso de fácil aplicação e acesso e de baixo custo pode ser de grande valia para a continuidade dos estímulos que propomos em nossa terapêutica. Estímulos constantes e duradouros por meio do uso da bandagem, por um período determinado, é a nossa proposta.

Não temos a pretensão de julgar qual é o melhor tipo de estímulo a ser praticado – se o sensorial por meio do tegumento ou a resposta motora –, e sim incentivá-lo a experimentar a bandagem terapêutica para a produção de estímulos no tegumento, esperando que esse seja decodificado no córtex e sua resposta a mais adequada possível.

A utilização da bandagem elástica terapêutica nas diferentes profissões é cada vez mais crescente. Na área da Fonoaudiologia, por exemplo, o emprego da bandagem na disfagia e motricidade orofacial já é uma realidade. Verifique, no livro, a seção sobre o uso da bandagem na terapia de voz. No campo de reabilitação da face, o livro apresenta uma avaliação específica para paralisia facial, além de fichas de evolução e acompanhamento do uso da bandagem.

Espero que esta obra possa ajudá-lo nos diferentes conhecimentos que abordamos e que os pacientes possam continuar sendo beneficiados pelo uso da bandagem terapêutica e pelo método Therapy Taping®.

Nelson Morini Jr.

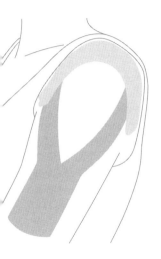

Prefácio

Foi com enorme prazer que recebi o convite do Fisioterapeuta, Mestre em Reabilitação e Especialista em Traumatologia – Prof. Nelson Morini Jr. – para prefaciar esta excelente obra.

Durante minha carreira de professor universitário, de cursos de extensão, de aprofundamento profissional e de palestrante em vários congressos sempre ouvi falar do Prof. Nelson Morini Jr. e, evidentemente, procurei me inteirar sobre seus trabalhos. Apenas em dezembro de 2014 o conheci pessoalmente, e tivemos a oportunidade de conversarmos sobre suas aspirações profissionais. Logo percebi que estava diante de um homem inteligente, empreendedor, sério e com grande responsabilidade humana e profissional em tudo o que faz. Compreendi imediatamente o porquê do apreço e do respeito que os alunos têm por ele. O respeito e a admiração que tenho por esse incansável profissional que busca aprimorar cada vez mais seus conhecimentos para melhorar a qualidade de vida de tantos seres humanos tornaram-se ainda mais elevados.

Esta obra reflete, indubitavelmente, a competência e a dedicação desenvolvidas em sua trajetória de trabalho.

Na primeira edição de *Bandagem Terapêutica | Conceito de Estimulação Tegumentar*, Prof. Morini Jr. retratou, com clareza, o método Therapy Taping®, a utilização do produto Therapy Tex®, a bandagem elástica funcional com base no conceito de estimulação tegumentar e apresentou algumas de suas aplicações clínicas.

Com a rápida propagação do método e a ampliação da utilização da técnica, que venturosamente ocorreram em curto espaço de tempo, Prof. Morini percebeu a necessidade de organizar um novo livro, ainda mais completo e, principalmente, que trouxesse à tona explicações neurofisiológicas para o conceito. Assim, o leitor terá o privilégio de se deparar com um livro completamente novo, extremamente atualizado com bases científicas sólidas e apresentação de vários casos clínicos, além de muitas ilustrações.

No início do livro, o professor apresenta um breve histórico da utilização das bandagens, desde Hipócrates (460 a 377 a.C.) e evolui até os tempos atuais. No capítulo seguinte, conceitualiza o método Therapy Taping®. Já no Capítulo 7, sobre resposta da estimulação tegumentar, indaga-nos sobre "*o que se espera de um indivíduo quando se aplica um estímulo durante a terapia?*". E finaliza o livro com as técnicas de aplicações da bandagem terapêutica pelo método Therapy Taping®.

O livro foi escrito por renomados autores de diversas áreas da saúde, os quais, com grandes conhecimentos e habilidades, discorreram, cada um em seu campo de atuação, sobre temas de grande relevância.

A importância dos sentidos na percepção e realização dos movimentos é tema do Capítulo 3. Neste capítulo, discorre-se sobre como a sensibilidade correlaciona-se com as áreas motoras e enfoca os caminhos percorridos pelos sentidos corporais (sentido somestésico) e suas relações com o sistema motor. Afinal, nós, seres humanos, somos direcionados por receptores; não no sentido de que eles, receptores, decidam o que fazemos, mas, sim, porque são eles que permitem ao sistema nervoso central ficar a par do que se passa na periferia e, mesmo abaixo do nível da consciência, processar estas informações para uma resposta neuromusculoesqueletal.

Os Capítulos 4 e 5 sobre plasticidade neural e plasticidade muscular revelam as capacidades de adaptações que os nossos sistemas nervoso e muscular apresentam tanto em casos fisiológicos como em lesões, com a utilização da bandagem terapêutica. Só podemos ativar os neurônios e o circuito neuronal por meio dos órgãos dos sentidos; eles são a porta de entrada para o neurouniverso terapêutico.

O conhecimento sobre o controle motor e a bandagem terapêutica é fundamentalmente necessário para os profissionais da reabilitação, que é discutido no Capítulo 6.

A utilização da bandagem terapêutica nos campos da Neurologia, envolvendo a espasticidade, a distrofia muscular de Duchenne, a paralisia cerebral e o acidente vascular cerebral foi apresentada no Capítulo 8. Em seguida, temos a bandagem terapêutica em Fonoaudiologia, que aborda as disfagias e disfonias, a terapia de voz e a paralisia facial. O Capítulo 10 mostra a aplicabilidade da bandagem terapêutica em Ortopedia. Já o Capítulo 11, surpreende-nos com a interface entre o uso da bandagem terapêutica e o sistema estomatognático. Estes autores mostram-nos a aplicação clínica e os benefícios da utilização desse simples instrumento terapêutico como uma potente ferramenta de trabalho aos profissionais que lidam com distúrbios neuromusculoesqueléticos.

Digo *simples instrumento* pois uma das vantagens da bandagem elástica terapêutica é ser um instrumento prático, de fácil transporte, utilização e aplicação, o que favorece muito sua aceitação no meio terapêutico. Mas não significa de modo algum que seja um instrumento simplista, muito pelo contrário. A bandagem terapêutica, como o leitor poderá observar em todo o conteúdo deste livro, envolve técnicas e habilidades, as quais devem ser adequadamente aprendidas e treinadas. Ela só poderá ser um potente instrumento terapêutico quando nas mãos de profissionais com coerentes pensamentos clínicos.

O Prof. Nelson Morini Jr., como excelente conhecedor da área da reabilitação, sabe que um bom conceito terapêutico é aquele que permite a utilização de mais de um método e, assim, resolveu aproximar a utilização da bandagem com a medicina tradicional chinesa. Essa excelente combinação é abordada no Capítulo 12 sobre método Therapy Taping® e acupuntura pela medicina tradicional chinesa.

Por fim, leitor, há em suas mãos um excelente livro, que ampliará os seus conhecimentos sobre a bandagem elástica como um recurso terapêutico no tratamento de pacientes com disfunções neuromusculoesqueléticas, o que permite aventar novas perspectivas para a utilização da bandagem.

Para finalizar, agradeço mais uma vez ao dileto Prof. Nelson Morini Jr. pela oportunidade de prefaciar esta obra, que certamente será de grande aceitação e valia na área da reabilitação.

Desejo aos leitores um excelente aprendizado!

Um sincero amplexo.

Nelson Francisco Annunciato

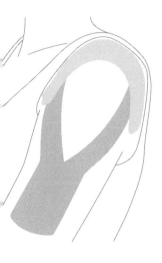

Sumário

1. **Histórico, 1**
   Nelson Morini Jr.

2. **Conceito de Estimulação Tegumentar, 5**
   Nelson Morini Jr.

3. **Importância dos Sentidos na Percepção e Realização dos Movimentos, 15**
   Claudia Eunice Neves de Oliveira, Nelson Francisco Annunciato

4. **Plasticidade Neural e Bandagem Terapêutica, 28**
   Suhaila Mahmoud Smaili Santos

5. **Plasticidade Muscular e Bandagem Terapêutica, 40**
   Cristina Iwabe-Marchese

6. **Controle Motor e Bandagem Terapêutica, 47**
   Allison Gustavo Braz, Bráulio Evangelista de Lima, Silênio Souza Reis, Egberto Munin

7. **Resposta da Estimulação Tegumentar, 59**
   Nelson Morini Jr.

8. **Bandagem Terapêutica em Neurologia, 63**

   Espasticidade, 63
   José Luis Bacco, Marilú Hernández V., Mónica González G., Viviana Huerta O.

   Crianças com Distrofia Muscular de Duchenne, 84
   Cristina Iwabe-Marchese

   Neuropediatria, 89
   Héctor Echeverría Rodríguez

   Paralisia Cerebral, 99
   Priscilla do Amaral Campos e Silva, Maria Cristina dos Santos Galvão

   Método Therapy Taping® em Adulto Pós-Acidente Vascular Cerebral | Função de Alcance do Membro Superior, 106
   María Gabriela Maidana, Alejandro G. Caramello

9. **Bandagem Terapêutica em Fonoaudiologia, 114**

   Disfagia e Disfonia | Generalidades, 114
   Carlos Manzano Aquiahuatl

   Método Therapy Taping® na Disfagia Orofaríngea, 121
   Andrea Pereira da Silva

   Terapia de Voz, 126
   Ana Cristina Zanelli Faiçal, Janaína Pimenta

   Método Therapy Taping® na Paralisia Facial Periférica, 135
   Marcela Bonin

10. **Bandagem Terapêutica em Ortopedia, 145**

    Método Therapy Taping® nas Lesões Esportivas, 145
    André Luciano Pinto, Bruno Cimatti, Gustavo Bonugli

Efeitos Imediatos da Bandagem Terapêutica na Dor e na Funcionalidade de Pacientes com Osteoartrite de Joelho, 155
José Carlos Baldocchi Pontin, Jaqueline Aparecida Pinto, Nelson Morini Jr., Therezinha Rosane Chamlian

Método Therapy Taping® na Potência do Salto Vertical dos Atletas de Voleibol Masculino Infantojuvenil, 161
Cléssius Ferreira Santos, Eduardo Vidotti

11 Bandagem Terapêutica e Sistema Estomatognático, 167

Método Therapy Taping® Associado à Reabilitação Biofotônica Orofacial, 167
Rosane de Fátima Zanirato Lizarelli

Articulação Temporomandibular, 183
Gabriela Maris de Faria Martelli, Camila Fávero de Oliveira, Nelson Morini Jr.

12 Método Therapy Taping® e Acupuntura pela Medicina Tradicional Chinesa, 197

Josie Resende Torres da Silva, André Luciano Pinto

13 Técnica de Aplicação da Bandagem Terapêutica | Método Therapy Taping®, 203

Nelson Morini Jr.

Índice Alfabético, 217

BandagemTerapêutica

CONCEITO DE ESTIMULAÇÃO TEGUMENTAR

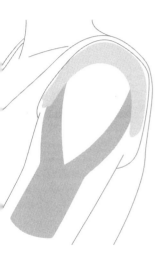

Capítulo 1
Histórico

Nelson Morini Jr.

Bandagem elástica no Brasil

A história da bandagem elástica no Brasil começou no final da década de 1990. Quando conheci essa técnica, era fisioterapeuta da seleção nacional de beisebol e da equipe de Mogi das Cruzes, interior de São Paulo. Naquele período, utilizava-se somente a bandagem rígida, e a elástica era totalmente desconhecida. Seu emprego tinha apenas a função de aderência ao local onde havia dor, pois era direcionada unicamente para os sintomas. Pouco se sabia sobre a utilização desse tipo de bandagem e seus mecanismos fisiológicos, o que comprometia um pouco o modo de aplicação. Com o passar do tempo, o emprego dessa técnica e a maneira como deveria ser utilizada foram ampliando os horizontes dos terapeutas e, sobretudo, a busca do conhecimento aprofundado no que diz respeito à sua ação sobre o músculo esquelético.

Já no ano de 2005, realizamos um curso na Associação de Assistência à Criança com Deficiência (AACD), unidade central, estabelecendo um marco quanto à entrada da bandagem elástica na área de neurologia. Desde essa época, muitas coisas mudaram e foram implementadas na técnica para a utilização em diferentes pacientes com comprometimento neurológico, tornando-se uma das principais técnicas aplicadas como recurso terapêutico e fonte de estímulos constantes e duradouros. Outrossim, foi marcante o ingresso da bandagem elástica na área de fonoaudiologia com o nosso desenvolvimento de técnicas para disfunções distintas tratadas por esses profissionais.

Muitas informações foram agregadas durante esse período, e o método Therapy Taping® teve como marco zero o ano de 2006, quando tentamos buscar as melhores respostas no tocante a como fazer, quando, onde, para quê, em quem, tempo de utilização e alta. São questionamentos para os quais, por meio do nosso método, tentamos utilizar da melhor maneira a bandagem como recurso terapêutico. Este assunto será especificamente abordado no Capítulo 13.

O método Therapy Taping® tem todo o seu conteúdo protegido por leis federal e estadual para direitos de autor, registro na Biblioteca Nacional do Rio de Janeiro – 474.908, livro 895, folha 221 e 524.431, livro 995, folha 434 –, além de registro de marca no INPI de número 829647481. Trabalhamos com o conceito de estimulação do tegumento, o que pode diferir de outras técnicas de bandagem elástica.

Quando comecei a trabalhar com a bandagem, percebi que tinha um grande instrumento nas mãos e que, se o aplicasse da maneira correta, os benefícios poderiam ser surpreendentes. Havia naquele momento muita resistência por parte dos profissionais quanto a sua utilização. Hoje em dia, porém, muitos deles – fisioterapeutas, terapeutas ocupacionais e fonoaudiólogos – a empregam como fonte terapêutica para tratamento de diferentes doenças nas áreas de neurologia e ortopedia em geral. Isso se deve ao maior conhecimento dessa valiosa ferramenta que contribui para a continuação dos estímulos mesmo que o indivíduo não esteja na sessão de tratamento clínico.

A bandagem já faz parte de diferentes tratamentos; não há mais como continuar negando sua aplicação clínica, seus benefícios e praticidade. Embora alguns profissionais tenham um preconceito no tocante a sua utilidade, a realidade parece mostrar que estamos no caminho certo.

A bandagem terapêutica aplicada pelo método Therapy Taping® é um excelente instrumento, pois contribui para as terapias devido às significativas vantagens oferecidas. O método preconiza sua utilização o máximo de tempo possível durante as 24 horas do dia, o que pode influenciar no comportamento dos efeitos fisiológicos do corpo. O objetivo da bandagem como fonte terapêutica é propiciar apoio externo a partes do corpo ou a um segmento, viabilizando alterações em diferentes sistemas corporais.

Não é de hoje, todavia, que as bandagens são utilizadas para tratamento. Hipócrates (460-377 a.C.) as empregava após manipulação manual para corrigir pé torto congênito (*clubfoot*), a fim de manter o posicionamento do membro. Ambroise Paré (1575) também realizava seus tratamentos de correção articulares com bandagem após manipulação manual; e, em 1743, Nicholas Andry (1961) lançava mão de bandagens umedecidas para tratar ligamentos articulares.

Outro modo de aplicação das bandagens era como se fazia no Egito antigo para a conservação de corpos após a morte nos processos de mumificação. Em 1768, Wiseman se utilizou de uma bandagem feita com uma tira de couro de cachorro para comprimir a perna de um paciente no tratamento de úlceras de origem venosa. Foi o dermatologista Paul Gerson (1885), porém, quem desenvolveu a meia elástica (apoio externo) para esse tipo de tratamento. Esse material é muito empregado hoje para tratamento e controle de edemas de membros inferiores

Pode ser considerado bandagem todo material flexível utilizado como auxílio externo ao corpo humano. As bandagens são classificadas como: rígidas ou inelásticas, as quais deformam plasticamente (esparadrapo, micropore, faixa crepe e gesso); e elásticas, que apresentam a capacidade de se estirar (pouco ou muito) e voltar ao seu estado de repouso.

Desde a década de 1970, na Ásia, a bandagem elástica é utilizada por muitos profissionais como apoio externo, para auxiliar as funções fisiológicas do corpo, e por não profissionais principalmente para tratamento de doenças ortopédicas e sintomas dolorosos (Yasukawa, 2006; Murray, 2000). Com a facilidade de adquirir informação em diferentes veículos de comunicação, muitas pessoas e profissionais (em diversos países) estão empregando a bandagem elástica de maneira empírica e nada criteriosa, provavelmente em virtude da maior exposição na mídia e de não conter medicamento, o que a torna acessível a todos.

A maioria das pessoas desconhece que, para utilizar uma bandagem (rígida ou elástica), é necessário conhecimento aprofundado de anatomia e biomecânica. A técnica não deve ser aplicada por quem não é um profissional da área da saúde, inclusive este precisa ter qualificação apropriada. Todos os profissionais devem conscientizar-se de que, se aplicada com acurácia, a bandagem poderá produzir melhora; do contrário, poderá causar grande dano.

Há muitas marcas de bandagens elásticas em todo o mundo. Na década de 1970, surgiu na Ásia uma das primeiras, a Kinesio Taping®, cujo fundador foi Kenso Kase. Durante anos, outras foram aparecendo, como, por exemplo, Cure Tape® (Espanha), K. Taping® (Alemanha), Sport Tex® (Coreia do Sul) e Physio Taping® (China). Elas foram desenvolvidas para proporcionar maior liberdade de movimento, uma vez que as primeiras bandagens utilizadas para tratamento eram rígidas. Estas ainda são muito empregadas e incluem, entre outras, o esparadrapo e a técnica da australiana McConnel.

As bandagens rígidas têm custo mais baixo quando comparadas com as elásticas, o que facilita sua difusão entre diferentes profissionais, principalmente no meio esportivo, tanto para prevenção como para reabilitação (Meurer *et al.*, 2010). Porém, como podem restringir os movimentos articulares, há que se ter cuidado no uso excessivo para não ocorrerem outros problemas (O'Sullivan, 2008). Em estudo mais recente sobre a comparação entre esses dois tipos de bandagem, Brien *et al.* (2011) examinaram a atividade do músculo fibular longo durante a inversão do tornozelo de atletas do sexo masculino de diferentes modalidades esportivas e concluíram que a bandagem rígida oferece maior eficácia na ativação do músculo citado. Seu uso para tratar síndromes dolorosas na patela foi proposto por McConnell em diversos estudos, revelando, em muitos casos, resultado bastante satisfatório na minimização dos sintomas.

Mesmo com a extensa variedade de marcas de bandagens em todo o mundo, ainda há poucas pesquisas relevantes publicadas sobre o tema. Muitas dessas técnicas de bandagens elásticas apregoam somente sua utilização prática, porém sem fundamentos teóricos que favoreçam o entendimento do emprego terapêutico.

Santos *et al.* (2010) investigaram a influência da bandagem elástica no tratamento da subluxação de ombros de pacientes com acidente vascular encefálico. Os resultados foram melhora da simetria postural, das compensações e da subluxação. Jaraczewska e Long (2006) também propuseram um tratamento para hemiplégicos com o uso complementar da bandagem em conjunto com outras terapias e observou melhora da postura e da dor no ombro comprometido. Iglesias *et al.* (2009) estudaram o efeito da bandagem elástica a curto prazo na melhora da dor e da amplitude de movimento da coluna cervical e propuseram a bandagem como uma das formas de tratamento. Entretanto, utilizá-la para o controle da dor nem sempre significa obter o êxito clínico desejado, por isso a necessidade de mais estudos para comprovar a eficácia do tratamento.

A dor musculoesquelética é uma das afecções que mais preocupam a maioria dos terapeutas, e para tratá-la existem muitos e diferentes tipos de tratamentos. A bandagem elástica para esse fim tem sido estudada e empregada nos últimos anos. Aplicá-la em ombros com síndrome do impacto, por exemplo, pode reduzir a dor ao realizar movimentos com o membro comprometido (Thelen *et al.*, 2008). Utilizá-la em ombros com lesão do manguito dos rotadores de atletas de beisebol pode melhorar a amplitude de movimento e da estimulação das fibras inferiores do músculo trapézio inferior (Hsu *et al.*, 2009). Também pode reduzir a dor e melhorar a amplitude de movimento nas epicondilites (Liu *et al.*, 2007), bem como melhorar a amplitude dos movimentos de tronco (Yoshida e Kahanov, 2007).

Em estudo sobre ombros com tendinites, Selkowitz *et al.* (2007) propõe o emprego de bandagem rígida para diminuir a atividade elétrica do músculo trapézio e das fibras superiores e, consequentemente, melhorar a amplitude de movimento e reduzir a dor em indivíduos voluntários sintomáticos.

A maioria dos terapeutas utiliza a bandagem elástica para tratar condições ortopédicas como traumas, lesões e principalmente algias. Porém, seu emprego em pacientes com comprometimento neurológico tem aumentado consideravelmente. Crianças com lesão do plexo braquial e paralisia cerebral podem beneficiar-se dessa técnica para obter melhora das funções motoras, sensoriais e bilaterais (Maas *et al.*, 2007). Yasukawa (2006) propõe o emprego da bandagem em crianças internadas no tratamento de terapia ocupacional para controle e função do membro superior em lesões agudas.

Referências bibliográficas

Brien K, Eythorsdottir H, Magnúsdóttir RG et al. Effects of kinesio tape compared with nonelastic sports tape and the untaped ankle during a sudden inversion perturbation in male athletes. J Orthop Sports Phys Ther. 2011; 5(41).

Hsu YH, Chen WY, Lin HC et al. The effects of taping on scapular kinematics and muscle performance in baseball players with shoulder impingement syndrome. J Electromyogr Kinesiol. 2009; 19(6):1092-9.

Iglesias GJ, De-Las-Penas CF, Cleland J et al. Short-term effects of cervical kinesio taping on pain and cervical range of motion in patients with acute whiplash injury: a randomized clinical trial. J Orthop Sports Phys Ther. 2009; 39(7):515-21.

Jaraczewska E, Long C. Kinesio Taping® in stroke: improving functional use of the upper extremity in hemiplegia. Top Stroke Rehabil. 2006; 13(3): 31-42.

Liu YH, Chen SM, Lin CY et al. Motion tracking on elbow tissue from ultrasonic image sequence for patients with lateral epicondylitis. Conf Proc IEEE Eng Med Biol Soc. 2007. p. 95-8.

Maas H, Koort R, Sander V. The pediatric physical therapy intervention using kinesiotaping in Estonia. Medsportpress. 2007; 3(4):355-61.

Meurer MC, Pacheco AM, Pacheco I et al. Análise da influência da bandagem funcional de tornozelo no tempo de reação do fibular longo em sujeitos saudáveis. Rev Bras Med Esp. 2010; 16(3).

Murray H. Kinesio taping, muscle strength and ROM after ACL repair. J Orthop Sports Phys Ther. 2000; 30(1).

O'Sullivan K, Kennedy N, O'Neill E et al. The effect of low-dye taping on rearfoot motion and plantar pressure during the stance phase of gait. BMC Musc Dis. 2008; 9:111. DOI: http://dx.doi.org/10.1186/1471-2474-9-111.

Santos JCC, Giorgetti MJS, Torello EM et al. A influência da Kinesio Taping® no tratamento da subluxação de ombro no acidente vascular cerebral. Rev Neurocienc. 2010.

Selkowitz DM, Chaney C, Stuckey SJ et al. The effects of scapular taping on the surface electromyographic signal amplitude of shoulder girdle muscles during upper extremity elevation in individuals with suspected shoulder impingement syndrome. J Orthop Sports Phys Ther. 2007; 37(11):694-702.

Thelen MD, Dauber JA, Stoneman PD. The clinical efficacy of kinesio tape for shoulder pain: a randomized, double-blinded, clinical trial. J Orthop Sports Phys Ther. 2008; 38(7):389-95.

Yasukawa A. Pilot study: investigating the effects of kinesio taping in an acute pediatric rehabilitation setting. Am J Occup Ther. 2006; 60(1).

Yoshida A, Kahanov L. The effect of kinesio taping on lower trunk range of motions. Res Sports Med. 2007; 15(2):103-12.

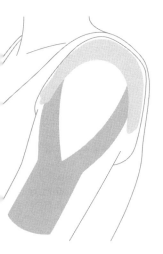

Capítulo 2

Conceito de Estimulação Tegumentar

Nelson Morini Jr.

Introdução

Cada método terapêutico adota um conceito para justificar seu modo de trabalho ou seus benefícios. Isso também é um meio de divulgação do conteúdo programático e do que será oferecido àqueles que procuram conhecer o método em busca de diferentes formas de tratar o paciente.

O termo *conceito* tem origem no latim *conceptus* (do verbo *concipere*), que significa "coisa concebida ou formada na mente". É aquilo que se concebe no pensamento sobre algo ou alguém (Michaelis Moderno Dicionário da Língua Portuguesa). Ele ajuda muitos profissionais a estruturarem seus programas de tratamento em reabilitação para que possam conduzir o indivíduo no processo de ensino-aprendizagem, ou seja, ensinar-lhe tudo o que se deve (ou consegue) para que tenha condições de aprender novas maneiras de relacionar o corpo com o ambiente.

Nos processos de reabilitação, o profissional deve ser muito claro quanto ao que pretende estabelecer durante as terapias. Trabalhar os conceitos a fim de facilitar o aprendizado físico e intelectual é otimizar a reabilitação de diferentes doenças.

O método Therapy Taping®, por exemplo, visa produzir aprendizado por meio da sensação, considerando que o indivíduo seja capaz de perceber os estímulos, interpretá-los e usá-los para contrair os músculos. O que pode produzir a sensação e justificar o uso de uma bandagem elástica para beneficiar o paciente é o sistema tegumentar, que provoca estímulos contínuos e duradouros de pressão, aferentes, objetivando integrar diferentes córtices e incitar uma reação muscular, ou seja, espera-se um *feedback* sensorial (Figura 2.1). O que se pretende são estímulos sensoriais durante 24 h ao dia, 7 dias na semana, e, se necessário, durante alguns meses até a alta das terapias. É o que se conhece como conceito de estimulação tegumentar.

Em muitas clínicas ou instituições de reabilitação, as sessões acontecem de 2 a 3 vezes na semana com duração entre 30 e 60 minutos para cada paciente. Lançando mão de um cálculo simples, a maioria dos atendimentos tem no máximo 1 hora e meia de estímulos na semana; considerando a semana com 168 h (7 dias), conclui-se que, na maior parte do tempo, os indivíduos não recebem estímulos adequadamente.

A proposta do método Therapy Taping® é usar uma bandagem elástica, com padrões de aplicações (ver Capítulo 13), durante 24 h ao dia, 7 dias na semana, na tentativa de manter estímulos sensoriais principalmente quando o paciente não estiver em terapia. A bandagem tem sido considerada uma fonte terapêutica significativa. Seu uso tem se intensificado nos últimos anos e em diferentes áreas, mas ainda necessita de muitas pesquisas que a respaldem.

Como em qualquer método, o problema pode ser o uso indiscriminado da bandagem, principalmente sem os critérios adequados e a definição da meta do atendimento, do período de utilização da previsão de alta da terapia.

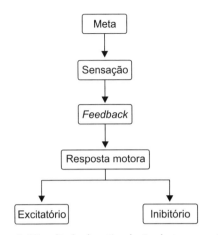

Figura 2.1 Resultado da estimulação do tegumento.

> Pelo método Therapy Taping®, o profissional deverá atestar se a pele do indivíduo tem condições de receber a bandagem terapêutica considerando os princípios da indicação e contraindicação.

O conceito relativo a esse método poderá ser mais bem compreendido nos Capítulos 3, 4, 5, 6.

O uso da bandagem terapêutica com alguma cor estimula os receptores da visão o que pode favorecer nos processos de aprendizagem física por meio da estimulação sensório-motora.

Sistemas do corpo humano

O corpo humano vem se transformando e evoluindo há milhões de anos para se adaptar ao *ambiente* em que vive e desenvolver todo o seu potencial físico e emocional. É por meio do ambiente que ele desenvolve todas as suas relações, seu funcionamento e suas manifestações (Sobotta, 2006). O corpo é constituído por diversos e diferentes sistemas que possibilitam melhor *integração* entre ele e o ambiente, para que suas funções sejam as mais adequadas possíveis. A integração do corpo humano se dá pelos ajustes corporais frente a estímulos sensoriais que captam informações e as transmitem ao sistema nervoso central, as quais são interpretadas e enviadas como resposta ao sistema osteomuscular.

A formação dos sistemas corporais acontece desde a vida intrauterina. À medida que o embrião se desenvolve no útero materno, os *sistemas corporais* são formados ao longo dos 9 meses, reunindo todas as informações genéticas herdadas dos pais para a constituição física da criança. Mesmo que cada indivíduo apresente características morfológicas distintas (variações anatômicas), estas não se traduzem necessariamente em prejuízo funcional. Tais diferenças fazem com que cada um se distinga do outro (raça, sexo, biotipo, idade) mesmo que as funções corporais sejam iguais para todos (Mello, 1998; Gardner et al., 2006).

Os sistemas corporais são totalmente inter-relacionados, ou seja, dependem uns dos outros para o bom funcionamento do corpo humano. Cada sistema, cada órgão é responsável por uma ou mais atividades, possibilitando ao indivíduo atitudes diferenciadas como resposta aos diversos estímulos. Milhares de reações químicas acontecem a todo instante em nosso corpo, seja para captar energia para a manutenção da vida, movimentar os músculos, recuperar-se de ferimentos e doenças ou manter a temperatura adequada (Moore, 2007).

O corpo humano funciona de maneira complexa promovendo a interação de inúmeros elementos químicos, mas, ao mesmo tempo, pode ser interpretado de modo simples porque é constituído na medida certa. Todas as partes que o constituem funcionam de maneira *integrada*, em harmonia e sincronia, para que maximizem sua potencialidade (Moore et al., 2007).

O sistema nervoso central (SNC) é formado a partir do ectoderma (Figura 2.2A), a camada mais externa do embrião, que se desenvolve em órgãos sensoriais, epiderme ainda no estágio embrionário, entre a segunda e a oitava semana. O mesoderma origina a derme, os músculos, os ossos e os sistemas excretor e circulatório. O endoderma se diferencia em órgãos como fígado e pâncreas, entre outros. É no estágio fetal que o SNC se desenvolve mais plenamente e inicia-se o processo de mielinização dos axônios. Quando o tubo neural se fecha, o mesoderma (Figura 2.2B) se divide em aglomerados celulares esféricos chamados de somitos, que formam os esclerótomos (vértebras e crânio), os miótomos (músculo esquelético) e os dermátomos (derme) (Figura 2.2C).

A seção ventral do tubo neural é chamada de placa motora ou basal, na qual os axônios de corpos celulares crescem para fora

Capítulo 2 | Conceito de Estimulação Tegumentar   7

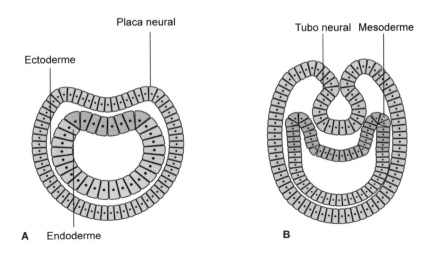

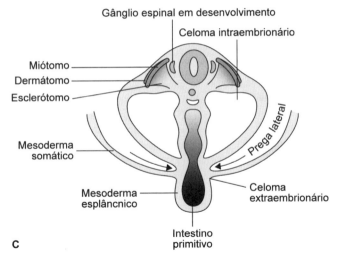

Figura 2.2 Formação do sistema nervoso central. **A.** Camada mais externa do embrião. **B.** Fechamento do tubo neural. **C.** Somitos que formam esclerótomos, miótomos e dermátomos (Esta figura encontra-se reproduzida em cores em gen-io.grupogen.com.br.)

do tubo, inervando a região miotômica do somito (Figura 2.3). A seção dorsal do tubo neural é a placa associativa ou alar, em que, na medula espinal, esses neurônios se proliferam e formam interneurônios e neurônios de projeção. Na crista neural, são formados os neurônios sensoriais periféricos, a célula de mielina, os neurônios autônomos e órgãos endócrinos. As células que se tornam neurônios sensoriais periféricos envolvem dois processos: um se liga à medula espinal e o outro inerva a região do somito que se tornará a derme (Moore, 2007).

Os sistemas que compõem o corpo humano são: musculoesquelético, nervoso, circulatório, digestório, urinário, reprodutor, linfático, endócrino, sensorial e *tegumentar* (Dângelo e Fattini, 2008). O bom funcionamento do corpo depende da função específica de cada um, e a perfeita integração deles produz melhor qualidade de vida.

> De acordo com o método Therapy Taping®, o sistema corporal mais importante para a utilização da bandagem terapêutica é o *tegumentar*.

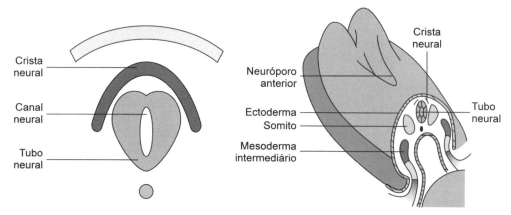

Figura 2.3 Formação dos neurônios sensoriais periféricos (Esta figura encontra-se reproduzida em cores em gen-io.grupogen.com.br.)

Esse sistema fornece informações do ambiente para o corpo, proporcionando a comunicação entre os vários sistemas corporais. Portanto, é por meio do tegumento que a bandagem proporciona estímulos constantes e que duram vários dias para que o resultado final seja uma *resposta motora* mais satisfatória. Considera-se melhor resposta motora a interferência na atividade motora a fim de facilitar os movimentos em padrões normais ou o mais próximo possível do normal.

Sistema tegumentar

O sistema tegumentar inclui a pele e seus anexos, que proporcionam ao corpo um revestimento protetor que contém terminações nervosas sensitivas. Além disso, participa da regulação da temperatura corporal e de outras funções (Netter, 2008; Brodal, 2000) (Figura 2.4).

É provável que, no tratamento de seus pacientes, muitos profissionais negligenciem uma melhor estimulação da pele. A maioria se preocupa mais com a resposta (eferência) do que com os outros estímulos (aferência), como, por exemplo, os oriundos dos exteroceptores existentes na pele.

Todas as informações sobre mecanismos, receptores e organização sensorial constam no Capítulo 3, que discutirá a relação entre sensação, percepção e realização dos movimentos. Nos Capítulos 4, 5 e 6, encontram-se a complementação e os motivos para se considerarem os estímulos sensoriais na reabilitação.

Propriedades físicas da pele

É essencial conhecer o comportamento da pele a fim de aprimorar os processos terapêuticos. Dentre os fatores que podem influenciar as propriedades físicas da pele, destacam-se as diferenças genéticas entre os indivíduos, a idade, o sexo e as partes do corpo. Tais propriedades dependem da disposição do colágeno e da elastina que constituem a matriz do tegumento (Silver *et al.*, 2001).

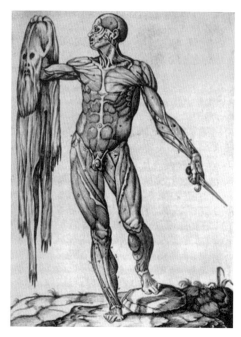

Figura 2.4 A pele. Fonte: Vesalius, 1958.

A pele sadia tem a capacidade de ser extensível a fim de não limitar qualquer movimento ao sistema musculoesquelético. Assim, todas as vezes que ocorre um movimento articular, a pele deve acompanhá-lo, estirando-se na mesma direção. Na maioria das regiões, ela se estende mais em determinadas direções que em outras; isso também se dá com a força de tensão. Com o passar dos anos, a habilidade da matriz de tecido elástico de retornar a pele do estado estendido ao completamente relaxado (deformação elástica) é gradualmente perdida, e a extensibilidade é substituída por flacidez (deformação plástica), que cumpre a mesma função de viabilizar a liberdade de movimentos (Rothwell, 1994).

As variações das direções da força de tensão e extensibilidade da pele foram descritas por Dupuytren (1834) e Langer (1861), que denominaram as famosas linhas de clivagem (Figura 2.5). As tensões da pele aumentam com os movimentos articulares e diminuem à medida que é retirada a força. As linhas de clivagem também possibilitam à pele máxima tensão, mesmo com extensibilidade mínima (Gibson, 1990).

As tensões submetidas à pele podem ser de origem estática ou dinâmica. As estáticas são as naturalmente existentes na pele e dependentes das características estruturais cutâneas de cada indivíduo. As linhas de clivagem descrevem esse tipo de tensão predominante em determinado local sem nenhuma referência às influências dinâmicas do sistema musculoesquelético. As tensões dinâmicas são oriundas da combinação de forças relacionadas com as ações musculares voluntárias, como o movimento articular e a expressão facial. Além disso, a força da gravidade também exerce grande influência nos dois tipos de tensão, pois altera a magnitude e a direção das tensões locais.

Os músculos superficiais da face se inserem diretamente nas camadas profundas da pele; à medida que se contrai, a pele se adapta, formando sulcos perpendiculares ao eixo longo das fibras do músculo (Bhawan, 1998). Ocorre variação de tensões na pele nos diferentes locais anatômicos e em direções distintas, e, conforme ocorre o envelhecimento biológico, a tensão da pele diminui (Wilhelmi *et al.*, 1998; Gallo, 1999). Contudo, sob a ação de uma força constante mantida ao longo do tempo, a pele continua a estirar, como observado em técnicas de expansão tecidual, na gestação ou na obesidade (Scott *et al.*, 1996).

Potencial elétrico dos receptores somatossensoriais

Os receptores sensoriais convertem energia de uma forma em outra por meio de um processo conhecido como transdução. Os potenciais de

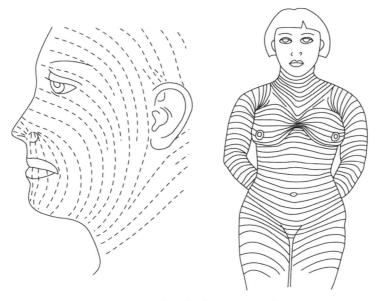

Figura 2.5 Linhas de clivagem da pele.

ação são transmitidos centralmente e usados pelo SNC para monitorar o estado do sistema musculoesquelético (Ekman, 2004).

Todas as células do corpo humano têm potencial elétrico entre as regiões intra e extracelular, o qual é mantido a aproximadamente –65 mV (Speckmann e Elger, 1998) (Figura 2.6). Esse potencial é chamado de potencial de repouso e é mantido pelas concentrações de íons de sódio (Na^+), potássio (K^+), cloro (Cl^-), e ânions orgânicos (A^-). Tais concentrações fazem com que o interior da célula apresente potencial mais negativo que o exterior. Em células nervosas, o potencial de repouso varia entre –40 mV e –80 mV; em células musculares, fica em torno de –90 mV (Bear *et al.*, 2002).

As fibras aferentes primárias têm diferentes diâmetros e transmitem informações de diversas sensações à medula espinal. Além disso, diferem no tamanho e na velocidade de condução (Figura 2.7). As informações oriundas da pele ou de tecidos internos são levadas até o córtex cerebral por axônios de tamanhos distintos (Figura 2.8). Os mecanorreceptores e

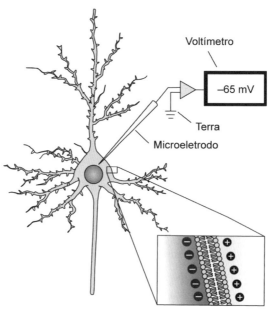

Figura 2.6 Potencial de repouso em uma célula nervosa. Adaptada de Bear, 2002. (Esta figura encontra-se reproduzida em cores em gen-io.grupogen.com.br.)

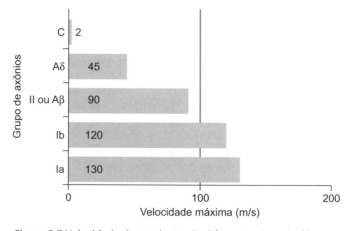

Figura 2.7 Velocidade de condução de diferentes tipos de fibras.

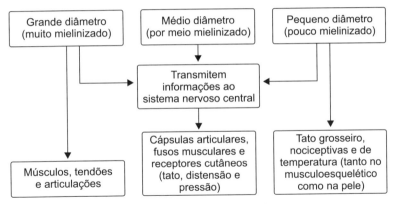

Figura 2.8 Tamanho dos axônios.

proprioceptores são inervados por fibras mielinizadas de grosso e médio calibre, enquanto receptores térmicos e nociceptores, por fibras finas mielinizadas e não mielinizadas.

A avaliação da velocidade dessas fibras possibilita o diagnóstico de doenças que causam degeneração de fibras nervosas. As velocidades de condução dos nervos periféricos podem ser clinicamente avaliadas a partir de potenciais de ação compostos após estimulação elétrica com diferentes intensidades, que ativam distintas populações de fibras nervosas. Podem-se verificar, pela latência entre o início do estímulo e o registro, as respostas das fibras grossas mielinizadas (Aα, Aβ), finas mielinizadas (Aδ) e finas não mielinizadas (C) (Figura 2.9) (Kandel *et al.*, 2000).

Estimulação somatossensorial e regiões do cérebro

A região do cérebro definida como córtex somatossensorial primário (S1) está associada à interpretação da estimulação somatossensorial e é uma estrutura em camadas. Ele está localizado

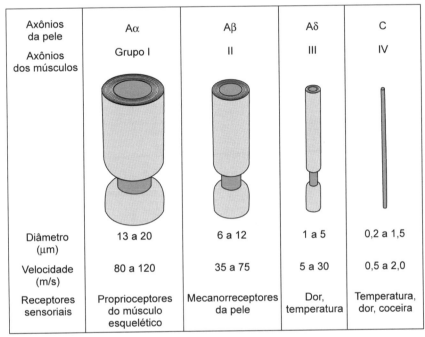

Figura 2.9 Tipos de fibras e suas características. Adaptada de Kandel *et al.*, 2000. (Esta figura encontra-se reproduzida em cores em gen-io.grupogen.com.br.)

nas áreas 1, 2 e 3 de Brodmann (Bear *et al.*, 2002) e corresponde à circunvolução pós-central e à parte da circunvolução pré-central. O córtex da área 3 é heterotípico e apresenta aspecto granuloso. A maior parte dessa área ocupa a parede posterior do sulco central. A maior parte das áreas 1 e 2 ocupa a crista da convolução pós-central; seu córtex é homotípico e um pouco mais espesso.

O córtex somatossensorial recebe densas aferências a partir do núcleo do tálamo. A maioria delas oriunda do tálamo termina nas áreas 3a e 3b (ver capítulo 3) e se projeta para as áreas 1 e 2, bem como para o córtex somatossensorial secundário (Bear *et al.*, 2002). Como as conexões são quase sempre bidirecionais, há axônios dessas áreas que retornam para as áreas 3a e 3b. As diferentes áreas do córtex somatossensorial 1 (áreas 1, 2 e 3) apresentam funções distintas. A área 3b está envolvida principalmente com a textura, o tamanho e a forma dos objetos. Sua projeção para a área 1 envia informações sobre textura, enquanto sua projeção para a área 2 informa o tamanho e a forma (Kandel *et al.*, 2000).

> Pelo método Therapy Taping®, estimular a pele do paciente por meio da bandagem terapêutica é possibilitar que áreas do córtex somatossensorial primário sejam ativadas para obter melhor resposta motora.

Didaticamente, o córtex cerebral poderia ser subdividido mediante a percepção dos estímulos somatossensoriais oriundos da pele. Quando esta é estimulada, rapidamente os estímulos chegam ao córtex sensorial primário para que sejam discriminadas sua intensidade e qualidade. Em seguida, o córtex de associação sensorial é ativado para o reconhecimento da sensação. Seleção de metas, interpretação e emoções são tarefas do córtex de associação. Quando o estímulo chega à área de planejamento motor, atua na composição e no sequenciamento do movimento. Por fim, o estímulo que entrou pelo córtex sensorial primário pode sair como estímulo motor (Figura 2.10).

A estimulação somatossensorial aumenta a excitabilidade cortical avaliada por estimulação magnética transcraniana em áreas de representação corticomotora do segmento estimulado em indivíduos saudáveis (Kaelin-Lang *et al.*, 2002), podendo traduzir-se em melhora do desempenho motor. Os estudos de Koesler *et al.* (2009) sugerem que a estimulação elétrica somatossensorial possa melhorar a função motora da mão afetada após um acidente vascular encefálico.

O estudo de Amo *et al.* (2006), por meio de magnetoencefalografia (Figura 2.11), revelou aumento dos estímulos no córtex motor

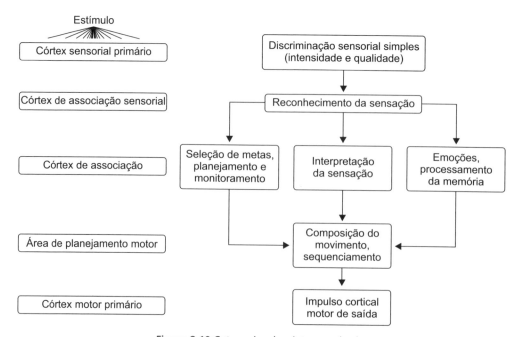

Figura 2.10 Categorias do córtex cerebral.

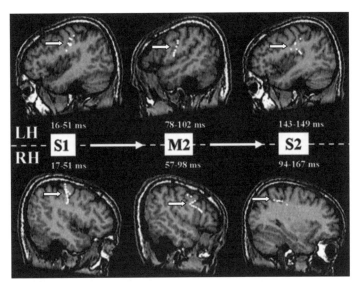

Figura 2.11 Magnetoencefalografia de estimulação tátil passiva da mão. Adaptada de Amo et al., 2006.

(área M2) quando realizada a estimulação tátil passiva da mão. Esse estudo sugere que, para indivíduos com déficit motor, seja avaliada e estimulada a rede somatossensorial.

Wijnen et al. (2006) estudaram as mudanças de atividade do sistema nervoso autônomo relacionadas com a recuperação da consciência na fase pós-aguda de uma lesão traumática cerebral grave. Eles analisaram a condutância da pele e a frequência cardíaca para obter informações do estado do paciente, e concluíram que o sistema nervoso danificado reage aos estímulos ambientais, podendo ser muito importante na recuperação desses pacientes e nas tomadas de decisões sobre os tratamentos.

Bonfim et al. (2006) relataram em estudo os efeitos do toque suave no controle da postura. A principal explicação sugerida para esses efeitos indica que a informação somatossensorial adicional, obtida a partir do contato com um objeto externo, fornece um quadro de referência utilizado para orientação e, consequentemente, possibilita a estabilização da posição ortostática. A redução da oscilação corporal ocorreria porque a tarefa com toque requer um controle mais refinado da posição corporal. Mochizuki e Amadio (2006) também relataram em estudo que o equilíbrio na posição ortostática ocorre por meio da atuação do controle postural, que obtém informações sensoriais dos sistemas visual, vestibular e somatossensorial.

> Estimulação tegumentar é a realização de um arco neural por meio dos mecanorreceptores da pele. Estes podem causar alteração do comportamento das unidades motoras dos músculos, aumentando ou diminuindo a excitação neuronal promovida pelas forças mecânicas constantes e duradouras impostas pela elasticidade e pela força reativa da bandagem (Morini, 2009).

Referências bibliográficas

Amo C, Criado JR, Otis SM. Magnetoencephalogram recording from secondary motor areas during imagined movements. Arq. Neuro-Psiquiatr. 2006; 64(2b).

Bear MF, Connors BW, Paradiso MA. Neurociências, desvendando o sistema nervoso. Porto Alegre: Artmed; 2002.

Bhawan J. Short- and long-term histologic effects of topical tretinoin on photodamaged skin. Int J Dermatol. 1998; 37:286-92.

Bonfim TR, Polastri PF, Barela JA. Efeito do toque suave e da informação visual no controle da posição em pé de adultos. Rev Bras Educ Fis Esp. 2006; 20(1): 15-25.

Brodal A. Anatomia neurológica com correlações clínicas. 3. ed. São Paulo: Roca; 2000.

Dângelo JG, Fattini CA. Anatomia humana sistêmica e segmentar. 2. ed. São Paulo: Atheneu; 2008.

Ekman LL. Neurociência – Fundamento para a reabilitação. 2. ed. Rio de Janeiro: Elsevier; 2004.

Gallo RL. Proteoglycans and glycosaminoglycans of skin. In: Fredberg EM et al. Fitzpatrick's dermatology in general medicine. 5. ed. v 1. New York: McGraw-Hill; 1999. p. 283-8.

Gardner E, Gray DJ, O'Rahilly R. Anatomia. 4. ed. Rio de Janeiro: Guanabara Koogan; 2006.

Gibson T. Physical properties of skin. In: McCarthy JG. Plastic surgery. v 1. New York: W. B. Saunders Company; 1990. p. 207-20.

Kaelin-Lang A, Luft AR, Sawaki L et al. Modulation of human corticomotor excitability by somatosensory input. J Physiol. 2002; 540(pt 2):622-33.

Kandel ER, Jessell TM, Schwartz JH. Princípios da neurociência. São Paulo: Manole; 2000.

Koesler IB, Dafotakis M, Ameli M et al. Electrical somatosensory stimulation improves movement kinematics of the affected hand following stroke. J Neurol Neurosurg Psych. 2009; 80(6):614-9.

Mello NA. Angiologia. Rio de Janeiro: Guanabara Koogan; 1998.

Michaelis Moderno Dicionário da Língua Portuguesa. Disponível em: http://michaelis.uol.com.br/moderno/portugues/index.php?lingua=portugues-portugues&palavra-conceito.

Mochizuki L, Amadio AC. As informações sensoriais para o controle postural. Fisioter Mov. 2006; 19(2):11-18.

Moore KL, Dalley AF, Agur AMR. Anatomia orientada para a clínica. 2. ed. Rio de Janeiro: Guanabara Koogan; 2007.

Morini Jr. N. Conceito de estimulação tegumentar: bandagem terapêutica. Biblioteca Nacional do Rio de Janeiro. Registro 474908. Livro 895, Folha 221; 2009.

Netter FH. Atlas de anatomia humana. 4. ed. Rio de Janeiro: Elsevier; 2008.

Rothwell JC. Control of human voluntary movement. London: Chapmann & Hall; 1994.

Scott PG, Dodd CM, Tredget EE et al. Chemical characterization and quantification of proteoglycans in human post-burn hypertrophic and mature scars. Clin Sci. 1996; 90:417-25.

Silver FH, Freeman JW, Devore D. Viscoelastic properties of human skin and processed dermis. Skin Res Technol. 2001; 7(1):18-23.

Sobotta J. Atlas de anatomia humana. 22. ed. Rio de Janeiro: Guanabara Koogan; 2006.

Speckmann EJ, Elger CE. Introduction to the neurophysiological basis of the EEG and DC potentials. In: Niedermeyer E, Lopes da Silva FH, editors. Electroencephalography-basis principles, clinical applications and related fields. 4. ed. Chapter 2. New York: Lippincott Williams & Wilkins; 1998.

Versalius A. The preface of andreas versalius to his own books on the anatomy of the human body addressed to The Most Great and Invicible Emperor the Divine Charles V. Tradução de B. Farringron. In: Schwartz G, Bishop PW (eds.). The development of modern science. v. 2. Nova Iorque: Basic Books, 1958. p. 517-32.

Wijnen VJ, Heutink M, van Boxtel GJ et al. Autonomic reactivity to sensory stimulation is related to consciousness level after severe traumatic brain injury. Clin Neurophysiol. 2006; 117(8):1794-807.

Wilhelmi BJ, Blackwell SJ, Mancoll JS et al. Creep *vs.* stretch: a review of the viscoelastic properties of skin. Ann Plast Surg. 1998; 41(2):215-19.

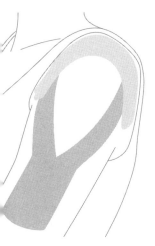

Capítulo 3

Importância dos Sentidos na Percepção e Realização dos Movimentos

Claudia Eunice Neves de Oliveira | Nelson Francisco Annunciato

Introdução

O sistema nervoso (SN) é composto por uma gama de células e comanda diversas funções, entre elas as ações motoras. Para realizar um movimento com precisão e harmonia, não basta apenas bom controle motor, mas, sobretudo, percepção do ambiente ao redor.

Sendo assim, este capítulo enfoca a importância dos sentidos na percepção e realização dos movimentos. Ter uma visão geral de como a sensibilidade se correlaciona às áreas motoras é de extrema relevância para o terapeuta que visa ao bem-estar sensorimotor de seus pacientes. Por isso, serão ressaltados os caminhos percorridos pelos sentidos corporais (somestésicos) e suas relações com o sistema motor. Cabe lembrar que os sentidos somestésicos se conectam com outros sentidos, como o visual, o olfatório e o auditivo, e também com as áreas motoras, as quais, igualmente, correlacionam-se às áreas límbicas e vegetativas. Todos esses sentidos não são, de modo algum, menos importantes; o somestésico será abordado apenas por questão de foco.

Os órgãos dos sentidos são a janela para o mundo. Desse modo, será descrito a seguir todo o processo que envolve as percepções sensoriais. A fascinante viagem se inicia com os estímulos físicos e químicos nos receptores e termina com a percepção consciente do mundo (interno e externo) em áreas corticais (Oliveira et al., 2015).

A frase "Tudo o que está no intelecto já esteve nos órgãos dos sentidos", dita pelo filósofo inglês John Locke, possibilita-nos compreender que os sentidos constituem a "porta de entrada" para o neurouniverso, seja para o desenvolvimento neuropsicomotor normal, seja nos processos terapêuticos. A única maneira de ter acesso à parte central do SN, fortalecer circuitos já existentes, enfraquecer os circuitos indesejáveis, construir caminhos neuronais novos, lapidar suas sinapses, facilitar a aprendizagem e a formação de memórias, entre tantas outras admiráveis funções neurológicas, é exatamente por meio das entradas sensoriais (Annunciato e Oliveira, 2006).

Talvez seja necessária uma breve explicação da diferença entre sensação e percepção, conceitos que muitas vezes, erroneamente, são tidos como sinônimos. Sensação é a capacidade de codificar os aspectos físicos e químicos que nos rodeiam, transformando-os em impulsos nervosos que serão compreendidos pelo sistema nervoso central (SNC); é aquilo que os sensores (ou receptores) conseguem detectar de concreto. Percepção é a capacidade de, após sentir algo, correlacionar essa informação a outros sentidos, à memória, à emoção etc., fazendo com que ela sofra influências dos níveis de atenção, de experiências prévias e outras. Assim, somos agraciados com um significado mais amplo e individual para cada sentido (Kandel et al., 2012). Por exemplo, as ondas sonoras recebidas pelos receptores auditivos podem transmitir a sensação de um som grave, mas a percepção desse som pode ser de uma música e, ainda, a mesma música pode ser percebida por uns como relaxante e por outros como triste. Correlacionando isso à bandagem terapêutica, é possível afirmar que ela ofertará a sensação de tato sobre a pele. Porém, a percepção será algo completamente individualizado, objetivando, sobretudo, a percepção final de movimentos mais harmônicos e eficazes.

Informações sensoriais e controle motor

Sabemos que a seguinte afirmação será um pouco controversa para alguns leitores, explicaremos em seguida: "O sistema nervoso *central* não tem nenhuma ideia do que acontece na *periferia*!" Ao analisar os estímulos externos como, por exemplo, ondas sonoras, ondas de luz, temperatura etc., é possível perceber que o SNC não pode interpretá-los diretamente. Torna-se mister o auxílio de um sistema que possa codificá-los em atividade neural (Kandel *et al.*, 2012). Esse sistema se chama sistema sensorial, o qual traduz tais estímulos em atividade eletroquímica de um neurônio, ou seja, na linguagem compreendida pelo SNC. Com essa atividade inicia-se uma corrente de deflagrações em vários neurônios, que se transforma em processamento neuronal.

Vale ressaltar a diferença entre os termos atividade neural e processamento neuronal. O primeiro se refere à atividade eletroquímica de um neurônio, e o segundo, ao processamento, o qual envolve uma rede de neurônios. Assim, esse processamento é algo mais complexo e abarca não só as trocas de informações entre neurônios circunvizinhos, mas também entre distintas e distantes áreas do SN (Garten, 2004). Tem a finalidade de facultar ao sistema motor informações cruciais para que ele possa controlar adequadamente o aparelho locomotor. Neste ponto, faremos uma análise inversa dos itens supracitados, ou seja, pensaremos no que a maioria dos terapeutas faz em suas clínicas: oferece estímulos sensoriais.

Um objetivo primordial dos terapeutas é que seus pacientes tenham condições de realizar movimentos cada vez mais eficientes e eficazes sem perder de vista, evidentemente, a individualidade de cada um. Assim, é preciso contar com um aparelho locomotor adequado, comandado por um sistema motor, o qual recebe os resultados cruciais dos processamentos neuronais, que ocorrem graças às atividades neurais. Estas, por sua vez, iniciam-se com a codificação (transdução), pelo sistema sensorial, dos estímulos biofísicos em sinais eletroquímicos. Destarte, a maioria dos trabalhos terapêuticos tem seu início no sistema sensorial, a porta de entrada para o universo neurológico do paciente (Figura 3.1) (Annunciato e Oliveira, 2006).

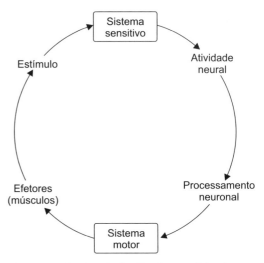

Figura 3.1 Circuito do *feedback* sensorial – da sensação à reposta motora.

É importante enfatizar e descrever ainda mais o papel do sistema sensorial como contribuinte indispensável para o bom funcionamento motor. Como mencionado anteriormente, os estímulos biofísicos devem ser captados pelos receptores, que codificam as informações recebidas na periferia em atividade neural. Evidentemente, não faria sentido se essas informações recém-codificadas ficassem em nível periférico, pois, para que possam ser processadas, devem ter acesso ao SNC (Kandel *et al.*, 2012). Assim, inicia-se a segunda etapa: o transporte para a parte central do SN. Ao chegar ao SNC, tais informações são decodificadas. Cabe frisar que essa decodificação não significa que o córtex cerebral esteja obrigatoriamente envolvido no processo. Como se sabe, inúmeras e importantíssimas informações permanecem abaixo do nível da consciência, como, por exemplo, as proprioceptivas e táteis, as quais chegam ao cerebelo e/ou à formação reticular (Machado e Haertel, 2013).

Vejamos um exemplo: o prezado leitor deve estar sentado neste momento. Seu córtex está altamente concentrado em ler este capítulo, analisá-lo cuidadosamente, guardar várias informações, entre outras atividades. Entretanto, seu córtex não é capaz de sinalizar com qual tônus muscular a musculatura paravertebral está sendo controlada. Isso significa que várias informações proprioceptivas não têm acesso ao córtex cerebral e são processadas abaixo do nível da consciência, como, por exemplo, em nível cerebelar

(Machado e Haertel, 2013). Assim, esse processo de decodificação significa que o SNC, já em níveis subcorticais, compreende o que está acontecendo na periferia. A partir disso, esse sistema pode avaliar e estabelecer prioridades motoras. Se agora você tem vontade de tomar uma xícara de café que está em cima da mesa à sua frente, mas, inadvertidamente, toca na xícara extremamente quente, seu SN reconhecerá que, por mais que este capítulo seja interessante, a prioridade será retirar a mão da xícara.

Há outro processo extremamente importante a ser observado: a integração das distintas informações oriundas de variados canais sensoriais. O SNC tem uma capacidade inestimável de integrar inúmeras informações sensoriais para arquivá-las e recrutá-las quando necessário. Além disso, o córtex cerebral confere a elas outro significado: o de percepção. Assim, arquivar e recrutar fazem parte do processo de memória, não somente no que diz respeito à memória cognitiva (p. ex., quanto ao conhecimento da capital de um país ou do nome de um objeto), mas também à memória neuromuscular (Mulder, 2007).

Vejamos como essas integrações são importantes: imagine uma criança cega ou com paralisia cerebral. Ela é privada de informações sensoriais essenciais ao controle motor e terá grande dificuldade para desenvolver os homúnculos sensorimotores. A variabilidade de informações é primordial para uma adequada integração, ou seja, o SN é sedento de variabilidade, haja vista que só pode aprender se houver algo para comparar; afinal, é necessário alguma diferença! Imagine-se agora fechando todas as janelas da sala, apagando as luzes e ficando no breu e no completo silêncio. O que farão seus olhos automaticamente? Procurarão uma fonte de luz! E o que farão suas orelhas? Procurarão uma fonte sonora! O SN carece de diferenças; por isso, um dos objetivos terapêuticos deve basear-se em fornecer uma variabilidade de informações ao SN dos pacientes. Nesse contexto, associar, de modo qualitativo, diferentes instrumentos terapêuticos favorece a recuperação do paciente.

A partir dessa integração, o SN está apto a preparar a sequência de movimentos necessários à execução de uma intenção. Imagine-se agora sentindo sede e com vontade de beber água. Neste momento, sua intenção cortical conduzirá a uma série de atividades eletroquímicas, e seu sistema pré-motor se preparará para recrutar os neurônios motores e seus respectivos músculos em uma sequência ordenada e econômica para o organismo. Somente após uma preparação apropriada os neurônios motores inferiores localizados no tronco encefálico e na medula espinal podem receber as salvas de impulsos nervosos de centros superiores e enviá-las aos músculos, capazes de executar a ação motora (intenção). Só assim você poderá pegar o copo, levá-lo à boca e beber a água.

> Resumindo:
> **1.** Recebimento de estímulos pelos receptores
> **2.** Tradução em linguagem eletroquímica
> **3.** Transporte dos impulsos neurais da periferia para o SNC através de nervos espinais e/ou encefálicos
> **4.** Decodificação pelo SNC, que compreende o que ocorreu na periferia (sensação)
> **5.** Avaliação pelo SNC, que estabelece prioridades
> **6.** Integração com outros sentidos e diversas áreas do SNC, como a memória (formação da percepção)
> **7.** Preparação dos movimentos (planejamento e sequenciamento)
> **8.** Execução dos movimentos.

Influência do sistema sensorial sobre o sistema motor por feedback e feed forward

O sistema sensorial influencia o sistema motor de duas maneiras concomitantes: (1) por retroalimentação *(feedback)*, informando se os movimentos intencionados pelo córtex seguiram seus rumos corretos (Mulder, 2007), e (2) por antecipação *(feed forward)*, ou seja, antes que os movimentos tenham sido realizados/finalizados.

Feedback | Reativo, adaptativo

Analisemos uma situação hipotética: você está de pé com os olhos fechados e quer retirar seus óculos com a mão esquerda. Existe, então, a intenção de retirá-los e, em seguida, ocorre a preparação: seu SN se orienta para saber *onde* e *como* estão as distintas partes do corpo, onde está a mão esquerda, onde está o nariz etc., ou seja, ele necessita saber qual é o *ponto de partida* dos movimentos, algo denominado de *esquema corporal*. Logo em seguida, o SN deve posicionar seu corpo dentro do *espaço* circundante: há objetos entre a mão esquerda e os óculos? O braço pode fazer um caminho direto desde o ponto de partida até os óculos? Essa orientação do corpo dentro do espaço é denominada de *imagem corporal*. O somatório dos dois, *esquema* e *imagem corporal*, forma o que chamamos de *representação interna* (Mulder, 2007).

Posto isso, sigamos com o nosso exemplo: ao tentar retirar os óculos, sua mão toca a bochecha esquerda. Nesse momento, receptores (p. ex., tato e pressão) informam ao SN que a mão não se encontra onde deveria estar, que ocorreu um erro. Estruturas como o próprio córtex, cerebelo e formação reticular podem *comparar* a intenção cortical inicial e, em seguida, ativar mecanismos neuronais para *corrigir* os movimentos; ocorrerá uma reprogramação do sistema motor e você moverá, muito provavelmente, a mão em direção aos óculos sobre o nariz. Essa correção acontece *depois* de uma primeira tentativa de chegar aos óculos. Ela é, então, algo *reativo*, *adaptativo*, é uma *retroalimentação* (Figura 3.2) (Annunciato, 2005).

Feed forward | Previamente, proativo, antecipadamente

Vejamos outro exemplo: você está jogando tênis e seu adversário bate forte com a raquete na bola. Você acompanha a trajetória inicial da bola e pode, de acordo com suas experiências, prever onde ela tocará o chão e para onde se direcionará. Nesse momento, todos os seus movimentos deverão contribuir para que você se posicione em um lugar adequado a fim de poder golpear a bola de volta para o outro lado da quadra, onde se encontra o outro jogador. Nesse ínterim, o adversário golpeou a bola de tênis com certo efeito, de tal sorte que ela toca o chão no local previsto, mas, infelizmente, não segue a trajetória que você imaginou. Sendo assim, você, que já estava se posicionando em determinado lugar para aguardar ansiosamente a chegada da bola, viu que ela seguiu outro caminho. O sistema visual informa imediatamente ao SN que os movimentos, ainda que não concluídos (pois a bola ainda não foi golpeada de volta para o outro lado da quadra), deverão ser *corrigidos antecipadamente*. Esse novo ajuste motor é um somatório entre os dados do sistema visual (informando para corrigir previamente) e os dados informados há pouco pelos controladores (cerebelo [CB], núcleos da base [NB] e formação reticular [FR]). É claro que há outros sistemas que fornecem informações para corrigir e/ou adequar os movimentos *antes* que, à primeira vista, sejam concluídos (como o exemplo com os óculos, descrito anteriormente). Esses outros sistemas são o sistema auditivo, o vestibular e o límbico, que controla as emoções. Juntos, eles participam do controle motor pelo mecanismo de *feed forward* (Figura 3.3) (Annunciato, 2005).

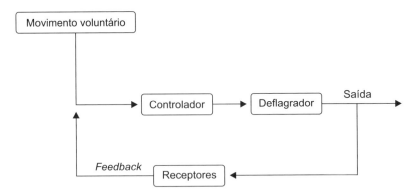

Figura 3.2 *Feedback*: esquema simplificado sobre a importância do sistema sensorial como fornecedor de informações para as necessárias correções de movimentos. Sinais eletroquímicos são deflagrados no córtex (movimento voluntário). Esses comandos (intenções corticais) devem ser controlados pelo cerebelo (CB), pelos núcleos da base (NB) e pela formação reticular (FR). Após o controle, as informações são encaminhadas aos motoneurônios inferiores da medula espinal (ME) e do tronco encefálico (TE). Quando estes últimos neurônios deflagram, os impulsos eletroquímicos são transportados pelos nervos (saída) e convertidos em movimento nos músculos. Então, receptores são estimulados por distintas informações, as quais são transportadas de volta (*feedback*) ao sistema nervoso central (SNC), onde as recém-chegadas informações da periferia são comparadas (por "comparadores") com as intenções corticais iniciais. Nesse caso, o próprio córtex, a FR e o CB se incumbem do processo.

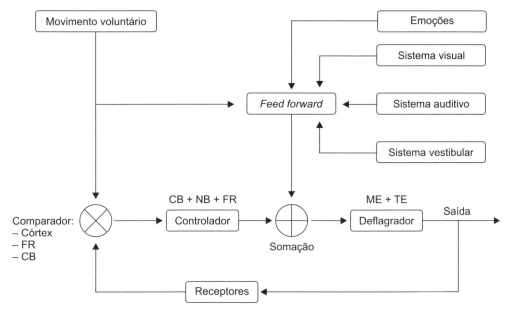

Figura 3.3 *Feed forward*: representação simplificada do papel dos sistemas, os quais informam antecipadamente ao sistema nervoso central (SNC) qual a direção a ser assumida pelos movimentos. Nesse esquema, foram citados apenas os sistemas visual, auditivo e vestibular por questões de espaço. As informações oriundas destes *três* são integradas com as provenientes dos controladores (cerebelo [CB], núcleos da base [NB] e formação reticular [FR]), e o resultado final é direcionado aos motoneurônios da medula espinal (ME) e do tronco encefálico (TE).

Esses esquemas foram divididos e simplificados apenas para finalidades didáticas, omitindo-se outras conexões.

Até aqui, foi proposta a compreensão da importância da integração dos diferentes sentidos para a percepção e efetivação motoras. Agora, será abordado, com mais propriedade, o sentido somestésico, cujos conhecimento e compreensão são de suma importância terapêutica no tocante a este livro.

Somestesia

O sentido somestésico é a capacidade de receber informações sobre as diversas partes do corpo (internas ou externas), as quais se originam nos *exteroceptores* e nos *proprioceptores*. Somestesia vem do latim *soma*, que quer dizer "corpo", e *aesthesia*, que significa "sensibilidade". Assim, é a sensibilidade proveniente do corpo.

Os caminhos percorridos pelo sistema sensorial se iniciam sempre nos receptores, células especializadas em captar os estímulos do ambiente e transformá-los em receptores e potenciais de ação. Os receptores somestésicos estão em todo o corpo, exceto no próprio SN. Desse modo, o cérebro propriamente dito não dói, possibilitando, assim, que cirurgias sejam realizadas apenas com anestésicos locais, que bloqueiam a sensibilidade do couro cabeludo, do crânio, dos vasos sanguíneos e das meninges (Kandel *et al.*, 2012).

A pele é o órgão do corpo mais participativo na somestesia por ser o maior, constituindo 15% do peso corporal. Nela, encontram-se os receptores de tato, temperatura e dor, os quais, em conjunto, são fisiologicamente classificados como exteroceptores. Depois, encontram-se os músculos, os tendões e as articulações. Neles estão, respectivamente, os fusos neuromusculares, os órgãos neurotendinosos e os receptores das cápsulas articulares, que, em conjunto, são classificados como proprioceptores (Sherrington, 1906).

Nem sempre os receptores são a porção terminal do axônio. Em alguns sistemas, como o gustativo, o visual, o auditivo e o vestibular, e em alguns receptores de tato, os receptores são células epiteliais separadas com a função de transdução, ou seja, transformação do estímulo ambiental em potenciais bioelétricos que, no neurônio sensitivo, serão transformados em potencial de ação e percorrerão seus caminhos para a parte central do SN (Douglas, 2006; Kandel *et al.*, 2012).

A sensibilidade somestésica pode, ainda, ser dividida em *epicrítica* e *protopática*. A primeira é de alta acuidade, apresentando significativa capacidade discriminativa. Nela, atuam juntas as vias táteis e proprioceptivas. Já a segunda é pouco precisa e menos discriminativa. Envolve as fibras de temperatura e dor, além de algumas fibras táteis de sensibilidade grosseira.

Os *exteroceptores cutâneos* medeiam as sensações de:

- Temperatura do ambiente (frio e calor): possibilitam ao SNC organizar as reações orgânicas e comportamentais, a fim de conservar ou dissipar o calor, segundo a necessidade do organismo. Também são classificados como *termorreceptores*
- Tato (pressão e vibração): estímulos mecânicos contínuos ou vibratórios deflagram a sensação tátil, crucial para o controle motor. Esses receptores também são chamados de *mecanorreceptores*
- Dor: a intensificação de diferentes modalidades de estímulos pode provocar dor. Estímulos mecânicos fortes, estímulos térmicos acima de 45°C ou no congelamento e substâncias químicas irritantes ou lesivas são percebidos como dor. Os receptores para essa modalidade são denominados *nocirreceptores* e compreendem as terminações nervosas livres.

Para melhor compreensão deste livro em nível terapêutico, é importante aprofundar o conhecimento a respeito da sensação do tato e da propriocepção, visto que a aplicação da bandagem terapêutica é tegumentar e que, em algumas aplicações terapêuticas, ela cruza por uma articulação, estabilizando-a e/ou facilitando movimentos, de tal modo que não é possível excluir sua influência nos proprioceptores.

Nem todo tato é igual, e isso é perceptível, mesmo que não se saiba explicar o porquê. Para que as diversas sensações táteis sejam percebidas, vários tipos de mecanorreceptores são estimulados (Figura 3.4 e Tabela 3.1). Estes se encontram em todos os tipos de pele, com ou sem pelos (pele glabra), e localizam-se na derme (parte mais interna da pele). São eles:

- Corpúsculos de Vater-Pacini: são receptores encapsulados. Podem alcançar até 2 mm de comprimento e 1 mm de diâmetro, tornando-se, portanto, visíveis a olho nu. Logo, acabam sendo os mais estudados (Bear *et al.*, 2008). São corpos ovoides, de tecido conjuntivo rico em fibrilas arranjadas em lâminas concêntricas. Em seu centro se encontra uma única fibra nervosa terminal de grande calibre, que perde sua bainha de mielina ao entrar no corpúsculo. Localizam-se

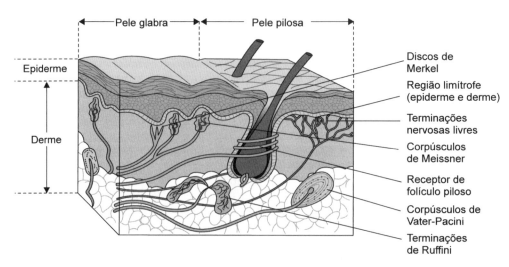

Figura 3.4 Mecanorreceptores cutâneos (Esta figura encontra-se reproduzida em cores em gen-io.grupogen.com.br.)

Tabela 3.1 Fisiologia dos mecanorreceptores cutâneos quanto a tipo morfológico, transdução, localização, função e adaptação.

Tipo morfológico	Transdução	Localização	Função	Adaptação
Corpúsculo de Vater-Pacini	Mecanoelétrica	Parte profunda da derme, periósteo e parede das vísceras	Pressão vibratória	Rápida (fásica)
Corpúsculo de Meissner	Mecanoelétrica	Pele glabra	Pressão vibratória, tato	Rápida (fásica)
Corpúsculo de Ruffini	Mecanoelétrica	Pele pilosa e glabra	Endentação da pele	Lenta (tônica)
Disco de Merkel	Mecanoelétrica	Pele pilosa e glabra	Pressão estática, tato	Lenta (tônica)
Folículo piloso	Mecanoelétrica	Pele pilosa	Tato	Rápida (fásica)
Terminação nervosa livre	Mecanoelétrica, termoelétrica e quimioelétrica	Todos os tecidos, menos o tecido nervoso	Tato grosseiro, dor, temperatura (calor), propriocepção	Lenta (tônica)

profundamente na derme, além de serem encontrados no periósteo e nas paredes das vísceras. Detectam estímulos de pressão vibratória, são de adaptação rápida (fásica) e apresentam campos receptivos grandes (descritos a seguir) (Kandel *et al.*, 2012)

- Corpúsculo de Meissner: também são receptores encapsulados, de formato alongado ou ovoide, porém dispostos na periferia da derme com o eixo longitudinal perpendicular à superfície. Apresentam bainha fina de tecido conjuntivo contendo células achatadas do tipo epitelioide. Entre elas, as fibras nervosas penetram formando uma rede, podendo conter de duas a seis fibras nervosas mielinizadas. Localizam-se na pele glabra. Detectam estímulos táteis e pressão vibratória. São de adaptação rápida (fásica) e têm campos receptivos pequenos
- Corpúsculos de Ruffini: são receptores encapsulados encontrados profundamente em toda a derme (tanto na pele pilosa como na glabra). Os terminais nervosos do axônio mielínico entram em contato estreito com as fibrilas colágenas do corpúsculo. Respondem à endentação da pele (*steady skin indentation*) (Kandel *et al.*, 2012), traduzida como o alongamento ou cisalhamento da mesma (Garten, 2004). São de adaptação lenta (tônicos) e têm grandes campos receptivos
- Discos de Merkel: não são receptores encapsulados, mas também não são considerados terminações livres, pois o axônio se liga a

uma ou duas células epiteliais modificadas através de um disco (Douglas, 2006). Encontram-se por toda a pele glabra e pilosa. Respondem ao tato e à pressão contínuos. São de adaptação lenta e têm pequenos campos receptivos

- Folículo piloso: obviamente localizado na pele pilosa. Os terminais dos folículos pilosos são fibras mielínicas que se espiralam ao redor das raízes dos pelos. Respondem ao tato sobre o pelo e são de adaptação rápida (fásica)
- Terminações nervosas livres: apresentam a morfologia mais simples, pois nada mais são que as ramificações terminais da fibra sensorial. Podem ser amielínicas ou mielínicas. Aparecem por toda a pele e por todos os tecidos, exceto no tecido nervoso, como já explicado. São de adaptação lenta (tônicas). Medeiam informações de tato grosseiro, dor, temperatura (calor) e propriocepção (Lent, 2010). Assim, seus potenciais receptivos são mecânicos, térmicos e químicos.

Já se sabe que conseguimos distinguir se algo está vibrando, pressionando, aguilhoando ou tocando nossa pele devido à *especificidade* de cada receptor, ou seja, um receptor mecânico só pode ser ativado por um estímulo mecânico, como o tato, a pressão ou a vibração, e não por um estímulo luminoso, que só ativará os fotorreceptores do sistema visual. Isso significa que o receptor tem um limiar de sensibilidade para determinado estímulo externo, e esse limiar é mínimo para seus estímulos específicos;

portanto, outros estímulos externos não alcançarão esse limiar, ou, se alcançarem, a sensação será sempre a mesma que o receptor pode captar. Por exemplo, se você levar uma pancada no olho, este estímulo mecânico no fotorreceptor lhe dará a sensação de um clarão, ou de "ver estrelas", mas o fotorreceptor não lhe dará a sensação de pressão, pois esta será fornecida pelos mecanorreceptores que forem atingidos pela pancada. Além disso, se doeu, foi porque as terminações nervosas livres receberam estímulo.

Os receptores apresentam um mecanismo denominado *adaptação* ou *acomodação*, que se caracteriza pela diminuição ou ausência do impulso elétrico para as fibras nervosas, mesmo que o receptor ainda esteja recebendo o estímulo, se este se mantiver constante. Cada tipo de receptor tem sua propriedade individual de adaptação, a qual pode ser rápida, lenta, ou nunca se adaptar (Douglas, 2006).

Alguns receptores, como os corpúsculos de Meissner e de Vater-Pacini, respondem rapidamente no início do estímulo, mas, logo em seguida, interrompem seus disparos, mesmo quando o estímulo continua, por isso são chamados de receptores de adaptação rápida (fásicos). Já os corpúsculos de Ruffini e os discos de Merkel disparam durante todo o tempo da aplicação do estímulo, por isso são receptores de adaptação lenta (tônicos) (Figura 3.5) (Kandel *et al.*, 2012).

Os receptores que nunca se adaptam são, por exemplo, os receptores de dor, os quais, enquanto o estímulo se manifestar, farão com que o indivíduo o perceba. Dessa maneira, o cérebro é capaz de elaborar e enviar comportamentos de defesa. Porém, se o estímulo não for tão importante para o cérebro, este pode se adaptar e acomodar-se, o que não significa que o estímulo não esteja sendo captado pelo SNC; nesse caso, ele somente não está sendo percebido conscientemente, pois outros estímulos são, agora, mais importantes, conforme exemplificado anteriormente no tópico *Fornecimento das informações sensoriais ao controle motor*.

O *campo receptivo* é a área alcançada pelo estímulo. Neste ponto, é preciso distinguir o campo receptivo do receptor do campo receptivo dos neurônios de segunda ordem.

Cabe lembrar que as vias sensoriais são um conjunto de neurônios sensoriais dispostos em série unindo os receptores ao córtex, organizados hierarquicamente em vias paralelas no SNC (Machado e Haertel, 2013). Os *neurônios de primeira ordem* são os sensoriais, os quais codificam os sinais externos e, então, conduzem essas informações ao longo de seu axônio no sentido aferente até chegarem aos *neurônios de segunda ordem*. Estes, por sua vez, localizam-se no SNC (geralmente na medula espinal ou no tronco encefálico) e têm a função de receber as informações dos neurônios de primeira ordem e transmiti-las ao tálamo, onde se encontram

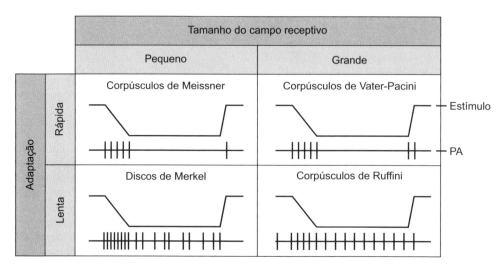

Figura 3.5 Adaptação e campo receptivo dos corpúsculos de Meissner, Vater-Pacini, Ruffini e dos discos de Merkel. Para cada receptor, vê-se na primeira linha o estímulo ofertado; na linha abaixo, o trem de impulsos. Adaptada de Bear *et al.*, 2008.

os *neurônios de terceira ordem*, que, agora, transmitem as informações ao córtex cerebral. Os *neurônios de ordem superior* ou *neurônios de quarta ordem* localizam-se nas áreas sensoriais do córtex cerebral ou em outras áreas corticais cerebrais e processarão as informações, tornando-as perceptíveis, conscientes.

Assim, os *campos receptivos do receptor* de tato, por exemplo, apresentam campos receptores restritos e bem definidos na pele. Quando o estímulo é aplicado dentro do campo receptor, provoca o aumento da frequência de potenciais de ação no neurônio correspondente. Como há maior densidade de receptores nos dedos e nos lábios, os campos receptores nessas regiões são menores do que em outras partes do corpo.

Se a ponta de um lápis tocar seu dedo ou o canto do seu lábio, você será capaz de dizer, com precisão, onde ela o tocou. Porém, se a ponta de um lápis tocar suas costas, você já não conseguirá dizer com tanta precisão. Isso porque as células sensoriais das costas têm campos receptivos maiores, e, apesar de saber que o toque foi em uma parte das costas, você possivelmente não será capaz de apontar o local exato.

Ainda, se colocarmos as duas pontas do compasso sobre sua mão, você poderá dizer com precisão onde foram os dois toques, mas, se as colocarmos sobre suas costas, você poderá dizer, até mesmo, que está sentindo somente um toque. O outro estímulo terá sido suprimido porque alcançou o mesmo campo receptor.

No exemplo da ponta do lápis, o mais interessante é quando ele toca as suas costas e você o sente como dois ou três lápis. Isso porque os campos receptivos se sobrepõem. Ao considerarmos cada campo receptivo como um conjunto circular, por exemplo, se dois ou três deles se sobrepuserem e o lápis tocar exatamente na intersecção desses conjuntos, você sentirá como se fossem duas ou três pontas de lápis, pois mais de um campo receptor foi atingido.

De acordo com a modalidade do receptor, ele pode ter um campo receptivo maior ou menor. No caso dos corpúsculos de Meissner, seus campos receptivos são pequenos; já os corpúsculos de Vater-Pacini têm campos receptivos maiores (Figura 3.6).

Os *campos receptivos dos neurônios de segunda ordem* são formados pela convergência dos neurônios de primeira ordem (Figura 3.7),

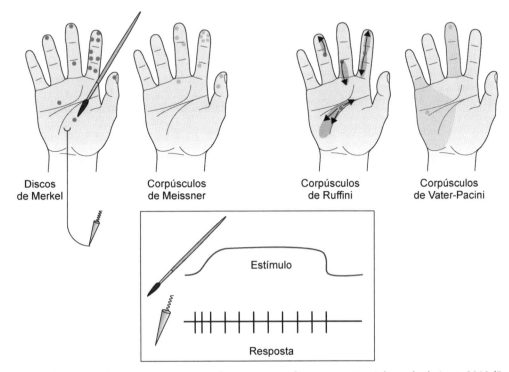

Figura 3.6 Dimensão dos campos receptivos dos receptores de tato na mão. Adaptada de Lent, 2010 (Esta figura encontra-se reproduzida em cores em gen-io.grupogen.com.br).

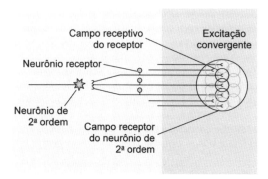

Figura 3.7 As informações dos neurônios de primeira ordem convergem para um neurônio de segunda ordem, assim o campo receptivo do neurônio de segunda ordem é constituído pelos campos receptivos dos receptores. Adaptada de Lent, 2010 (Esta figura encontra-se reproduzida em cores em gen-io.grupogen.com.br.)

ou seja, um neurônio localizado na medula espinal ou no tronco encefálico pode receber sinapses de diversos neurônios de primeira ordem, de tal modo que o campo receptor do neurônio de segunda ordem passa a ser a soma de vários campos receptivos dos receptores.

Dessa forma convergente, as informações partem, gradativamente, da periferia e adentram o SNC, de modo que, finalmente, o sistema somestésico emprega mapas para representar, no cérebro, a superfície cutânea. A essa representação dá-se o nome de *somatotopia* (essa nomenclatura é a mesma usada para a representação do corpo no sistema motor). Pode ser muito precisa, como no caso da somatotopia tátil, que ajuda a indicar com precisão se a ponta de um lápis tocou o dedo indicador. Contudo, a somatotopia dolorosa pode ser imprecisa; nela, por vezes, não conseguimos indicar se a dor que estamos sentindo na região abdominal é no estômago ou no intestino (Kandel *et al.*, 2012).

Também fazem parte da somatotopia as informações oriundas dos *proprioceptores*. A propriocepção pode se tornar consciente ou não, de acordo com a via aferente que segue. Na propriocepção consciente, as vias ascendentes levam as informações até o córtex cerebral e possibilitam que o indivíduo tenha a percepção de seu corpo sem que necessite da via visual. Na inconsciente, as vias ascendentes terminam em nível cerebelar e é essa a percepção que o SNC usa, abaixo do nível da consciência, para regular a atividade motora. Como dito, os proprioceptores compreendem os fusos neuromusculares, os órgãos neurotendinosos e os receptores das cápsulas articulares, os quais, em conjunto, participam dos mecanismos de *feedback* sensorial para as ações motoras, como visto na Figura 3.2, fundamentais para um bom controle motor (tema do próximo capítulo).

Em relação ao conceito de estimulação tegumentar, as vias mecânicas que carreiam as informações de tato protopático e de pressão leve são as mais importantes para fundamentar o conceito (Figura 3.8). Os prolongamentos periféricos dos primeiros neurônios, localizados nos gânglios espinais, conectam-se aos receptores (corpúsculos de Meissner, Ruffini e folículos pilosos), e seus prolongamentos centrais fazem sinapse com os neurônios da coluna posterior da medula. Os axônios da medula cruzam o plano mediano e infletem-se cranialmente, formando o trato espinotalâmico anterior. Quando alcançam o nível pontino, unem-se ao trato espinotalâmico lateral, o qual traz as informações de dor e sensibilidade térmica, sendo estas sensações também o foco no conceito de estimulação tegumentar. A união dos tratos espinotalâmicos anterior e posterior forma o lemnisco medial, o qual faz sinapse com os neurônios do núcleo ventral posterolateral do tálamo (VPL), que emite projeções para o córtex somatossensorial primário (S1) (Kandel *et al.*, 2012; Lent, 2010).

As informações de tato, pressão e vibração da face, bem como de dor e temperatura, seguem a *via trigeminal exteroceptiva*. Esta tem seus gânglios sensoriais nos nervos trigêmeo (V par), facial (VII par), glossofaríngeo (IX par) e vago (X par). Seus prolongamentos periféricos inervam o território da face, da língua, dos dentes e dos músculos da mímica, e os prolongamentos centrais do VII, IX e X pares de nervos encefálicos fazem sinapse com os neurônios localizados no núcleo do trato espinal do trigêmeo. Já o prolongamento central do *nervo trigêmeo* faz sinapse com o núcleo sensorial principal, com o núcleo do trato espinal ou com ambos. A maioria dos axônios desses núcleos cruza para o lado oposto e forma o lemnisco trigeminal, que fará sinapse com os neurônios do tálamo, localizados no núcleo ventral posteromedial. Estes, por sua vez, chegam ao córtex somestésico na área correspondente à cabeça (Machado e Haertel, 2013).

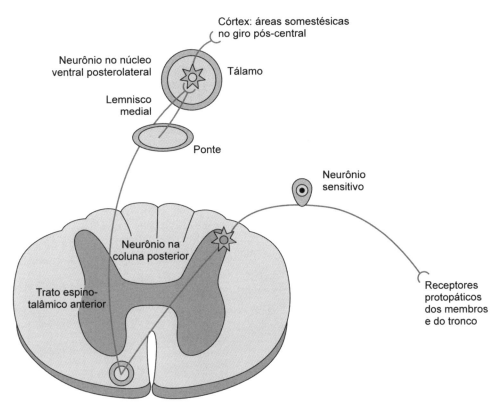

Figura 3.8 Representação esquemática da via sensorial mecânica, que está carreando sensações de tato protopático e pressão dos membros e do tronco. (Esta figura encontra-se reproduzida em cores em gen-io.grupogen.com.br.)

Córtex somatossensorial

O córtex cerebral é dividido em diferentes regiões funcionais chamadas de áreas de Brodmann, em homenagem ao alemão Korbinian Brodmann. Existem aproximadamente 50 áreas distintas. As regiões sensoriais somáticas são divididas em: áreas 3a, 3b, 1 e 2 de Brodmann, as quais constituem a área sensorial somática primária (SI); áreas 5 e 7 de Brodmann, que constituem a área sensorial de associação; e a área 40, que configura a área sensorial somática secundária (SII) (Figura 3.9) (Kandel *et al.*, 2012).

A área SI é mais extensa e mais precisa que as áreas SII e de associação, inclusive o homúnculo sensorial, pesquisado por Penfield e Rasmussen, em 1950, está representado nessa área. Esse homúnculo é a representação das diferentes áreas do corpo no córtex cerebral, um mapa que retrata as regiões do corpo de acordo com suas importâncias funcionais. Aparentemente, parece um mapa corpóreo desproporcionado; porém, retrata-nos que a área da representação cortical de uma parte do corpo está relacionada com a quantidade de tecido neural que a inerva (mais especificamente, a maior quantidade de receptores de determinada região). Assim, como descrito anteriormente, há maior representação dos dedos e da boca, que são altamente inervados, do que do braço e do tronco, apesar de estes serem anatomicamente maiores. Isso significa que é na área SI que todas as informações somestésicas desembocam.

A área sensorial somática SI, por meio de neurônios de quarta ordem (corticocorticais), comunica-se com a área SII. A área 5 está envolvida em conexões inter-hemisféricas mediante o corpo caloso. A área 7, além das informações somestésicas, recebe informações visuais, sendo, portanto, importante na tarefa de possibilitar as informações visuomotoras (Kandel *et al.*, 2012; Lent, 2010).

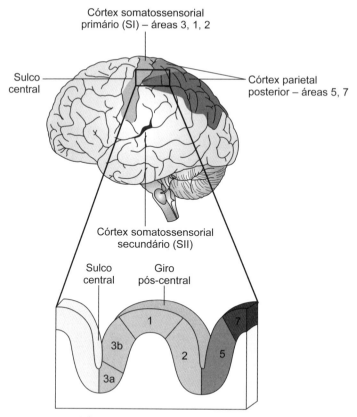

Figura 3.9 Córtex somatossensorial: encontra-se o córtex somatossensorial primário (SI), o córtex somatossensorial secundário (SII); em azul, a área 5 de Brodmann, e, em roxo, a área 7 de Brodmann, ambas pertencentes à área de associação sensorial. No aumento, vê-se que a área SI é subdividida em 3a, 3b, 1 e 2. (Esta figura encontra-se reproduzida em cores em gen-io.grupogen.com.br.)

Vários experimentos afirmam que a representação do mapa sensorial é modificável pela experiência (Merzenich *et al.*, 1983, 1984) e, portanto difere de indivíduo para indivíduo. Em 1990, Jenkins *et al.* comprovaram esse fato em um experimento com macacos adultos, no qual era fornecido um estímulo tátil a eles. Após inúmeros estímulos, foi analisado o córtex sensorial desses animais e constatado que a área sensorial destinada aos dedos havia se expandido. Com esse experimento, demonstrou-se que as representações do mapa sensorial estão relacionadas diretamente com os estímulos externos.

Quando as informações adentram o córtex somestésico, as sensações não cessam; várias outras áreas corticais são estimuladas através das conexões intracorticais, integrando as informações e possibilitando a transferência para o córtex motor, a fim de que ele viabilize o único modo de nos comunicarmos com o mundo: mediante a execução de atos motores.

Como ressaltado desde o início do capítulo, o sistema sensorial é de fundamental importância para captação, condução, percepção e realização dos movimentos. Certamente, quanto mais adequada a entrada sensorial, mais eficaz é a possibilidade de uma resposta motora apropriada. Uma vez que o SN aprende por comparação, é conveniente que se possa ofertar ao encéfalo do paciente vários tipos de entradas sensoriais de modo qualitativo, possibilitando a ele uma rede neuronal maior e mais eficiente.

Desse modo, com base nas explicações neuroanatomofuncionais aqui expostas, a bandagem elástica se apresenta como um recurso terapêutico substancialmente viável, já que estimula o tegumento por tempo prolongado, informando ao SN constantemente, em nível cortical ou subcortical, a direção e a intenção do movimento. Também é uma entrada de informação visual que deve auxiliar no recrutamento da memória do paciente para que ele pense com mais frequência no objetivo terapêutico e consiga canalizar sua atenção adequadamente. Assim, vale lembrar que o conceito de estimulação tegumentar oferta fatores extrínsecos com a premissa de melhorar as repostas motoras, o que significa dizer que a estimulação tegumentar, desde que aplicada e utilizada com propriedade, pode contribuir para a reabilitação funcional dos pacientes.

Referências bibliográficas

Annunciato NF. Sensomotorik als grundlage von stimme und sprache. LOGOS Interdisziplinär. 2005; 3(13):164-9.

Annunciato NF, Oliveira CEN. Plastizität des nervensystems: chance der rehabilitation. Festschrift 10 Jahre Charité Gespräche. 2006; 1:75-93.

Bear MF, Connors BW, Paradiso MA. Neurociências: desvendando o sistema nervoso. 3. ed. Porto Alegre: Artmed; 2008.

Douglas CR. Tratado de fisiologia aplicada às ciências médicas. 6. ed. Rio de Janeiro: Guanabara Koogan; 2006.

Garten H. Lehrbuch applied kinesiology: muskelfunction, dysfunction, therapie. 1. Aufl. München: Elsevier; 2004.

Jenkins WM, Merzenich, MM, Ochs MT et al. Functional reorganization of primary somatosensory cortex in adult owl monkeys after behaviorally controlled tactile stimulation. Journal of Neurophysiology. 1990; 63(1):82-104.

Kandel ER, Schwartz JH, Jessel TM. Principles of neural science. 5. ed. New York: McGraw-Hill; 2012.

Lent R. Cem bilhões de neurônios: conceitos fundamentais de neurociência. 2. ed. São Paulo: Atheneu; 2010.

Locke J. An essay concerning human understanding. Book I. Disponível em: http://en.wikisource.org/wiki/An_Essay_Concerning_Human_Understanding/Book_I. Acesso em: 7/4/2015.

Machado A, Haertel LM. Neuroanatomia funcional. 3. ed. São Paulo: Atheneu; 2013.

Merzenich MM, Kaas JH, Wall JT et al. Progression of change following median nerve section in the cortical representation of the hand in areas 3b and 1 in adult owl and squirrel monkeys. Neuroscience. 1983; 10(3):639-65.

Merzenich MM, Nelson RJ, Stryker MP et al. Somatosensory cortical map changes following digit amputation in adult monkeys. Journal Comp Neurol. 1984; 224:591-605.

Monteiro CBM et al. Paralisia cerebral: teoria e prática. 1. ed. São Paulo: Plêiade; 2015.

Mulder T. Das adaptive gehirn: über bewegung, bewusstsein und verhalten. 1. Aufl. Stuttgart: Georg Thieme Verlag; 2007.

Oliveira CEN, Annunciato NF, Gadella JCB. Controle motor e paralisia cerebral. In: Penfield W, Rasmussen T. The cerebral cortex of man: a clinical study of localization of function. New York: Macmillan; 2015.

Sherrington C. Integrative action of the nervous system. New Haven: Yale University Press; 1906.

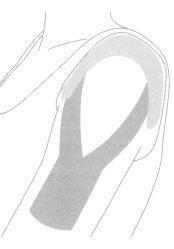

Capítulo 4

Plasticidade Neural e Bandagem Terapêutica

Suhaila Mahmoud Smaili Santos

Introdução

O sistema nervoso é a pedra angular no estudo das neurociências e desde sempre exerceu grande fascínio sobre cientistas, clínicos e até leigos. Nas últimas décadas, grandes descobertas, em razão do incentivo ao capital intelectual e dos inúmeros avanços tecnológicos, têm servido de guia para os profissionais que militam na área da pesquisa e da saúde, como médicos, fisioterapeutas, biólogos, enfermeiros, fonoaudiólogos, psicólogos, farmacêuticos, terapeutas ocupacionais, entre outros. O intuito é melhorar a compreensão sobre esse complexo e envolvente sistema, além de desenvolver e aperfeiçoar a abordagem de cada um desses profissionais na sua prática diária.

Um dos temas recorrentemente estudados nas neurociências é a neuroplasticidade ou plasticidade neural, principal assunto deste capítulo. Consiste na flexibilidade e maleabilidade dos neurônios e circuitos neurais para alterá-los, estrutural e funcionalmente, em resposta a uma experiência (Sale et al., 2014). Representa uma função constante e característica do sistema nervoso, ocorre diariamente e determina a capacidade de esse sistema adaptar-se às mudanças nas condições do ambiente, desde uma tênue alteração nos processos de aprendizagem e memória até as respostas adaptativas após graves lesões, como as doenças traumáticas, vasculares, desmielinizantes, degenerativas e tumorais (Lent, 2010). Apresenta diversas definições que, em geral, fundamentam-se na capacidade de o sistema nervoso de modificar sua organização a partir de numerosas e complexas etapas tempo-dependentes que ocorrem desde os níveis molecular, sináptico, eletrofisiológico e estrutural (Sagi et al., 2012).

As possibilidades adaptativas são inúmeras, e as mudanças podem ser transitórias, com duração de alguns segundos (curto prazo), ou até permanentes (longo prazo). Quando se dão a longo prazo, são capazes de produzir alterações fisiológicas adicionais que acarretam mudanças estruturais anatômicas, como, por exemplo, a remoção de conexões sinápticas preexistentes e o crescimento de novas conexões. Esse fenômeno ocorre desde a embriogênese, também em condições patológicas e, de modo mais significativo, em resposta às diversas experiências e aprendizados. Na formação do cérebro em desenvolvimento, a experiência interage continuamente com a informação genética de modo que o fenótipo final seja a combinação de ambas, proporcionando a cada um sua própria individualidade, reconhecida e impressa como biografia (Kandel et al., 2012; Sale et al., 2014).

Funções e células do sistema nervoso

O sistema nervoso, em conjunto com o sistema endócrino, coordena todas as funções orgânicas. Recebe estímulos provenientes de dentro e fora do corpo e responde a eles para manter o indivíduo em completa homeostase. Comanda desde eventos como sensibilidade e motricidade até fenômenos psíquicos complexos, como memória e comportamento emocional. Suas células características, que operam sincronicamente, são os neurônios e as células da glia (neuroglia ou gliócitos).

Neurônios

São unidades morfofuncionais fundamentais do sistema nervoso com a função de receber, processar e enviar informações. Altamente excitáveis, comunicam-se entre si ou com células efetoras como células musculares ou glandulares. Apresentam duas propriedades exclusivas: excitabilidade e condutibilidade, funcionando como unidades de informação. São dotados de: corpo celular contendo núcleo, com o material genético, e citoplasma, com as respectivas organelas citoplasmáticas; dendritos, com prolongamentos múltiplos e ramificados, especializados na recepção da informação (aferências); e axônio, com prolongamento delgado e extenso, especializado na transmissão da informação (eferências). Este último, a partir das profusas ramificações em seu terminal (telodendro), contém as vesículas sinápticas, que, por sua vez, compõem-se de neurotransmissores (Machado e Haertel, 2013). Vale ressaltar a existência de microtúbulos no interior do axônio, estruturas fundamentais para os transportes axoplasmáticos anterógrado e retrógrado, os quais possibilitam que substâncias sejam conduzidas, respectivamente, do corpo celular ao terminal do axônio e vice-versa (Lundy-Ekman, 2008).

Os neurônios operam em circuitos ou redes neurais a partir de sinais quimioelétricos. Apresentam-se de vários tipos e tamanhos e podem ter ou não bainha de mielina, o que determina a velocidade da condução dos sinais elétricos. A Figura 4.1 ilustra o transporte axoplasmático.

Células da glia, neuróglia ou gliócitos

São as células predominantes do sistema nervoso. Derivam da palavra grega *glia*, que significa "cola", e formam uma matriz complexa que proporciona agregação e sustentação aos neurônios. No entanto, evidências atuais apontam que suas funções são muito mais complexas e essenciais ao bom funcionamento do sistema nervoso. Caracterizam-se de acordo com seu tamanho em *macróglia* e *micróglia* e também de acordo com suas funções. Pertencem ao grupo da macróglia os seguintes tipos celulares: *astrócitos*, *células ependimárias*, *oligodendrócitos* no sistema nervoso central (SNC) e *células de Schwann* no sistema nervoso periférico (SNP).

Dentre as células da *macróglia* e suas respectivas funções, destacam-se:

- Astrócitos: células gliais predominantes no SNC; os pés astrocíticos ligam neurônios a capilares sanguíneos, desempenhando função

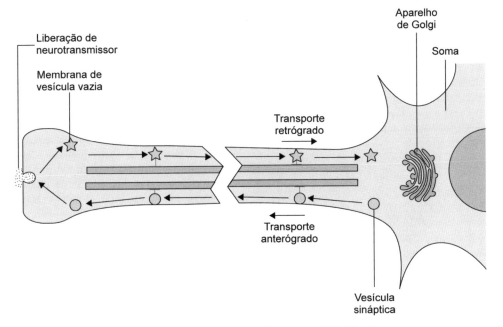

Figura 4.1 Transporte axoplasmático. Adaptada de Lundy-Ekman, 2008. (Esta figura encontra-se reproduzida em cores em gen-io.grupogen.com.br.)

nutritiva. Desse modo, como recobrem os vasos sanguíneos, também auxiliam na barreira hematencefálica, impedindo a entrada de patógenos invasores e outras substâncias indesejáveis no sistema nervoso. Na embriogênese, apresentam papel importante no desenvolvimento inicial do SNC, por proporcionarem uma via para neurônios em migração, já que se estendem da superfície dos ventrículos ao córtex cerebral revestido pela pia-máter. Adicionalmente, regulam a concentração de íons e neurotransmissores nas proximidades dos neurônios, viabilizando, para estes, o restabelecimento mais rápido do gradiente eletroquímico normal. Por fim, após lesões do sistema nervoso, há proliferação dessas células em torno das lesões, promovendo uma cicatriz glial (gliose), que resulta na reorganização da estrutura do tecido para isolamento físico da área da lesão. Nesse contexto, essas células são capazes de produzir fatores neuroprotetores como citocinas anti-inflamatórias e fatores neurotróficos, contribuindo para a sobrevivência dos neurônios (Johansson, 2004; Lundy-Ekman, 2008; Lent, 2010; Purves et al., 2010; Machado e Haertel, 2013; Gomes et al., 2013)

- Oligodendrócitos: responsáveis pela produção da bainha de mielina no SNC. Um fato curioso que será abordado adiante é que a mielina central, produzida por essas células, contém moléculas proteicas que bloqueiam a capacidade regenerativa dos axônios centrais (Lent, 2010)
- Células ependimárias: revestem as cavidades ventriculares, o aqueduto cerebral do mesencéfalo e o canal central da medula espinal. Constituem os plexos corióideos e são responsáveis pela produção do líquido cerebrospinal (Machado e Haertel, 2013)
- Células de Schwann: são responsáveis pela produção da bainha de mielina no SNP. Em caso de lesão dos nervos periféricos, fornecem um substrato de apoio aos cones de crescimento regenerantes. Nessas condições também são capazes de fagocitar e limpar o ambiente neural e secretar fatores neurotróficos, auxiliando no processo de regeneração (Lent, 2010).

A *micróglia* tem papel importante no mecanismo de defesa do sistema nervoso. Se necessário, ocorre a entrada de monócitos no tecido neural, e sua posterior transformação em microgliócitos torna-os capazes de fagocitar microrganismos invasores e limpar o ambiente neural de detritos de células em degeneração, danificadas ou senis. Em qualquer evento patológico, sabe-se que o cérebro ativa a micróglia; contudo, recentemente, foram identificados diversos caminhos moleculares de ativação microglial e o modo como a micróglia ativada afeta os neurônios. No cérebro normal, considerava-se que essas células ficavam em uma espécie de latência, mas evidências apontam que estão constantemente em varredura do ambiente neural e que participam do processo de desenvolvimento do cérebro e dos fenômenos de plasticidade. Fica claro, portanto, que a micróglia é essencial para um funcionamento apropriado do cérebro, transcendendo a função de mero sensor patológico deflagrado em condições pós-lesão (Lent, 2010; Kettenmann et al., 2013).

Como mencionado anteriormente, as células da glia não participam diretamente das sinapses, mas são fundamentais para o controle da homeostase cerebral e representam o sistema de defesa intrínseco do cérebro. Tem sido revelado que todas as formas de neuropatologias inevitavelmente envolvem a glia. As doenças neurodegenerativas interrompem a conectividade dos circuitos cerebrais, afetando a comunicação entre os neurônios, entre o neurônio e a glia e entre as próprias células da glia. O complexo conhecimento adquirido recentemente torna possível considerar essas doenças, inicialmente, como um processo gliodegenerativo, em que as células da glia determinam a progressão e o desfecho do processo neuropatológico (Heneka et al., 2010).

Muitas doenças neurológicas estão associadas a patologias neurogliais mediante a perda ou diminuição das funções homeostáticas e defensivas das células da glia, o que contribui para que tais doenças evoluam. Conceitualmente, transtornos neurológicos e psiquiátricos podem ser considerados como falhas nas respostas homeostáticas e/ou defensivas da neuroglia e, assim, representar um alvo (ainda muito subestimado) para a intervenção terapêutica (Stipursky, 2012; Gomes et al., 2013; Peng et al., 2014).

Em suma, as células da glia deixam de desempenhar um papel coadjuvante e começam a tornar-se fundamentais no que se refere ao funcionamento harmonioso do tecido neural. No sistema nervoso em desenvolvimento, os astrócitos e as células de Schwann contribuem ativamente para promover a formação, a função e até a eliminação de sinapses. No cérebro adulto, como exposto anteriormente, os astrócitos respondem à atividade sináptica por meio da liberação de neurotransmissores moduladores dessa atividade. Assim, as células da glia são participantes ativas na função cerebral (Allen e Barres, 2005). A Figura 4.2 ilustra as representações das células da glia.

Etapas do desenvolvimento do sistema nervoso

Para a compreensão dos fenômenos plásticos e de sua relação com os mecanismos de recuperação após lesões do sistema nervoso, faz-se imprescindível o entendimento das etapas pelas quais a célula nervosa passa desde sua embriogênese (Annunciato, 2000; Haase e Lacerda, 2004; Lent, 2010; Kandel *et al.*, 2012):
- Indução: diferenciação de uma parte do ectoderma que, induzida por proteínas específicas, torna-se neuroectoderma, resultando na gradativa transformação dessas células precursoras em células neurais
- Proliferação: divisão celular que produz, a partir de poucas células da placa e do tubo neurais, bilhões de células que formam o sistema nervoso. Esse processo de intensa atividade de propagação denomina-se neurogênese e gliogênese
- Migração: movimento das células recém-formadas (juvenis) da região de proliferação até o seu destino final no sistema nervoso adulto. Isso ocorre tanto para as células do tubo neural, que formarão as estruturas do SNC, como para as da crista neural, que formarão as estruturas do SNP
- Agregação: adesão seletiva de células de tipo similar como primeiro passo para a formação das partes funcionais do sistema nervoso. O reconhecimento e a preferência entre si para essas células trabalharem em conjunto baseiam-se em classes específicas de moléculas sobre a superfície celular

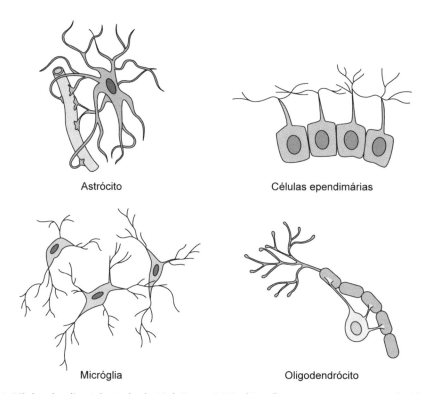

Figura 4.2 Células da glia. Adaptada de Biol. Hum., 2013. (Esta figura encontra-se reproduzida em cores em gen-io.grupogen.com.br.)

- Diferenciação: essa etapa apresenta aspectos morfológicos (crescimento do corpo celular, formação dos prolongamentos dendríticos e emissão de um axônio que cresce para buscar alvos sinápticos), bioquímicos (início da síntese de enzimas que formarão os neurotransmissores e neuromoduladores e de proteínas que compõem os canais iônicos da membrana, que participam dos processos de produção de sinais elétricos) e funcionais (aparecimento e amadurecimento dos diferentes sinais elétricos que serão utilizados pelos neurônios para gerar, receber e transmitir informações). Desse modo, consiste na expressão gradual dos fenótipos neuronais de cada um desses níveis
- Crescimento axônico e sinaptogênese: estabelecimento de conexões sinápticas com outros neurônios por meio do crescimento de axônios e dendritos. O axônio em crescimento realiza um percurso específico através de um meio impregnado de sinais moleculares que o orientam até alcançar seu alvo, também específico. Ao chegar a ele, o terminal do axônio em crescimento passa por um intenso processo de ramificação. Nesse momento começa a sinaptogênese
- Morte neuronal programada e refinamento de sinapses: eliminação seletiva de células, axônios e sinapses redundantes e/ou extranumerárias.

Pode-se perceber, portanto, que o desenvolvimento do sistema nervoso é dependente de um programa genético básico e de fatores epigenéticos (provenientes do ambiente), os quais podem ser negativos, como uso abusivo de drogas ilícitas ou álcool por gestantes, doenças infecciosas maternas, radiação e medicamentos administrados durante a gestação; ou positivos, como exposição a música, exercícios, entre outras atividades. Esses dois componentes — programa genético e fatores epigenéticos — são, em conjunto, responsáveis pela expressão do sistema nervoso.

Também é possível perceber que a morte celular (apoptose) é normal durante o desenvolvimento do sistema nervoso, e que todas as células estão programadas para morrer a qualquer momento. Entretanto, essa programação é contida por sinais de sobrevivência chamados *fatores neurotróficos*, de modo que a sobrevivência de um neurônio depende, em grande parte, de fatores liberados pelas células ao seu redor, fornecidos pelos alvos dos neurônios.

A descoberta desses fatores teve início com os estudos dos embriologistas Viktor Hamburger e Samuel Detwiler, que, após pesquisas removendo membros de embriões de anfíbios e galinhas, perceberam que os gânglios nervosos sofriam atrofia, e que, por outro lado, ao transplantar um membro adicional, os gânglios ficavam hipertrofiados. Sendo assim, propuseram, no ano de 1934, que cada alvo periférico controlava quantitativamente o desenvolvimento de seu próprio centro nervoso, acreditando que a alteração no número de neurônios provocada pelo alvo refletia a influência do alvo sobre a proliferação e diferenciação dos neuroblastos.

Nesse mesmo cenário, na Itália, a neurologista e pesquisadora Rita Levi-Montalcini repetiu os experimentos de Hamburger e observou que o número de neurônios após a extirpação da asa era inicialmente normal, mas logo diminuía nos gânglios cujo alvo fora removido. Hamburger tomou ciência das pesquisas da italiana e a convidou para uma colaboração nos EUA. Juntos verificaram, após várias outras pesquisas, que, de fato, não era a simples existência do alvo, mas algo que as células-alvo produziam e secretavam que, quando captado pelos terminais nervosos, estimulava o crescimento das fibras nervosas. Esse fator foi apelidado de *fator de crescimento neural* (NGF, do inglês *nerve growth factor*), cuja primeira fração foi obtida no ano de 1954, o que rendeu a Rita Levi-Montalcini e seu também colaborador, o bioquímico americano Stanley Cohen, o Prêmio Nobel de Medicina em 1986. Essa sequência de estudos deu início à descoberta de uma numerosa família de fatores neurotróficos identificados atualmente, incluindo moléculas que atuam em diversos setores do sistema nervoso, como o fator neurotrófico derivado do cérebro (BDNF, do inglês *brain-derived neurotrophic factor*) e as neurotrofinas (NT).

Até aqui foram estudadas as células nervosas e a formação do sistema nervoso, embora ele continue a transformar-se, menos aceleradamente, durante toda a vida. Nesse sentido, serão apresentados os fenômenos plásticos que ocorrem em resposta às demandas do ambiente e às lesões do sistema nervoso.

Fenômenos plásticos

Os fenômenos plásticos podem ser classificados em: plasticidade somática, plasticidade dendrítica, plasticidade axônica e plasticidade sináptica (Doretto, 1996; Cohen, 2001; Lundy-Ekman, 2008; Lent, 2010).

Plasticidade somática

A plasticidade somática poderia ser compreendida como a possibilidade de alteração da capacidade proliferativa ou da morte de uma população de neurônios em resposta às interferências do ambiente externo. Entretanto, não só o controle da proliferação como também o da morte celular, ambos exercidos durante o desenvolvimento, têm um forte componente genético e estão submetidos a influências apenas do microambiente neural. O mundo exterior, até onde se sabe atualmente, não interfere nesses mecanismos. Todavia, pesquisas recentes reúnem evidências de que algumas populações neuronais tenham capacidade proliferativa (chamadas "células-tronco") e sejam capazes de disseminar-se e diferenciar-se em inúmeros tipos celulares, sejam glióciots ou neurônios. Esse fenômeno já foi mostrado em epitélios sensoriais, como o olfatório, o auditivo e o otolítico, e em regiões situadas em torno dos ventrículos laterais, que geram neurônios para o hipocampo e outras áreas encefálicas, como hipotálamo, retina, substância negra e amígdala.

Plasticidade dendrítica

Existem evidências que apontam plasticidade estrutural ou morfológica dos dendritos, sugerindo que no período ontogenético ocorra plasticidade nos troncos e espinhas dendríticas, e, na fase adulta, ela se restrinja às espinhas, podendo os dendritos ser modificados, então, por ação do ambiente. Esse modelo plástico é de grande importância, pois é fundamental para o estabelecimento e a consolidação da memória, uma vez que experimentos recentes registram esses achados no hipocampo.

Plasticidade axônica

A plasticidade axônica divide-se em brotamento colateral e brotamento regenerativo. O primeiro ocorre quando um alvo desnervado é reinervado por ramificações de axônios intactos, conforme a Figura 4.3. O segundo, como resultado de lesão sobre um axônio, caracteriza-se pelo recrescimento do coto proximal do mesmo axônio (Figura 4.4).

Plasticidade sináptica

A plasticidade sináptica é o maior componente da neuroplasticidade. Sua existência em resposta ao padrão de atividade elétrica foi postulada pelo psicólogo canadense Donald Hebb, que introduziu o conceito de que o padrão de atividade elétrica é importante para induzir mudanças na eficácia sináptica. Hebb incorporou, em particular, a noção de que a atividade correlacionada entre neurônios pré e pós-sinápticos promove a potenciação da atividade sináptica, ou a atividade não

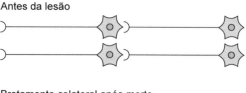
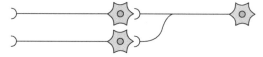

Figura 4.3 Brotamento colateral. Adaptada de Lundy-Ekman, 2008.

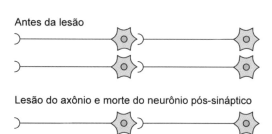
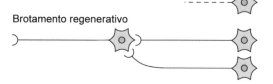

Figura 4.4 Brotamento regenerativo. Adaptada de Lundy-Ekman, 2008.

correlacionada promove a depressão da atividade sináptica, envolvendo mudanças estruturais e funcionais.

Habituação. É uma das formas mais simples de neuroplasticidade. Consiste na diminuição de uma resposta com a repetição de um estímulo inócuo até a extinção dessa resposta. É diferente da fadiga simples porque a responsividade pode ser rapidamente restaurada (desabituada) pela apresentação de um estímulo forte.

Sensibilização. É um fenômeno mais complexo do que a habituação. Ocorre uma resposta aumentada quando precedida de algum "sinal de aviso". Se um estímulo é forte, o organismo reage a ele e fica de sobreaviso quanto a outros iguais que possam surgir. Qualquer que seja o próximo estímulo, mesmo que inócuo, provocará reação semelhante, pois o estímulo sensibilizante ativa mecanismos gerais de vigília.

A *habituação* e a *sensibilização* correspondem à aprendizagem sobre um único estímulo, consideradas aprendizagens não associativas, e são capazes de diminuir ou facilitar a transmissão sináptica entre dois neurônios.

Condicionamento clássico. Corresponde à aprendizagem sobre dois estímulos (aprendizagem associativa) apresentados em certa ordem e com certo intervalo de tempo. Desse modo, quando o estímulo forte é associado várias vezes ao estímulo inócuo prévio, e depois disso é aplicado apenas o estímulo inócuo, este passa a ser eficaz e produzir reação. Nesse caso, o estímulo inócuo é conhecido como *condicionado*, pois só se torna eficaz sob a condição de estar associado temporalmente ao estímulo eficaz. Este, como é sempre eficaz, é chamado *incondicionado*.

Potenciação de longa duração. Trata-se de uma plasticidade sináptica específica, especialmente no hipocampo, entre um neurônio pré e um pós-sináptico. Dura horas, às vezes dias, e é significativo que ocorra no hipocampo, pois essa região está envolvida nos mecanismos de memória.

Depressão de longa duração. Esse tipo de plasticidade é semelhante ao descrito anteriormente, porém em sentido oposto. Ocorre com frequência no cerebelo, pois este parece sediar a memória dos atos motores aprendidos.

Recuperação da eficácia sináptica. O edema local faz com que algumas sinapses fiquem inativas devido à compressão do corpo celular ou do axônio pré-sináptico. Vale lembrar que muitas lesões são acompanhadas por edema perilesional (vasogênico ou citotóxico). Uma vez que esse edema tenha desaparecido, a sinapse estará restaurada. A Figura 4.5 representa a recuperação da eficácia sináptica.

Hipereficácia sináptica. Ocorre lesão em alguns ramos do axônio pré-sináptico. As ramificações restantes recebem todo o neurotransmissor que normalmente seria compartilhado entre os terminais, aumentando ou mantendo normal a liberação de neurotransmissor no receptor pós-sináptico. A hipereficácia é ilustrada na Figura 4.6.

Hipersensibilidade de desenervação. Algumas terminações axônicas pré-sinápticas são destruídas. Desenvolvem-se novos locais receptores na membrana pós-sináptica em resposta ao neurotransmissor liberado por axônios próximos, tornando-os mais responsivos aos neurotransmissores da aferência remanescente. Esse tipo de hipersensibilidade é ilustrado na Figura 4.7.

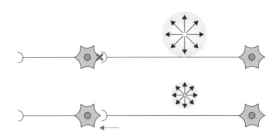

Figura 4.5 Recuperação da eficácia sináptica. Adaptada de Lundy-Ekman, 2008.

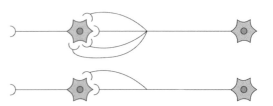

Figura 4.6 Hipereficácia sináptica. Adaptada de Lundy-Ekman, 2008.

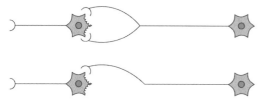

Figura 4.7 Hipersensibilidade de desenervação. Adaptada de Lundy-Ekman, 2008.

Recrutamento das sinapses latentes. Consiste na ativação de vias, as quais, normalmente, estariam "suplantadas" ou "inibidas" pela via que foi lesada, para exercer ação vicariante. A Figura 4.8 explicita a situação em que o neurônio 1, mais espesso e veloz, em condições normais, sobrepuja a ação do neurônio 2, que permanece em latência. Porém, se ocorrer lesão no neurônio 1, a via 2, antes suplantada ou inibida pelo neurônio 1, assume a função exercida por ele, para que não haja prejuízos.

Diferenças entre o sistema nervoso central e o periférico quanto à regeneração e restauração funcionais

Após a fase de proliferação celular, como já mencionado nas etapas da embriogênese do sistema nervoso, não há reposição celular em decorrência de lesão tecidual, e as respostas plásticas se dão nas células sobreviventes de acordo com os mecanismos de recuperação anteriormente citados. Desse modo, quando ocorre uma lesão no corpo celular, a célula invariavelmente evolui para a morte, e, quando lesões atingem seus prolongamentos, é possível contar com os fenômenos restauradores.

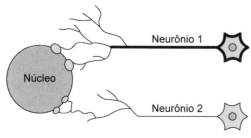

Figura 4.8 Recrutamento de sinapses latentes. Adaptada de Doretto, 1996.

Entretanto, há que se considerar diferenças entre a regeneração celular central e a periférica, pois essas características definem o grau de sucesso da restauração funcional.

No caso do SNP, nota-se um microambiente propício para o crescimento axônico em torno da fibra nervosa. Ocorrem rápida remoção das células degeneradas para limpeza do ambiente neural e intensa proliferação das células de Schwann para síntese de nova mielina e proteínas com grande adesividade, como a laminina e a fibronectina, a fim de compor a matriz extracelular e, consequentemente, estimular o crescimento axônico, formando o coto proximal de crescimento.

Outra característica fundamental do SNP é a existência do citoesqueleto, que serve como arcabouço para os axônios regenerantes, de modo que estes encontrem mais facilmente seus alvos, já que funciona como um conduto tubular organizado que os orienta. Além disso, o citoesqueleto propicia o transporte retrógrado de fatores neurotróficos até o soma e o transporte anterógrado de nutrientes do soma ao axônio regenerante, facilitando o processo de recrescimento nervoso. Vale considerar também que os níveis de fatores tróficos, especialmente o fator neurotrófico (FNT), aumentam em nervos danificados, e a elevação da expressão dessa proteína está relacionada com a existência de interleucinas (ILs), principalmente a IL-1, liberada por macrófagos atraídos para o local da lesão (Lent, 2010; Sebben et al., 2011).

O sucesso da reinervação dependerá da *localização* da lesão no nervo, pois se sabe que lesões mais distais dispõem de mais chances de recuperação funcional, e da *gravidade* da lesão (neuropraxia, axonotmese ou neurotmese), que resultará na preservação ou não do citoesqueleto do nervo. Isso porque sua preservação garante que o recrescimento do nervo não se perca no entorno da lesão (formação de neuromas – plasticidade mal adaptativa) e que ocorra a reinervação do alvo desnervado.

Em contrapartida, mesmo com evidências de clássicas pesquisas dirigidas por Michael Merzenich, Albert Aguayo e Vilayanur Ramachandran, que sugeriram a ocorrência de plasticidade no SNC de indivíduos adultos, alguns "aparentes" inconvenientes se apresentam quando comparado ao SNP. A remoção de resíduos e de células degeneradas se dá muito lentamente; os cotos distais dos axônios lesados tornam-se tortuosos e fragmentados; a mielina central contém proteínas que inibem o crescimento axônico, pois bloqueiam os receptores que promovem a reparação do sistema nervoso e a recuperação funcional (Johansson, 2004; Lent, 2010); as células da glia se proliferam ativamente na região em degeneração, mas, em vez de usarem suas funções de limpeza, síntese de mielina e de moléculas para compor a matriz extracelular, produzem moléculas que inibem ativamente a regeneração. A proliferação glial, especialmente os astrócitos nas imediações da lesão, forma uma cicatriz na tentativa de delimitar a lesão e proteger os tecidos circunvizinhos; entretanto, dificulta mecanicamente a progressão dos axônios regenerantes e o aporte de fatores neurotróficos à região lesada (Rhodes *et al.*, 2003; Schwab, 2004; Rhodes *et al.*, 2006). Além disso, a falta de um conduto tubular organizado e a forte dependência dos neurônios centrais por fatores neurotróficos liberados pelas células-alvo são motivos que contribuem para uma recuperação mais modesta.

Sendo assim, é natural questionar o porquê de o SNC produzir essas moléculas antirregenerativas se são tão desfavoráveis ao organismo. Para compreender tal fenômeno, é necessário relembrar a fase do desenvolvimento do sistema nervoso na qual os gliócitos promovem a migração dos neurônios, de modo que inicialmente é necessário atrair e orientar os axônios em crescimento até seu destino final. Ao término da ontogênese, as células da glia apresentam funções opostas, sintetizando moléculas que inibem o crescimento neural para desempenhar uma função delimitadora das bordas permissíveis ao crescimento de fibras nervosas, a fim de formar e circunscrever os tratos e feixes nervosos e, desse modo, organizar funcionalmente o SNC (Lent, 2010).

Fica claro que a síntese das moléculas inibidoras pelas células da glia, dentro do contexto de normalidade (ausência de doença), é fundamental para o funcionamento adequado do SNC; caso contrário, a falta de funcionamento harmônico entre células, conexões e áreas funcionais poderia trazer consequências mal adaptativas decorrentes do crescimento nervoso após a fase de desenvolvimento. Entretanto, após lesões do SNC, há uma força-tarefa das células da glia para regular a homeostase iônica e o pH extracelular, auxiliar na regulação da microcirculação encefálica e produzir fatores neurotróficos essenciais à sobrevivência dos neurônios direta ou indiretamente envolvidos pela lesão (Lent, 2010; Gomes *et al.*, 2013).

É claro que o sucesso da recuperação funcional nas lesões do SNC dependerá dos seguintes fatores, que devem sempre ser levados em consideração:

- Natureza da lesão: localização, extensão e gravidade, forma de instalação (aguda ou insidiosa) e etiologia da doença (congênita ou adquirida por lesão vascular, desmielinizante, degenerativa, tumoral, traumática, inflamatória, infecciosa)
- Idade do indivíduo
- Experiências: histórico ou biografia do indivíduo
- Diagnóstico correto e precoce
- Intervenção correta e precoce
- Nível cognitivo, aspectos emocionais e comportamentais do paciente (Oliveira *et al.*, 2001; Cohen, 2001).

Todos esses fatores terão impacto positivo ou negativo sobre o resultado da restauração das funções perdidas ou prejudicadas pela lesão.

Adicionalmente, foi possível notar que certas lesões, de acordo com sua etiologia, podem comprometer o local lesionado e alvos mais distantes pelos fenômenos de excitotoxicidade, isquemia tecidual, hemorragia tecidual, edema perilesional, entre outros. Desse modo, após a instalação da lesão, mecanismos plásticos compensatórios começarão a manifestar-se e, mesmo que não estejam completamente esclarecidos, as hipóteses envolvem: entrada em atividade de circuitos previamente existentes, antes silenciosos; estabilização de conexões transitórias, que desapareceriam em circunstâncias normais; brotamento colateral de axônios vizinhos às regiões lesadas ou inativas; e diferentes combinações dessas possibilidades (Lent, 2010). Essa reorganização se inicia imediatamente após a lesão e pode perdurar meses, até anos, fato a ser explorado pelos profissionais que atuam na reabilitação de pacientes com doenças neurológicas no intuito de otimizar o tratamento para que os estímulos adequados possam garantir a reabilitação funcional e não favorecer a recuperação mal adaptativa e danosa ao indivíduo.

Abordagens terapêuticas e neuroplasticidade

As lesões do SNC ainda se constituem um sério problema. No entanto, pesquisas básicas e aplicadas indicam possibilidades para estimular a neuroplasticidade e dão suporte científico e consistente acerca dos progressos que envolvem a neurorreabilitação (Johansson, 2004; Nudo, 2006; Carr e Shephered, 2006; Overman e Carmichael, 2014).

No cérebro adulto, as áreas corticais ajustam rotineiramente a maneira pela qual processam informações, conservando a capacidade de desenvolver novas funções. Essas áreas podem ser modificadas por estímulos sensoriais e motores, experiências, aprendizado e também após lesões cerebrais (Lundy-Ekman, 2008). Como a bandagem elástica é uma fonte de estímulo sensorial sobre o tegumento, seu uso adequado fornece estímulo adicional às terapias às quais o paciente vem sendo submetido.

Estudos sugerem que as mudanças nos mapas corticais e na morfologia dos neurônios são orientadas por aspectos relacionados com a aquisição de habilidades específicas relevantes ao indivíduo, e que a simples repetição de tarefas produz pouca ou nenhuma aprendizagem e não repercute funcionalmente em mudanças benéficas. As técnicas de reabilitação devem estimular atividades sensoriais e motoras em níveis crescentes de habilidades para induzir alterações de longa duração nas redes corticais (Nudo, 2006; Nudo 2011; Kerr *et al.*, 2011).

Os experimentos envolvendo animais com e sem lesão associados à reabilitação revelam que os mapas de representação cortical são alterados, sinapses alteram sua morfologia, dendritos crescem, axônios mudam sua trajetória, vários neurotransmissores são modulados, sinapses são potencializadas ou deprimidas e novos neurônios diferenciam-se e sobrevivem. Além disso, ocorrem aumento da mielinização dos neurônios remanescentes e maior recrutamento de *pools* de motoneurônios, transferindo a função das áreas prejudicadas para as áreas adjacentes preservadas ou correlatas. Essas representações corticais podem ser alteradas por várias manipulações, incluindo alterações em *inputs* aferentes sensoriais e estimulação repetitiva do córtex (Borella e Sacchelli, 2009).

O sistema somatossensorial difere de outros sistemas sensoriais porque seus receptores estão espalhados em todo o corpo e não apenas concentrados em locais específicos, e também porque responde a muitos tipos de estímulos, agrupados em quatro categorias: toque, temperatura, posição do corpo e dor. Um estímulo somatossensorial pode ativar vários receptores, e cabe ao SNC interpretar a atividade deles e usá-los para gerar percepções coerentes com a realidade (Mochizuki e Amadio, 2006).

Nesse sentido, inúmeras técnicas utilizadas em reabilitação buscam como base envolver de modo significativo o sistema sensorial, em razão da importância de suas aferências para as estruturas que compõem e gerenciam o controle motor para, como consequência, recuperar ou melhorar a *performance* do movimento. Como exemplos, podem ser citados o conceito Bobath (Levin e Panturin, 2011), a facilitação neuromuscular proprioceptiva (Adler *et al.*, 2007), as bandagens elásticas (Morini Jr., 2013; Zavarize e Martelli, 2014), a eletroestimulação transcraniana (Jaberzadeh e Zoghi, 2013), a terapia pelo toque leve para melhora do controle postural e *balance* (Wing *et al.*, 2011), a utilização de pistas visuais e auditivas para melhora da marcha (Rocha *et al.*, 2014), e a utilização de duplas tarefas cognitiva e motora para melhora da *performance* motora e cognitiva (Bueno *et al.*, 2014; Floriano *et al.*, 2015).

Estreitando nosso interesse pelas bandagens elásticas (*Therapy Taping*®), o emprego terapêutico do método tem como objetivo proporcionar:

- Melhor recrutamento motor, planejamento e/ou aquisição do movimento
- Relaxamento muscular
- Alinhamento corporal ou segmentar
- Melhora do *balance*
- Melhora do gesto desportivo
- Alívio da dor
- Melhora da circulação sanguínea e linfática etc.

Esses objetivos podem ser alcançados mediante a estimulação sensorial adicional ofertada pela bandagem, sempre de acordo com a técnica de colocação da mesma.

Como se trata de um tema relativamente novo na prática da fisioterapia e com aplicabilidade muito abrangente entre as especialidades, há que se considerar a necessidade pela busca de evidências sobre o assunto, nas mais diversas áreas da fisioterapia, tanto em práticas preventivas como reabilitadoras. Para esse fim, pesquisas com rigor científico e desenho metodológico adequado devem ser realizadas, pois no futuro poderão assegurar a eficácia do método, as vantagens, a relação custo-benefício, a aplicabilidade clínica, o desenvolvimento de novas técnicas de aplicação e a elucidação dos fenômenos neurais e fisiológicos que envolvem o método, a fim de auxiliar profissionais que atuam na área da reabilitação a selecionar melhores e mais exitosas opções e estratégias terapêuticas para seus pacientes.

Referências bibliográficas

Adler SS, Beckers D, Buck M. Facilitação neuromuscular proprioceptiva: um guia ilustrado. 2. ed. São Paulo: Manole; 2007.

Allen N, Barres BA. Signaling between glial and neurons: focus on synaptic plasticity. Curr Opin in Neuro. 2005; 15(5): 542-8.

Annunciato NF. Desenvolvimento do sistema nervoso: genes neurogênicos, fatores epigenéticos e hormônios. Temas sobre desenv. 2000; (9, 52).

Borella MP, Sacchelli T. Os efeitos da prática de atividades motoras sobre a neuroplasticidade. Rev de Neuroc. 2009; 17(2): 161-9.

Bueno MEB et al. Efetividade da fisioterapia com treinamento de dupla tarefa no sistema motor e cognitivo em indivíduos com doença de Parkinson. Rev Saúde e Pesq. 2014; 7(2):241-9.

Carr JH, Shephered RB. The changing face of neurological rehabilitation. Rev Bras de Fisio. 2006; 10(2):147-56.

Cohen H. Neurociências para fisioterapeutas. 2. ed. São Paulo: Manole; 2001.

Doretto D. Fisiopatologia clínica do sistema nervoso. 2. ed. São Paulo: Atheneu; 1996.

Floriano EN et al. Dual task performance: a comparison between healthy elderly individuals and those with Parkinson's disease. Fisio em Mov. 2015; 28(2):251-8.

Gomes FCA, Tortelli VP, Diniz L. Glia: dos velhos conceitos às novas funções de hoje e as que ainda virão. Est Avanç. 2013; 27(77):61-84.

Haase VG, Lacerda SS. Neuroplasticidade, variação interindividual e recuperação funcional em neuropsicologia. Temas em Psicol da SBP. 2004; 12(1):28-42.

Heneka MT, Rodriguez JJ, Verkhratsky A. Neuroglia in neurodegeneration. Brain Res Rev. 2010 may; 63(1,2):189-211.

Jaberzadeh S, Zoghi M. Non-invasive brain stimulation for enhancement of corticoespinal excitability and motor performance. Bas and Clin Neuros. 2013; 4(3):257-65.

Johansson BB. Brain plasticity in health and disease. The Keio Journ of Med. 2004; 53(4):231-46.

Kandel ER, Schwartz JH, Jessel M. Principles of neural science. 5th ed. New York: McGraw-Hill; 2012.

Kerr AL, Cheng S-Y, Jones TA. Experience-dependent neural plasticity in the adult damaged brain. Journ of Commun Dis. 2011; 44(5):538-48.

Kettenmann H, Kirchhoff F, Verkhratsky A. Microglia: news roles for the synaptic stripper. Neuron. 2013 jan; 77: 10-18.

Lent R. Cem bilhões de neurônios: conceitos fundamentais de neurociência. 2. ed. São Paulo: Atheneu; 2010.

Levin MF, Panturin ES. Sensorimotor integration for functional recovery and the bobath approach. Mot Contr. 2011; 15:285-301.

Lundy-Ekman L. Neurociências – Fundamentos para reabilitação. 3. ed. Rio de Janeiro: Elsevier; 2008.

Machado A, Haertel LM. Neuroanatomia funcional. 3. ed. São Paulo: Atheneu; 2013.

Mochizuki L, Amadio AC. As informações sensoriais para o controle postural. Fisio em Mov. 2006; 19(2):11-8.

Morini Jr. N. Bandagem terapêutica. São Paulo: Roca; 2013.

Nudo RJ. Neural bases of recovery after brain injury. Journ of Commun Dis. 2011; 44(5):515-20.

Nudo RJ. Plasticity. NeuroRx. 2006; 3(4):420-7.

Oliveira CEN, Salina ME, Annunciato NF. Fatores ambientais que influenciam a plasticidade do SNC. Acta Fis. 2001; 8(1):6-13.

Overman JJ, Carmichael ST. Plasticity in the injuried brain: more than molecules matter. The Neuros. 2014; 20(1):15-28.

Peng L, Parpura V, Verkhratsky A. Neuroglia as a central element of neurological diseases: an underappreciated target for therapeutic intervention. Curr Neuropharm. 2014; 12(4):303-7.

Purves D et al. Neurociências. 4. ed. Porto Alegre: Artmed; 2010.

Rhodes KE, Moon LD, Fawcett JW. Inhibition cell proliferation during formation of the glial scar: effects on axon regeneration in the CNS. Neuros. 2003; 120(1):41-56.

Rhodes KE, Raivich G, Fawcett JW. The injury of oligodendrocyte precursor cells in induced by platelets, macrophages and inflammation-associated cytokines. Neuros. 2006; 140(1):87-100.

Rocha PA et al. Effects of external cues on gait parameters of Parkinson's disease patients: A systematic review. Clin Neurol and Neurosurg. 2014; 124:127-34.

Sagi Y et al. Learning in the fast lane: new insights into neuroplasticity. Neuron. 2012; 73(6):1195-203.

Sale A, Berardi N, Maffei L. Environment and brain plasticity: towards an endogenous pharmacotherapy. Physio Rev. 2014; 94:189-234.

Schwab ME. Nogo and axon regeneration. Curr Opin in Neurob. 2004; 14:118-24.

Sebben AD et al. Efeito de fatores neurotróficos sobre o reparo de nervo periférico. Scient Med. 2011; 21(2):81-9.

Sistema nervioso: neuroglia, neurona, nervios y fascículos nerviosos. Biol Hum. 2013 [acesso em 2015 jul 29]. Disponível em: http://www.biohumana35.blogspot.com.br. Acesso em: 29/07/2015.

Stipursky J. Neuron-astroglial interactions in cell-fate commitment and maturation in the central nervous system. Neurochem Res. 2012; 32:2402-18.

Wing AM, Johannsen L, Endo S. Light touch for balance: influence of a time-varying external driving signal. Philos Trans B. 2011; 366:3133-41.

Zavarize SF, Martelli A. Mecanismos neurofisiológicos da aplicação de bandagem funcional no estímulo somatossensorial. Rev Saúde e Des Hum. 2014; 30(2):39-49.

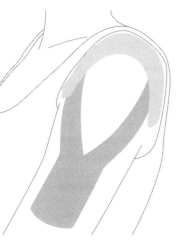

Capítulo 5

Plasticidade Muscular e Bandagem Terapêutica

Cristina Iwabe-Marchese

Introdução

O músculo esquelético é composto por aproximadamente 75% de água, 20% de proteínas e 5% de sais inorgânicos e outras substâncias. Dentre as proteínas musculares, destacam-se a miosina e a actina (miofibrilas), que se dispõem longitudinalmente à fibra muscular e organizam-se em uma distribuição simétrica e paralela. O conjunto de miofibrilas é, por sua vez, unido à proteína distrofina, subjacente ao sarcolema, paralela ao comprimento de todas as miofibrilas, unida a filamentos de actina (Davies e Nowak, 2006), β-distroglicana e α-sintrofina (Blake *et al.*, 2002). Todo esse complexo sarcoglicano é ligado à membrana plasmática da célula muscular e unido a outra proteína, denominada laminina (proteína da matriz extracelular), e às fibras de colágeno do citoesqueleto, conferindo resistência e rigidez à lamina basal (Bushby *et al.*, 2010a) (Figura 5.1). De acordo com as características contráteis e metabólicas, as fibras musculares são classificadas em fibras de contração rápida e fibras de contração lenta.

Tipos de fibras musculares

Fibras de contração rápida

Apresentam capacidade significativa para a transmissão eletroquímica dos potenciais de ação, alto nível de atividade de miosina ATPase, liberação e captação rápidas do cálcio pelo retículo sarcoplasmático e nível elevado de reinervação das pontes cruzadas. Dependem essencialmente do sistema glicolítico a curto prazo e são ativadas nas ações explosivas e rápidas, assim como em outras contrações musculares

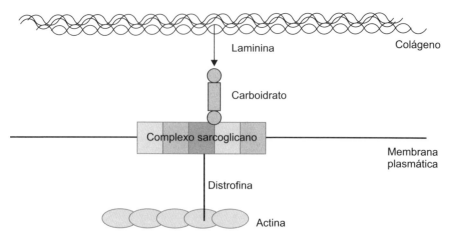

Figura 5.1 Organização do complexo actina/miosina, distrofina e glicoproteínas associadas.

vigorosas que dependem quase inteiramente do metabolismo anaeróbio para a produção de energia.

Fibras de contração lenta

Geram energia para a ressíntese de trifosfato de adenosina (ATP) predominantemente por meio do sistema de transferência de energia aeróbia de ação relativamente longa. São caracterizadas por baixo nível de atividade de miosina ATPase, velocidade lenta de contração e capacidade glicolítica menos desenvolvida que suas congêneres de contração rápida. São resistentes à fadiga e apropriadas para o exercício aeróbio prolongado. Muitos pesquisadores classificam essas fibras como tipo I, enquanto as de contração rápida, tipo II. Em atividades de níveis aeróbios e anaeróbios quase máximos, como corrida ou natação, são ativados os dois tipos de fibras.

Essas características anatômicas e contráteis das fibras musculares conferem a elas capacidade de produção de força muscular para realização de determinada ação motora. Porém, no processo de reabilitação de indivíduos com doenças neurológicas que acometem as estruturas musculares, como miopatias ou distrofias musculares, é necessário o entendimento de suas peculiaridades anatômicas, bem como dos fatores de degeneração e regeneração muscular, denominados plasticidade muscular.

Plasticidade muscular | Fatores que interferem na degeneração e regeneração musculares

No indivíduo adulto, existe uma subpopulação de células musculares parcialmente indiferenciadas localizadas nas periferias dos miotúbulos maduros, chamadas de células satélites (células precursoras miogênicas). Em resposta a um estímulo, seja lesão ou demanda aumentada de trabalho, essas células tornam-se ativas, proliferam e começam a expressar marcadores miogênicos, diferenciando-se em mioblastos (Bushby *et al.*, 2010b; Chen e Goldhamer, 2003; Hawke e Garry, 2001).

Os mioblastos podem diferenciar-se em fibras musculares (Davies e Nowak, 2006; Buckingham e Bajard, 2003; Yablonka-Reuveni e Day, 2008) por meio da ativação de genes responsáveis pela produção de proteínas chamadas componentes dos fatores musculares regulatórios (MRF), como *Myf5, MyoD, Myf6* e miogenina (Blake *et al.*, 2002; Brand-Saberi e Christ, 1999). Essas células são capazes de suportar diversos ciclos de degeneração e regeneração (Blake *et al.*, 2002; Markert *et al.*, 2011), reguladas pelos fatores de crescimento insulina *like* I e II (IGF-I e II), que aumentam a proliferação, a diferenciação e a fusão das células satélites (Hawke e Garry, 2001; Charge e Rudnicki, 2004; Markert *et al.*, 2011; Webster *et al.*, 1988). Contudo, sua capacidade regenerativa é finita, e a exaustão do *pool* de células precursoras é um importante fator que contribui para a deterioração muscular gradual, observada em pacientes com distrofia muscular. Isso porque, quando o músculo perde sua capacidade regenerativa, ocorre a substituição por tecido adiposo ou conjuntivo.

Outro fator implicado no processo de degeneração e regeneração muscular é a existência do fator de crescimento transformador β (TGF-β), que consiste em citocinas regulatórias do crescimento celular (Charge e Rudnicki, 2004; Webster *et al.*, 1988), como a miostatina (GDF-8), que inibe a proliferação e a diferenciação muscular (Hawke e Garry, 2001; Markert *et al.*, 2011), e a TGF-β-1, citocina inflamatória que estimula a síntese de colágeno, com expressão aumentada nos músculos distróficos e nas células inflamatórias como os macrófagos (Kalman *et al.*, 2011; Gosselin e Williams, 2004) (Figura 5.2).

Para otimizar sua função, o músculo esquelético apresenta plasticidade excepcional, adaptando seu metabolismo e suas propriedades contráteis mediante mudanças no número, no tamanho e na estrutura ou função das propriedades das miofibrilas, em resposta a vários estímulos externos (p. ex., exercícios, nutrição, fatores humorais, lesão) (Ljubicic e Jasmin, 2013; Margolis e Rivas, 2014).

Em resposta a lesão ou estímulos físicos adequados, as células satélites podem ser ativadas e iniciar a proliferação de novas miofibrilas, fundindo-se a miofibrilas existentes em até 50% após 8 semanas de exercícios (Mendell *et al.*, 2012; Verdijk, 2014).

Em indivíduos saudáveis, após uma lesão, os eosinófilos liberam interleucina (IL)-4 e IL-3, que ativam as células mesenquimais progenitoras fibroadiposas (FAP) (Grady *et al.*, 1997; Heredia *et al.*, 2013), as quais se diferenciam em fibroblastos para regeneração da fibra muscular

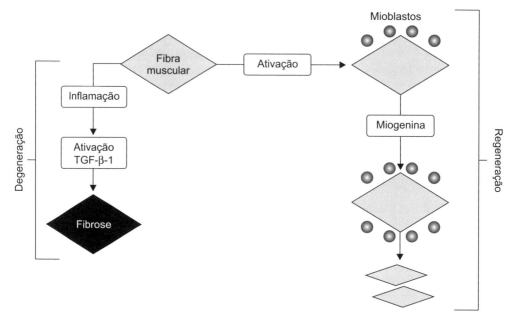

Figura 5.2 Esquematização dos fatores envolvidos na degeneração e regeneração musculares.

e estimulam a ação das células satélites para produção de novas miofibrilas (Tinsley *et al.*, 1998; Rafael *et al.*, 1998; Joe *et al.*, 2010; Judson *et al.*, 2013). Em músculos com deficiência de proteínas musculares, como no caso das distrofias, o processo de regeneração muscular acumula tecido fibrótico e adiposo devido à menor plasticidade muscular que a cromatina do DNA muscular apresenta, não ativando a via pela qual as FAPs expressam a produção dos mioblastos, excitando a via dos fibroblastos ou adipócitos e ocasionando, assim, a diminuição da contratilidade e a alteração do metabolismo do músculo (Morrissey, 2000; Ljubicic *et al.*, 2012).

Também é preciso considerar a heterogeneidade do músculo esquelético referente aos tipos de células multinucleadas diferenciadas (glicolíticas, oxidativas, altamente fatigáveis, resistentes a fadiga) que contribuem para sua plasticidade. Essa variabilidade possibilita a adaptação da estrutura e da função muscular em resposta a estímulos, como tipo de contração (aeróbia, resistência, excêntrica, concêntrica), fatores de crescimento e nutricionais (Tobin e Robinson, 2000; Ljubicic *et al.*, 2014). Toda essa adaptação fenotípica surge de modificações nos mecanismos celulares que alteram a expressão gênica das proteínas intracelulares (Simoneau *et al.*, 1997).

O treino de resistência pode modificar a expressão e o tipo de fibra muscular de rápida para lenta e mais oxidativa, incluindo aumento da quantidade e atividade de proteínas envolvidas na adaptação e na plasticidade muscular, como calcineurina, receptor coativador da proliferação do peroxissomo 1α (PGC-1α), entre outras, sem consequências negativas (McNair e Heine, 1999).

Exercício de resistência e estresse pode induzir o aumento no tamanho, no número e na capacidade oxidativa das mitocôndrias (Castro-Sánchez *et al.*, 2012; Scott *et al.*, 1981), bem como aumentar a expressão gênica e proteica do PGC-1α (regulador da biogênese mitocondrial), além de outras proteínas musculares como AMPK e CAMKII (Paoloni *et al.*, 2011; Hodges *et al.*, 1999; Bae *et al.*, 2013; Voglar e Sarabon, 2014; Callagham *et al.*, 2002; Faralli e Dilworth, 2014). Também pode acarretar a conversão de fibras musculares glicolíticas tipo 2 para mais oxidativas tipo 1, caracterizadas por maior número de mitocôndrias e rede de proteínas contráteis como a troponina I (lentas e com quantidade maior de mioglobulina) (Bravi *et al.*, 2014; Coffey e Hawley, 2007).

Com base, portanto, na evidência de que as fibras mais lentas e oxidativas de pacientes com distrofia muscular de Duchenne (DMD) são mais resistentes ao processo patológico de degeneração da distrofina, e que o desuso ocasiona a perda rápida de fibras (Williams e Goldspink, 1978; Coutinho et al., 2004), a mudança fenotípica das fibras musculares para lentas e oxidativas pode atenuar o processo de degeneração progressiva nessa doença (Joe et al., 2010). Estudos em pacientes com DMD (Heredia et al., 2013; Scott et al., 1981) sugeriram que exercícios em baixa intensidade podem ser benéficos especialmente no curso inicial da doença, atenuando a atrofia, o desuso e complicações secundárias (Heredia et al., 2013).

A plasticidade muscular também é influenciada pela existência de fatores neurotróficos como o fator neurotrófico derivado da glia (GDNF, do inglês *glial cell derived neurotrophic factor*), encontrado em neurônios dopaminérgicos, músculos esqueléticos e na junção músculo-tendão. Exercícios como o alongamento muscular induzem a mecanoneurotransmissão, ativando o GDNF com consequente síntese de proteínas citoesqueléticas e células satélites (Faralli e Dilworth, 2014; Tidball et al., 1998; Dix e Eisenberg, 1990). O tipo de fibra muscular ativada depende do tipo de atividade. Por exemplo, atividades de baixa intensidade aumentam a produção de GDNF contido nas fibras musculares lentas (oxidativas), enquanto exercícios de alta intensidade aumentam a produção desse fator neurotrófico nas fibras rápidas (glicolíticas) (Faralli e Dilworth, 2014; Tidball et al., 1998).

Até o momento, não há cura para as distrofias musculares como a DMD; porém, tratamentos farmacológicos como o uso de corticoides (retarda a perda da força muscular, prolonga a deambulação, estabiliza a função pulmonar e adia o início da miocardiopatia) (Faralli e Dilworth, 2014; Tidball et al., 1998; Dix e Eisenberg, 1990; Chang et al., 1996), adenosina monofosfatase proteinoquinase (AMPK), que proporciona a miogênese para fibras lentas e oxidativas, e ensaios clínicos com a terapia gênica (Ljubicic et al., 2014) possibilitam o adiamento do processo degenerativo muscular, com consequente manutenção e otimização da funcionalidade da criança.

Alguns fármacos podem resultar na miogênese para fibras lentas e oxidativas, assim como o treinamento, em virtude do aumento da ativação das principais proteínas musculares, como a PGC-1α e a utrofina A. Esta última também

faz parte do complexo de proteínas musculares que se unem à distrofina com uma estrutura similar a ela. Durante o desenvolvimento fetal, a utrofina A encontra-se no sarcolema antes da expressão fenotípica da distrofina. No entanto, à medida que ocorre a expressão da distrofina, a quantidade de utrofina A diminui, localizando-se apenas na junção neuromuscular (Tinsley et al., 1998). Segundo estudos anteriores (Tinsley et al., 1998; Rafael et al., 1998), o aumento na quantidade da utrofina A possibilita retardar o processo distrófico, pois ela é rica em miofibras lentas e oxidativas.

Diante desse longo e extenso processo de compreensão da plasticidade muscular, a reabilitação motora nas distrofias musculares deve basear-se nos mecanismos descritos anteriormente, a fim de manter a capacidade funcional adequada às demandas do meio. Porém, salienta-se que a capacidade plástica do músculo de um indivíduo saudável é diferente da de um indivíduo com distrofia, pois este apresenta alterações genéticas que dificultam a restauração dos mecanismos plásticos já mencionados.

Para obter melhor resposta motora, a reabilitação deve atuar no estágio inicial da doença, no qual o músculo ainda preserva estruturas proteicas capazes de contribuir para o processo regenerativo, como citado por estudos prévios (Paoloni et al., 2011; Coutinho et al., 2004). À medida que a doença evolui, as fibras musculares são substituídas por tecidos conjuntivo e gorduroso, que não apresentam a capacidade plástica de regeneração.

Dentre os diversos métodos e técnicas fisioterapêuticas atualmente utilizados, a bandagem pode facilitar ou inibir a atividade muscular de acordo com sua direção de colocação quanto às fibras musculares (Morrissey, 2000; Tobin e Robinson, 2000), alterando a saída das informações motoras mediante a ativação das fibras sensoriais aferentes da pele (Simoneau et al. 1997; Castro-Sánchez et al., 2012).

Bandagem terapêutica

Segundo Castro-Sánchez et al. (2012) e Paoloni et al. (2011), o uso da bandagem elástica pode reduzir a desabilidade motora por meio da estimulação de receptores existentes na pele, os quais enviam informações sensoriais adequadas referentes ao planejamento motor da ação desejada. Além disso, possibilita melhor ajuste postural antecipatório. Por exemplo, a aplicação da bandagem em regiões proximais como o tronco proporciona estabilização da região estimulada, incitando a contração precedente dos músculos do tronco antes dos movimentos das extremidades (Bae *et al.*, 2013; Voglar e Sarabon, 2014; Callagham *et al.*, 2002).

A bandagem fornece um contínuo *feedback* ao cérebro, resultando em contração mais eficaz dos músculos (Tinsley *et al.*, 1998). Ela é capaz de aumentar os *inputs* somatossensoriais e as informações proprioceptivas mediante a estimulação de mecanorreceptores (Faralli e Dilworth, 2014; Bravi *et al.*, 2014). O aumento desses *inputs* estabilizaria o efetor motor durante a *performance*, não havendo a necessidade de um controle central constante pelo cerebelo para ajustes nos movimentos. Circuitos corticais e subcorticais que em geral são solicitados para permanentes cargas de controle motor e outras atividades cognitivas, quando liberados da função por meio de estímulos externos que mantêm a informação aferente, ativam suas funções para outras atividades motoras mais eficientes e cognitivas (Coffey e Hawley, 2007).

Como os músculos distróficos apresentam instabilidade estrutural das proteínas musculares, estas não mantêm a homeostase adequada para geração de impulsos contráteis. Durante a ação muscular, a falta de estabilidade das miofibrilas gera tensão em excesso, ativando as vias de degeneração. A bandagem elástica nesses casos possibilitaria o envio de informações sensoriais constantes de posicionamento e movimento muscular, ativando a contração das miofibrilas e mantendo-as em uma posição de "encurtamento fisiológico". Desse modo, as proteínas musculares receberiam informações para ajustar sua função a fim de desenvolver o máximo de tensão permitido (Coffey e Hawley, 2007; Williams e Goldspink, 1978).

Aliada a estímulos externos (exercícios físicos, de estresse ou estímulos nutricionais) ocorre a produção de um meio adequado ao processo de plasticidade muscular descrito anteriormente (Coutinho *et al.*, 2004; Faralli e Dilworth, 2014; Tidball *et al.*, 1998; Dix e Eisenberg, 1990; Chang *et al.*, 1996; Ljubicic *et al.* 2014; Gramolini *et al.*, 2001).

Obviamente a progressão da perda muscular ocorrerá, pois o déficit proteico em cada um dos tipos de distrofia é de origem genética, e a mutação permanecerá. Porém, a bandagem elástica pode retardar a progressão da doença, desde que utilizada nos estágios iniciais, quando as perdas das fibras musculares não são tão evidentes e estas ainda apresentam condições plásticas de reestruturação.

Ainda não há estudos relatando sua eficácia ou ineficácia nos estágios avançados da doença, visto que a maioria dos indivíduos apresenta perda da capacidade de contração muscular, associada à perda de fibras musculares, com diversas deformidades articulares. Nesse caso, as bandagens elásticas não teriam efetividade, haja vista a ausência de órgão efetor (músculo) para enviar as informações sensoriais captadas na pele.

A pesquisa científica associando a técnica da bandagem ao tratamento de doenças neuromusculares está em fase inicial de evolução, considerando-se estudos preliminares (Iwabe-Marchese e Morini Jr., no prelo) realizados em pacientes com DMD, nos quais foram observados resultados promissores que talvez possam retardar a perda da marcha, mesmo conhecendo-se a progressão da doença. O futuro é otimista para a associação entre bandagem elástica, plasticidade muscular e doenças neuromusculares.

Referências bibliográficas

Bae SH, Lee JH, Oh KA, Kim KY. The effects of kinesio taping on potential in chronic low back pain patients anticipatory postural control and cerebral cortex. 2013; 25:1367-71.

Blake DJ, Weir A, Newey SE, Davies KE. Function and genetics of dystrophin and dystrophin-related proteins in muscle. Physiol Rev. 2002; 82:291-329.

Brand-Saberi B, Christ B. Genetic and epigenetic control of muscle development in vertebrates. Cell Tissue Res. 1999; 296(1):199-212.

Bravi R, Quarta E, Cohen EJ et al. A little elastic for a better performance: kinesiotaping of the motor effector modulates neural mechanisms for rhythmic movements. Front Syst Neurosci. 2014; 9(181):1-13.

Buckingham M, Bajard L. The formation of skeletal muscle: from somite to limb. J Anat. 2003; 202(1): 59-68.

Bushby K, Finkel R, Birnkrante DJ et al. Diagnosis and management of Duchenne muscular dystrophy, part 1: diagnosis and pharmacological and psychosocial management. Lancet Neurol. 2010a; 9:77-9.

Bushby K et al. Diagnosis and management of Duchenne muscular dystrophy, part 2: implementation of multidisciplinary care. Lancet Neurol. 2010b; 9:177-89.

Callagham MJ, Slefe J, Bagley PJ, Oldham JA. The effects of patellar taping on knee joint proprioception. J Athl Train. 2002; 37:19-24.

Castro-Sánchez AM, Lara-Palomo IC, Matarán-Peñarrocha GA. Kinesio taping reduces disability and pain slightly in chronic no-specific low pack pain: a randomized trial. J Physiother. 2012; 58: 89-95.

Chang WJ, Iannaccone ST, Lau KS et al. Neuronal nitric oxide synthase and dystrophin deficient muscular dystrophy. Proceeding of the National Academy of Sciences, EUA. 1996; 93:9142-7.

Charge SB, Rudnicki MA. Cellular and molecular regulation of muscle regeneration. Physiol Rev. 2004; 84(1):209-38.

Chen JC, Goldhamer DJ. Skeletal muscle stem cells. Reprod Biol Endocrinol. 2003; 1:101.

Coffey VG, Hawley JA. The molecular bases of training adaptation. Sport Med. 2007; 37:737-63.

Coutinho EL, Gomes ARS, França CN et al. Effect of passive stretching on the immobilized soleus muscle fiber morphology. Braz J Med Biol Res. 2004; 37(12):1853-61.

Davies KE, Nowak KJ. Molecular mechanisms of muscular dystrophies: old and new players. Nat Rev Mol Cell Biol. 2006; 7:762-73.

Dix DJ, Eisenberg BR. Myosin mRNA accumulation and myofibrillogenesis at the myotendinous junction of stretched muscle. J Cell Biol. 1990; 111: 1885-94.

Faralli H, Dilworth FJ. Dystrophic muscle environment induces changes in cell plasticity. Genes Dev. 2014; 18:809-11.

Gosselin MA, Williams JE. Localization and early time course of TGF-beta 1 mRNA expression in dystrophic muscle. Muscle Nerve. 2004; 16(4): 741-8.

Grady Rm et al. Skeletal and cardiac myopathies in mice lacking utrophin and dystrophin a model for Duchenne muscular dustrophy. Cell. 1997; 90:729-38.

Gramolini AO et al. Increased expression of utrophin in a slow *vs.* a fast muscle involves posttranscriptional events. Am J Physiol Cell Physiol. 2001; 281:C1300-C1309.

Hawke TJ, Garry DJ. Myogenic satellite cells: physiology to molecular biology. J Appl Physiol. 2001; 91(2):534-51.

Heredia JE, Mukundann L, Chen FM. Type 2 innate signals stimulate fibro/adipogenic progenitors to facilitate muscle regeneration. Cell. 2013; 153: 376-88.

Hodges P, Cresswell A, Thorstensson A. Preparatory trunk motion companies rapid upper limb movement. Exp Brain Res. 1999; 124:69-79.

Iwabe-Marchese C, Morini Jr. Uso da bandagem em crianças com distrofia muscular de Duchenne: estudo piloto. No prelo.

Joe AW, Yi L, Natarajan A et al. Muscle injury activates resident fibro/adipogenic progenitors that facilitate myogenesis. Nat Cell Biol. 2010; 12:153-63.

Judson RN, Zhang RH, Rossi FM. Tissue-resident mesenchymal stem/progenitor cells in skeletal muscle: collaborators or saboteurs? FEBS J. 2013; 280:4100-8.

Kalman L et al. Quality assurance for Duchenne and Becker muscular dystrophy genetic testing: development of a genomic DNA reference material panel. J Mol Diagn. 2011; 13:167-74.

Ljubicic V, Burt M, Jasmin BJ. The therapeutic potential of skeletal muscle plasticity in Duchenne muscular dystrophy: phenotypic modifiers as pharmacologic targets. FASEB J. 2014; 28:548-68.

Ljubicic V, Jasmin B. AMP-activated protein quinase at the nexus of therapeutic skeletal muscle plasticity in Duchenne muscular dystrophy. Trends in Molecular Medicine. 2013; 19(10):614-24.

Ljubicic V, Khogali S, Renaud JM et al. Chronic AMPK stimulation attenuates adaptative signaling in dystrophic skeletal muscle. Am J Physiol Cell Physiol. 2012; 302:C110-C121.

Margolis LM, Rivas DA. Implications of exercise training and distribution of protein intake on molecular process regulating skeletal muscle plasticity. Calcif Tissue Int. 2014; 28. DOI: 10.1007/s00223-014 a 9921-0.

Markert CD, Ambrosio F, Call JA, Grange RW. Exercise and Duchenne muscular dystrophy: towards evidence-based exercise prescription. Muscle Nerve. 2011; 43:464-78.

McNair PJ, Heine PJ. Trunk proprioception: enhancement through lumbar bracing. Arch Phys Med Rehabil. 1999; 80:96-9.

Mendell JR et al. Gene therapy for muscular dystrophy: lessons learned and path forward. Neurosci Lett. 2012; 527:90-9.

Morrissey D. Proprioceptive shoulder taping. J Body Mov Ther. 2000; 4:189-94.

Paoloni M, Bernetti A, Fratocchi G. Kinesio taping applied to lumbar muscle influences clinical and electromyographic characteristics in chronic low back pain patients. Eur J Phys Rehabil Med. 2011; 47:237-44.

Rafael JA et al. Skeletal muscle specific expression of a utrophin transgene rescue utrophin-dystrophin deficient mice. Nat Genet. 1998; 19:79-82.

Scott OM, Hyde SA, Goddard C et al. Effects of exercise in Duchenne muscular dystrophy. Physiother. 1981; 67:174-6.

Simoneau GG, Degner RM, Kramper CA. Changes in ankle joint proprioception resulting from strips of athletic tape applied over the skin. J Athl Train. 1997; 32:141-7.

Tidball JG, Lavergne E, Lau KS et al. Mechanical loading regulation regulates NOS expression and activity in developing and adult skeletal muscle. Am J Physiol. 1998; 224:231-44.

Tinsley J et al. Expression of full length utrophin prevents muscular dystrophy in mdx mice. Nat Med. 1998; 4:1441-4.

Tobin S, Robinson G. The effect of McConnell's vastus lateralis inhibition taping techinique on vastus lateralis and vastus medialis obliquus activity. Physiother. 2000; 86:173-83.

Verdijk LB. Satellite cell activation as a critical step in skeletal muscle plasticity. Exp Physiol. 2014; 99(11):1449-50.

Voglar M, Sarabon N. Kinesio taping in young healthy subjects does not affect postural reflex reactions and anticipatory postural adjustments of the trunk: a pilot study. J Sports Sci Med. 2014; 13: 673-9.

Webster C, Silberstein L, Hays P, Blau M. Fast muscle fibers are preferentially affected in Duchenne muscular dystrophy. Cell. 1988; 52:503-13.

Williams PE, Goldspink G. Changes in sarcomere length and physiological properties in immobilized muscle. J Anatomy. 1978; 127:459-68.

Yablonka-Reuveni Z, Day K. Defining the transcriptional signature of skeletal muscle stem cells. J Anim Sci. 2008; 86 (14 Suppl):E207-16.

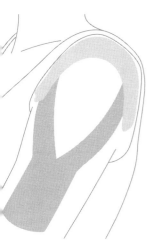

Capítulo 6

Controle Motor e Bandagem Terapêutica

Allison Gustavo Braz | Bráulio Evangelista de Lima
Silênio Souza Reis | Egberto Munin

Introdução

É característica do ser humano a habilidade de mudar o posicionamento do corpo e seus segmentos, tanto de maneira voluntária como involuntária, na tentativa de manter o equilíbrio, graças à capacidade de integração multissensorial dos sistemas vestibular, visual e somatossensorial. Devido a essa integração, as pessoas percebem onde seu corpo se localiza no tempo e no espaço de maneira rápida e eficiente (Buchanan e Horak, 2003).

Quando há alguma perturbação capaz de alterar um desses sistemas de integração multissensorial, é comum ocorrer mudança postural para se adequar ao estímulo. Este é caracterizado pela ação do controle motor, responsável pela manutenção postural em situações dinâmicas e estáticas, de acordo com as demandas atuantes. Tais situações incluem, por exemplo, a execução de tarefas biomecanicamente complexas, como no caso de um jogador de futebol que corre em uma direção e olha para outra, observando a trajetória da bola lançada e tentando decidir qual será a melhor estratégia de aparar, chutar ou cabecear, ou de tarefas biomecanicamente menos complexas, mas que exigem força, como no caso de um trabalhador que levanta um saco de cimento de 50 kg do chão, ou ainda a execução de tarefas rotineiramente ainda mais simples, como caminhar.

Controle motor

Segundo Latash (2012b), o controle motor é definido como uma área das ciências naturais, envolvendo a física e a fisiologia, na tentativa de esclarecer como o sistema nervoso central (SNC) interage com o corpo, suas partes e o meio ambiente, produzindo movimentos intencionalmente coordenados.

Esse mesmo controle motor é o que nos possibilita realizar atividades complexas como segurar um copo de plástico cheio de café quente com força suficiente para não derrubá-lo no chão nem esmagá-lo e com a sutileza necessária para, ao mesmo tempo, não queimar a ponta dos dedos.

No mesmo sentido, o controle motor nos auxilia quanto ao equilíbrio corporal para realizar atividades com os membros, mantendo a estabilidade em tarefas que exigem pouca força, mas destreza na coordenação, como dirigir um carro ou tocar bateria em um show. O controle motor também é o responsável por nos ajudar a realizar atividades pouco complexas, mas que exigem grande força, como carregar um botijão de gás, fazer a mudança de casa ou levantar peso na academia.

Sejam quais forem as atividades (laborais, pessoais, de lazer ou de qualquer outro tipo), a demanda do controle motor e suas implicações no nível postural são de suma importância.

Durante a execução dessas atividades, dependemos da sinergia de estímulos antecipatórios ao movimento (*feedforward*) e de informações de reações após o movimento (*feedback*), sendo errado pensar que este ocorre apenas pelo *feedback* ou pelo *feedforward* (Latash, 2008; Scott, 2004). A antecipação dos movimentos é uma constância, tanto no reino animal, durante a caça de uma presa, como no cotidiano da vida humana, durante a prática de algum esporte, ao se preparar no trânsito para o sinal que ficará verde, ou ao tentar apanhar um objeto em queda.

Todos os nossos movimentos são executados levando em conta o ambiente no qual estamos e as forças com as quais interagimos.

Aliada à integração multissensorial existe uma hierarquia de comandos no SNC, partindo do córtex cerebral, passando pelo tronco cerebral e seguindo para a medula espinal, de onde prosseguem os estímulos para que ocorra o movimento (Scott, 2004; Buchanan e Horak, 2003).

Duas teorias explicam como os comandos são enviados pelo controlador (cérebro) para a realização de tarefas, como, por exemplo, coçar a cabeça: o problema da redundância motora, ou simplesmente redundância, e o princípio da abundância, ou simplesmente abundância (Latash, 2012a; Latash, 2012b; Scott, 2004).

Segundo Latash (2012b), a redundância foi proposta por Bernstein em 1967, o qual diz que, para a realização de uma tarefa específica com um membro, existem articulações, músculos que produzem torque nas articulações, e diversas unidades motoras nos músculos que podem ser recrutadas em inúmeros padrões diferentes a cada movimento identicamente realizado. Dessa maneira, a cada movimento, apresenta-se uma questão complexa ao controlador (cérebro), pois, para cada solução, há um grau de liberdade do movimento; porém, apenas algumas das alternativas serão as iguais às propostas, consistindo em um sistema de resolução muito rígido que aceita apenas soluções específicas.

O princípio da abundância surgiu mais recentemente (Latash, 2000) e leva em consideração algumas similaridades da redundância (hierarquia, articulações, músculos e unidades motoras); porém, postula que o controlador busca uma alternativa mais flexível e que satisfaça a acurácia da tarefa pretendida, abstendo-se de procurar uma escolha única e perfeita. As opções para a realização da tarefa pretendida são feitas de modo randômico ou em critérios definidos, mas não explícitos pela tarefa e que podem ser modificados de acordo com a interação com o meio ambiente (Latash, 2012a).

Pela alta complexidade da informação interpretada pelo cérebro e que passa por toda a hierarquia do SNC e, então, pelo sistema nervoso periférico, ocorre um ruído tanto aferente como eferente segundo o qual a seleção da tarefa pode não coadunar com a atividade executada. Portanto, em virtude desse ruído, a informação deve ser sempre reprocessada e executada, entrando em um *loop* entre o *feedback* e o *feedforward* (Scott, 2004).

Ajustes posturais

As pesquisas que envolvem o controle motor buscam padrões que determinam as funções do corpo em tarefas simples e multitarefas (Bourlon *et al.*, 2014) para investigar indivíduos com algum tipo de patologia ou sem patologia aparente, como orientação espacial do corpo, postura e padrão de planejamento e execução postural (Buchanan e Horak, 2003).

Atividades que causam fadiga muscular também são responsáveis por aumentar a atividade do músculo, por causa da maior exigência em sua realização, pois, quanto maior é essa exigência física, mais unidades motoras são requisitadas (Robinson *et al.*, 2005).

Algumas pesquisas mostram a influência do ajuste postural antecipatório, sua importância no controle motor para a estabilização segmentar e a consequente redução do risco de lesões. O simples fato de um indivíduo permanecer em posição ortostática sem movimento no momento em que realiza uma manobra de flexão rápida dos braços, por exemplo, revela que os músculos localizados na região lombar (paravertebral) se ativam, favorecendo a estabilização segmentar dessa região para a efetuação da atividade dos membros superiores (Berg e Strang, 2012). Esse ajuste postural antecipatório mostra o quanto é complexo o controle motor corporal mesmo em atividades que aparentemente não têm relação entre si, como a tarefa proposta anteriormente. É um clássico exemplo da atuação do *feedforward* na execução de atividades do dia a dia.

A avaliação postural tem sido uma aliada para a avaliação do controle motor e implicações posturais, levando em consideração principalmente os achados da posturografia. A posturografia estática é uma das metodologias amplamente utilizadas para a mensuração da oscilação postural; no entanto, as alterações de equilíbrio podem ser observadas de acordo com o deslocamento do centro de pressão (CP) do corpo e suas variáveis (Masani *et al.*, 2014; Duarte e Freitas, 2010).

Nas diversas atividades da vida diária, incluindo as laborais e as esportivas, a manutenção da postura é essencial. Mesmo quando o indivíduo se encontra sem movimento articular percebido, ou seja, parado em pé, ele está realizando uma atividade dinâmica devido às oscilações posturais, constatadas apenas com a ajuda de plataformas de força ou equipamentos similares, já que pela simples observação são particularmente imperceptíveis. Apesar disso, elas se tornam necessárias para o controle motor e o carecido controle postural, no constante trabalho do corpo contra a força da gravidade (Duarte e Freitas, 2010).

Dor

Como dito anteriormente, existe um sistema de *inputs* (*feedback*) relacionado com o movimento. Esses *inputs* também se relacionam com as informações nociceptivas recebidas, ou seja, revelam o estado de dor em que o corpo se encontra pelo simples fato de permanecer parado, ao movimento voluntário ou involuntário.

Tais informações a respeito da dor ou lesão são processadas pelo SNC, que as interpreta e redistribui as funções motoras entre os músculos, seja aumentando a atividade de alguns menos ativos, seja reduzindo a de outros mais ativos. Entretanto, essa mudança conduzida na tentativa de executar o movimento da maneira mais próxima à pretendida, mas dependendo da interação com o meio, conforme o princípio da abundância (Latash, 2012a), acaba por alterar o padrão biomecânico ótimo para a execução da tarefa, fazendo com que esta seja efetuada por outros padrões fora da normalidade.

Dentre essas alterações, algumas exercem efeito a curto prazo e outras, a médio ou longo prazo. A curto prazo ocorre rigidez (ou redução da mobilidade local), na tentativa de preservar e proteger o tecido lesado, evitando, assim, que o acometimento seja maior, mas que, mesmo com a lesão, ainda exista uma tarefa funcional mínima. A médio ou longo prazo ocorre o aumento da carga e da função de outros tecidos e articulações por compensação, já que um permanece com rigidez. Ainda por causa da redução de mobilidade inicial, os movimentos e variedades de movimentos acabam sendo reduzidos, principalmente devido à dor que podem causar potencialmente quando solicitados pelo indivíduo de maneira involuntária, acarretando novo estímulo doloroso a ser interpretado pelo SNC, o qual inicia novamente essa cascata de eventos (Hodges e Tucker, 2011).

O fato é que a dor acaba por alterar a percepção corporal, produzindo padrões anormais de movimento que podem causar mudanças da imagem do corpo e aumentar lesões e o risco de agravamento delas, devido às compensações que as próprias alterações do movimento provocam (Roosink *et al.*, 2015). Sendo assim, terapias que atuam na redução da dor podem melhorar os padrões de movimento e suas consequências.

Bandagem terapêutica e controle motor

Todos os movimentos dependem dos *inputs* sensoriais que ocorrem em todo o corpo, inclusive do tato e da pressão, estímulos que as bandagens são capazes de produzir (Morini Jr., 2013).

Todo *feedback* é processado no cérebro e enviado novamente ao membro para realização da tarefa em forma de *loop* (*feedback-feedforward*), a fim de executar o gesto pretendido (Scott, 2004).

O *feedback* tátil na pele leva a alterações de *input* sensorial e do controle motor e é capaz até mesmo de alterar o controle postural (Kouzaki e Masani, 2008). Em consonância com os *inputs* recebidos e o estímulo enviado pelo controlador, existem estudos que apontam o aumento da atividade elétrica muscular após a aplicação da bandagem (Słupik *et al.*, 2007; Gómez-Soriano *et al.*, 2014).

É importante abordar esse aspecto da interferência da dor no controle motor, já que uma das propriedades da bandagem é a redução da dor. Uma das teorias capazes de explicar essa redução pode ser relacionada com a teoria do controle do portão da modulação da dor, ou teoria das comportas, segundo a qual estímulos mecânicos e táteis, como os causados pela bandagem em contato com a pele, colaboram para o bloqueio da transmissão da dor (Silverthorn, 2010). Como visto em outros trabalhos, a bandagem consegue reduzir a dor em pacientes com disfunções como a síndrome do impacto do ombro (Kaya *et al.*, 2011).

Outro efeito que pode ser observado quando a bandagem é utilizada é a melhora proprioceptiva e do controle motor (Bravi *et al.*, 2014).

Vale ressaltar que a bandagem elástica pode induzir reações que implicam efeitos biomecânicos e antinociceptivos muito importantes para as tarefas realizadas no dia a dia.

Estudo de caso

Esse estudo foi realizado com o propósito de comprovar as alterações posturais após aplicação de bandagem simples. Foram observados os ajustes posturais do centro de pressão corporal decorrentes da aplicação de bandagem de bandagem elástica no ombro de indivíduos saudáveis.

Por meio da posturografia estática, foi possível observar as alterações do centro de pressão corporal (CP), conforme velocidade de deslocamento, deslocamento radial, área de deslocamento e rotação corporal, e observar o período de maior efeito exercido pela aplicação da bandagem elástica.

Metodologia

Trata-se de um estudo experimental e quantitativo com a participação de 15 mulheres, com idade média de 22,2 ± 4,24 anos, altura 1,61 ± 0,05 m e peso 55,3 ± 1,86 kg, realizado na Clínica Escola de Fisioterapia da Universidade Federal de Goiás – Regional Jataí.

Seleção dos indivíduos

Foram incluídas no estudo apenas mulheres que aceitaram participar voluntariamente e que não apresentavam doença, dor incapacitante e fratura, não haviam sido submetidas a cirurgia nem estavam recém-recuperadas de qualquer uma dessas condições. Foram excluídas todas que apresentaram alergia ao material, com ferimentos abertos de qualquer espécie no ombro em que seria aplicada a bandagem, ou que exibiram alterações vestibulares ou posturais importantes.

Aplicação da bandagem terapêutica

A bandagem terapêutica foi aplicada no ombro direito de todas as participantes seguindo o método Therapy Taping®.

Primeiro foram tomadas as devidas precauções com higienização, procedendo-se à limpeza com álcool 70% e algodão, de toda a região do ombro em que seria aplicada a bandagem elástica.

Após higienização, a bandagem foi medida tomando-se como referência a borda medial da escápula, seguindo sobre a espinha da escápula até a porção medial do músculo deltoide do mesmo ombro (Figura 6.1).

Para a aplicação da bandagem elástica, o ombro foi posicionado em rotação externa, solicitando-se a cada uma das participantes que fizessem a flexão de cotovelo a 90º e então a rotação externa máxima do ombro, mantendo-o em adução.

Enquanto elas mantinham o posicionamento em rotação externa, a bandagem foi aplicada partindo da borda medial, sem tensão nesse ponto inicial de contato com a pele (± 5 cm), e em seguida foi tensionada com força suficiente para que o ponto final fosse aplicado também sem tensão (± 5 cm), finalizando na região anterior da cabeça do úmero, na articulação glenoumeral (Figura 6.1).

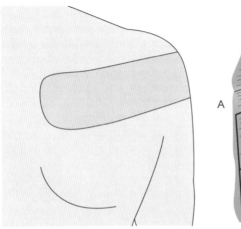 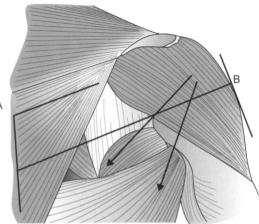

Figura 6.1 Exemplo de aplicação da bandagem elástica (à *esquerda*). Esquema de medida (à *direita*) do ponto A até o ponto B e no ombro dos indivíduos. (Esta figura encontra-se reproduzida em cores em gen-io.grupogen.com.br.)

Avaliação

Para aquisição dos dados da posturografia, foi utilizado um baropodômetro da marca AM3®, com 2.704 sensores capacitivos calibrados, os quais formam uma matriz de 52 × 52 sensores, contando com uma superfície ativa de 400 × 400mm e medindo 575 × 450 × 25 mm. As aquisições foram padronizadas por 30 s e 20 Hz, estabelecidas no programa Footwork Pro® (versão 3.5.4).

O baropodômetro foi posicionado sobre o solo a uma distância de 1 m da parede. Os indivíduos se posicionaram em apoio bipodal, com os calcanhares unidos e as pontas dos pés separadas, formando angulação de 30° entre si. Durante a coleta, foram orientados a olhar para um ponto fixo na parede, demarcado ao nível dos olhos, mantendo a boca fechada com os lábios encostados sem encostar os dentes uns nos outros (Figura 6.2).

A avaliação baropodométrica consistiu em seis momentos distintos, mas com coletas de olhos abertos (OA) e olhos fechados (OF): sem a bandagem (SBOA e SBOF); imediatamente após aplicação da bandagem (0hOA e 0hOF); 1 h após aplicação da bandagem (1hOA e 1hOF); 24 h após aplicação da bandagem (24hOA e 24hOF); 48 h após aplicação da bandagem (48hOA e 48hOF); e 72 h após aplicação da bandagem (72hOA e 72hOF). Na Tabela 6.1 consta o processo simplificado.

Após toda a coleta usando o baropodômetro, foi empregado o protocolo de Leite *et al.* (2008) para a extração dos dados do *software* Footwork Pro®, próprio do equipamento, cujo modo de extração não é fácil. O leitor de arquivos no formato ".ZAF", chamado FootExp, foi utilizado para extrair os dados da posturografia, avaliando-se a velocidade média de oscilação do corpo, em mm/s, e o deslocamento radial, em milímetros. Todos os dados foram inseridos em planilhas do Excel.

Para avaliação da rotação corporal, empreenderam-se capturas da tela do próprio *software* em cada janela de análise dos momentos. Nessas janelas aparecem as plantas dos pés e os devidos locais de maior e menor pressão, o CP do corpo do pé direito e do pé esquerdo, as distâncias do centro de gravidade de cada pé até o CP, além de linhas pontilhadas perpendiculares considerando o CP do corpo como seu eixo de intersecção (x,y).

Todas as imagens capturadas dos pés dos indivíduos foram avaliadas pelo *software* de

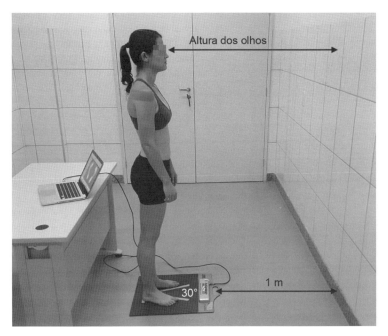

Figura 6.2 Esquema de posicionamento do baropodômetro e do indivíduo durante a coleta. (Esta figura encontra-se reproduzida em cores em gen-io.grupogen.com.br.)

domínio público ImageJ (versão 1.49t), amplamente utilizado no processamento de imagens na área biológica (Abramoff *et al.*, 2004; Schneider *et al.*, 2012). Com elas abertas nesse programa, foi medido o ângulo entre a linha que passa pelos três centros de pressão (pé esquerdo, corpo e pé direito) e a linha do eixo x que passa pelo CP do corpo. O exemplo de cada tipo de rotação (esquerda e direita) pode ser observado na Figura 6.3A e B, respectivamente.

De acordo com a metodologia adotada, quando o CP do pé esquerdo estava anterior ao do pé direito, foi considerado que o indivíduo apresentou rotação à direita, e o inverso também foi considerado verdadeiro. Todas as rotações à direita receberam sinal positivo (+), e todas as rotações à esquerda, sinal negativo (–), para melhor estabelecer e entender numericamente em que direção elas ocorreram.

Todos os dados normalizados foram obtidos mediante a porcentagem do resultado da avaliação sem a bandagem (SB), a fim de padronizar os resultados e facilitar sua comparação.

Análise estatística

Foram utilizados métodos estatísticos padrão. Os dados foram tratados para se obter a porcentagem de cada grandeza relacionada sempre

Tabela 6.1 Avaliação baropodométrica | Classificação dos grupos e suas siglas de acordo com o momento da coleta e a condição dos olhos durante esse momento.

Momento da coleta	Condição dos olhos	Sigla do grupo
Sem bandagem	Abertos	SBOA
	Fechados	SBOF
Imediatamente após aplicação da bandagem	Abertos	0hOA
	Fechados	0hOF
1 h após aplicação da bandagem	Abertos	1hOA
	Fechados	1hOF
24 h após aplicação da bandagem	Abertos	24hOA
	Fechados	24hOF
48 h após aplicação da bandagem	Abertos	48hOA
	Fechados	48hOF
72 h após aplicação da bandagem	Abertos	72hOA
	Fechados	72hOF

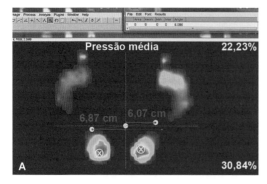 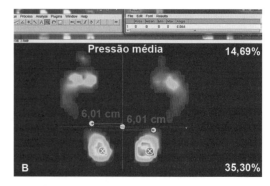

Figura 6.3 **A.** Captura da janela do *software* Footwork Pro® aberto pelo ImageJ mostrando a pressão média dos pés de uma voluntária (desenho termográfico), os centros de pressão (CPs) dos pés e do corpo e suas distâncias, bem como o ângulo formado entre a linha dos CPs e do eixo x do CP do corpo, representando a rotação corporal à esquerda. **B.** Captura da mesma janela, representando a rotação corporal à direita. (Esta figura encontra-se reproduzida em cores em gen-io.grupogen.com.br/)

com a primeira coleta sem a bandagem e sua variação em percentil, com a apresentação de gráficos de média e barras de desvio padrão.

Foram realizados testes paramétricos Oneway ANOVA e o teste de Tukey-Kramer Multiple Comparisons Test post hoc.

Todas as análises se deram por meio do *software* GraphPad Prism®, versão 5.

Resultados

Após extração dos dados e análise dos resultados, foi possível observar que os efeitos imediatos diferem dos que ocorrem em 24 h e nos outros períodos (48 e 72 h) após a aplicação na maioria das grandezas analisadas. Na Tabela 6.2 constam todos os dados normalizados em porcentagem relativa ao período sem bandagem; porém, nenhum dos grupos apresentou diferença com significância estatística ($p > 0,05$).

Notamos que o deslocamento do CP corporal, que é a distância percorrida pelo corpo durante a análise, aumentou imediatamente após a aplicação da bandagem elástica nos indivíduos com os olhos abertos, permanecendo elevado 1 h após a aplicação e aumentando

ainda mais 24 h depois, reduzindo seu efeito 48 e 72 h depois da aplicação inicial para os níveis de 0 h (Figura 6.4). Na análise dos indivíduos de olhos fechados relativa à mesma grandeza, foram observados efeitos nulos 0hOF, mas que aumentaram em 15minOF e 1hOF, permanecendo após 24hOF, aumentando ainda mais 48hOF e reduzindo o deslocamento para os níveis iniciais 72hOF.

Também foi possível notar comportamento similar ao deslocamento do CP do corpo na grandeza relacionada com a área de deslocamento do CP do corpo, que é a área por onde o CP se desloca durante a análise. Na análise do grupo OA, o comportamento foi semelhante, mas, quanto ao grupo OF, variou, já que o pico de variação positiva se deu em 48hOF no deslocamento do centro de gravidade (Figura 6.4) e em 72hOF na análise da área de deslocamento (Figura 6.5).

A velocidade do CP do corpo não apresentou grande variação imediatamente após a aplicação da bandagem elástica nos grupos OA e OF; porém, no período 24hOA, observou-se aumento entre os grupos (Figura 6.6), coincidindo com os resultados relativos à área e ao deslocamento do CP em 24hOA, reduzindo, após esse período, patamares próximos aos iniciais.

Tabela 6.2 Dados das grandezas aferidas.

Grandeza	Condição dos olhos		SB	0 h	15 m	1 h	24 h	48 h	72 h
Deslocamento	OA	Média	0,0	15,94	9,509	22,24	35,44	17,88	14,75
		DP	0,0	52,52	40,85	42,57	47,82	52,74	47,04
	OF	Média	0,0	−1,705	19,60	29,68	30,23	43,57	10,38
		DP	0,0	32,49	35,32	61,01	45,10	88,96	44,19
Área	OA	Média	0,0	19,91	10,29	46,86	88,67	63,70	25,55
		DP	0,0	59,49	61,45	97,45	169,3	130,3	90,33
	OF	Média	0,0	−4,421	−2,093	12,96	17,29	22,49	30,40
		DP	0,0	53,85	49,45	59,38	84,57	58,92	120,5
Velocidade	OA	Média	0,0	5,377	−2,791	3,347	14,75	−2,409	−8,248
		DP	0,0	15,06	6,976	18,17	25,25	32,85	39,01
	OF	Média	0,0	−3,861	−0,6660	4,003	4,155	−6,649	−10,68
		DP	0,0	14,33	15,31	25,59	22,04	34,36	36,39
Rotação	OA	Média	0,0	4,074	85,75	75,76	52,01	−9,873	−21,27
		DP	0,0	149,2	306,5	295,2	236,9	297,1	153,4
	OF	Média	0,0	205,5	29,85	−47,66	−167,8	−32,00	−65,89
		DP	0,0	561,7	140,8	242,9	320,0	340,9	375,3

DP: desvio-padrão; OA: olhos abertos; OF: olhos fechados; SB: sem bandagem; 0 h: imediatamente após aplicação da bandagem; 15 m: 15 min após aplicação; 1 h: 1 h após aplicação; 24 h: 24 h após aplicação; 48 h: 48 h após aplicação; 72 h: 72 h após aplicação.

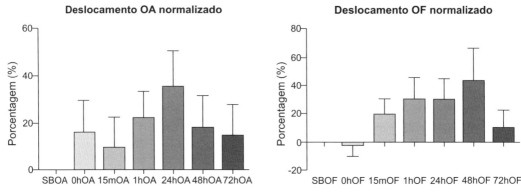

Figura 6.4 Gráficos relacionados com o deslocamento do centro de pressão (CP) corporal médio do grupo de indivíduos de acordo com o período de coleta. OA: olhos abertos; OF: olhos fechados.

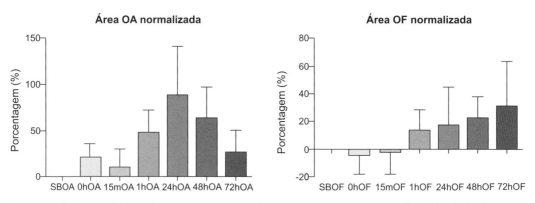

Figura 6.5 Gráficos relacionados com a área de deslocamento do centro de pressão (CP) médio do corpo. OA: olhos abertos; OF: olhos fechados.

Já no grupo em que se analisou a velocidade do CP do corpo de olhos fechados, houve pouca variação do período inicial até 24hOF, apresentando redução nos períodos subsequentes, 48hOF e 72hOF; porém, a menor velocidade de deslocamento médio do CP ocorreu 72hOF (Figura 6.6).

No que tange aos parâmetros que se referem à rotação dos CPs dos pés com o CP do corpo, chamada a partir deste momento de rotação do tronco, pode-se observar na Figura 6.7 que, no grupo OA, iniciou-se 15 minOA, permanecendo 1hOA e 24hOA, reduzindo aos níveis iniciais 48hOA e 72hOA. Já no grupo OF, é observada imediatamente à aplicação da bandagem (0hOF), para o mesmo lado da aplicação (direito), com redução 15minOF e 1hOF, aumentando para o lado contralateral 24hOF, mas retornando aos níveis aproximados iniciais 48hOF e 72hOF.

Ainda aludindo à rotação do tronco, tanto no grupo OA como no OF, houve modificações importantes 24 h após a aplicação da bandagem, mas com rotações opostas: 24hOA para a direita e 24hOF para a esquerda.

É importante apontar que os resultados do grupo OA no tocante à área de deslocamento do CP do corpo, ao deslocamento do CP do corpo e à velocidade de rotação do corpo no período de 24 h foram os que apresentaram maior diferença positiva em relação à coleta inicial e à rotação, mas que também tiveram grande diferença em relação ao mesmo período.

Discussão

O uso da bandagem elástica cresce a cada dia nas mais diversas áreas da saúde, como fisioterapia, medicina, fonoaudiologia e educação física, seja no tratamento ou na prevenção, tanto para disfunções musculoesqueléticas como neurológicas. Entretanto, a compreensão de seus efeitos a curto, médio e longo prazo ainda é objeto de estudo, tornando-se importante

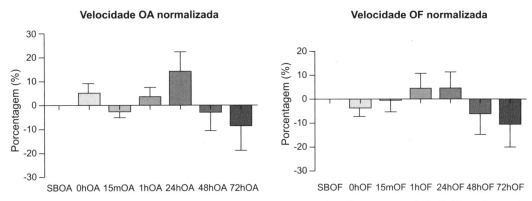

Figura 6.6 Gráficos relacionados com a velocidade do CP corporal médio no grupo de indivíduos de acordo com o período de coleta. OA: olhos abertos; OF: olhos fechados.

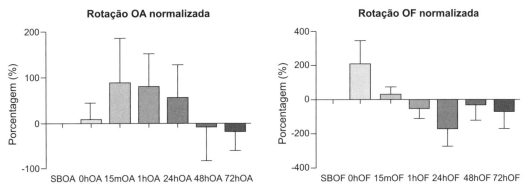

Figura 6.7 Gráficos relacionados com a rotação corporal média do grupo de indivíduos de acordo com o período de coleta. OA: olhos abertos; OF: olhos fechados.

a análise deles no controle motor associado ao controle postural.

Os ajustes posturais antecipatórios são necessários para a manutenção da postura corporal normal e totalmente dependentes do controle motor e de todas as estratégias que o envolvem, contribuindo substancialmente para evitar quedas, principalmente em idosos. A manutenção da postura exige restrições biomecânicas, estratégias de movimento, sensoriais, orientação espacial, controle dinâmico e processamento cognitivo (Horak, 2006).

O controle motor e o controle postural são praticamente intrínsecos, ou seja, um depende do outro e um existe dentro do outro. Por isso, vários trabalhos levam em consideração o estudo do centro de massa no controle postural para tentar entender o controle motor e todas as suas variáveis envolvidas (Latash *et al.*, 2002; Horak, 2006; Latash, 2012a). O controle postural também pode ser afetado pela fadiga e pelo acúmulo de lactato sanguíneo (Paillard, 2012).

A observação desse estudo sobre os efeitos do CP corporal com a aplicação da bandagem elástica no ombro direito pode ser dividida em duas fases: efeitos imediatos (0 h, 15 min e 1 h) e efeitos tardios (24 h, 48 h e 72 h), havendo alguns distintos em ambas.

Um dos objetivos clínicos ao aplicar a bandagem elástica é o aumento (facilitação) ou a redução (inibição) da força muscular. Embora a curto prazo esse efeito não seja evidenciado em indivíduos saudáveis e normais (Fu *et al.*, 2008; Wong *et al.*, 2012), ele é capaz de reduzir o tempo do surgimento do pico de torque gerado durante o movimento, implicando possível aumento na velocidade de explosão muscular (Wong *et al.*, 2012).

A maioria dos estudos associando a bandagem à força ou ao torque é realizada com indivíduos saudáveis. Todavia, também é conveniente a associação a alguma patologia cujo quadro sintomático seja capaz de reduzir a força, a fim de observar se sua utilização poderia aumentar essas grandezas. Isso prque as funções neurofisiológicas em indivíduos normais ou atletas estão em pleno funcionamento; logo, dificilmente haveria qualquer modificação de tônus, força ou torque.

Como exemplo no tocante à análise dos efeitos da bandagem em indivíduos com disfunções, Bae *et al.* (2013) realizaram um trabalho com pessoas acometidas por lombalgia crônica e observaram melhora do ajuste postural antecipatório, redução da hiperatividade muscular, melhora do movimento funcional e redução da dor.

Como dito anteriormente, é bastante provável que pela ação da bandagem em contato com a pele ocorram estímulos mecânicos e táteis que colaborem para o bloqueio da transmissão da dor (Silverthorn, 2010) e, consequentemente, o movimento funcional do indivíduo melhore.

Embora alguns trabalhos, como os de Wong *et al.* (2012) e Fu *et al.* (2008), não evidenciem a ocorrência de efeitos significativos na força de indivíduos saudáveis a curto prazo após a aplicação de bandagem elástica, Lumbroso *et al.* (2014) observaram justamente o contrário, relatando aumento da força tanto imediatamente após a aplicação da bandagem como 24 h depois.

Em um estudo utilizando a bandagem rígida para a correção cifótica em idosas com fraturas vertebrais devido à osteoporose, realizado por Greig *et al.* (2008), foi observado que a bandagem reduziu a cifose torácica, mas não foi capaz de modificar a atividade eletromiográfica nem o equilíbrio. Embora tenha sido uma bandagem rígida, fica evidenciada sua eficácia na estabilização postural.

Nos resultados desse estudo com bandagem elástica, também não foi possível notar mudanças estatisticamente significativas, mas foram observadas alterações substanciais nos dados relacionados com o CP do corpo dos indivíduos analisados pelas grandezas deslocamento (OA e OF), área (OA) e rotação (OA e OF), exceto velocidade.

Resultados similares foram reportados no estudo de Shields *et al.* (2013) com bandagem elástica aplicada ao tornozelo de adolescentes com e sem instabilidade articular. Não foram observadas diferenças imediatamente após a aplicação, nem 24 h depois.

A análise de olhos fechados foi realizada na tentativa de suprimir a ação da visão sobre o controle motor e o ajuste postural. Em alguns casos, observaram-se diferenças entre os resultados de olhos abertos e olhos fechados. A maior foi na rotação corporal média (Figura 6.7) nos momentos 24hOA e 24hOF: houve maior diferença de rotação para a direita com os olhos abertos e para a esquerda com os olhos fechados, enfatizando possível contribuição da visão no sistema controlador postural, como reconhecido por outros autores anteriormente (Latash *et al.*, 2002; Horak, 2006; Latash, 2012a).

Existem estudos que apontam o aumento da atividade elétrica muscular após a aplicação da bandagem (Słupik *et al.*, 2007), ou seja, estímulos na pele que recobre o músculo alteram o *input* sensorial e o controle motor.

Na maioria dos dados analisados, é comum observar que no período de 24 h normalizado e de olhos abertos, ocorre mudança dos parâmetros, indicando que o efeito da bandagem no controle motor postural seria mais influenciado até 24 h após a aplicação.

É importante salientar os benefícios clínicos que a bandagem pode acarretar, como a melhora motora do membro superior em pacientes hemiplégicos, produzindo, consequentemente, melhora da cinemática do movimento tanto na fase de tratamento como nas atividades da vida diária (Jaraczewska e Long, 2006).

Słupik *et al.* (2007) observaram efeitos na atividade eletromiográfica do músculo vasto medial, com maior ação dessa atividade 24 h após a aplicação da bandagem. Também foi possível notar que, 10 min após a aplicação, iniciam-se alterações na atividade elétrica do músculo, as quais perduram por 72 e 96 h.

O efeito mais significativo 24 h após a aplicação da bandagem também foi observado nas variáveis de olhos abertos para o deslocamento do CP, a área de deslocamento do CP e a velocidade; porém, na rotação nesse mesmo período, o efeito mostrou-se diferente do período anterior ao da aplicação, apesar de, 48 e 72 h após a aplicação, os parâmetros rotacionais terem se revelado similares ao inicial (SBOA e SBOF).

Gómez-Soriano *et al.* (2014) realizaram um estudo duplo-cego, cruzado e controlado com placebo em indivíduos saudáveis com aplicação da bandagem elástica sobre o músculo gastrocnêmio. Os indivíduos recebiam a bandagem apenas na origem e inserção musculares; contudo, a todos era dada uma meia que não lhes permitia identificar se faziam parte do grupo bandagem ou placebo. Observou-se, então, que o grupo bandagem mostrou maior aumento da atividade eletromiográfica 24 h após a aplicação, mas não apresentou resultado significativo para a amplitude de movimento do membro nem da força.

No presente estudo, tal como no de Gómez-Soriano *et al.* (2014), é possível inferir que o período de 24 h após a aplicação da bandagem é um momento crítico de adaptação a ela, pois é quando a maioria dos dados analisados apresenta porcentagem elevada de alteração. Nos momentos posteriores, entretanto, os dados reduzem proporcionalmente.

O toque (*feedback* tátil) é capaz de alterar o controle postural, como, por exemplo, reduzir a velocidade de oscilação do CP corporal apenas com a percepção de um dedo, e não por sua capacidade mecânica em estabilizar o corpo. A falta desse *feedback*, portanto, pode ocasionar alterações posturais (Kouzaki, Masani, 2008).

A aplicação de bandagem pode aumentar o *feedback* tátil no local que a recebeu, sendo possível atribuir os resultados obtidos, principalmente 24 h depois (24hOA), ao efeito entre o *feedback* tátil e o controle motor postural, mesmo que a velocidade aumente nesse período de avaliação, reduzindo 48 h (48hOA e 48hOF) e 72 h (72hOA e 72hOF) após a aplicação (Figura 6.7).

Kilbreath *et al.* (2006) relataram resultados positivos durante a marcha de pacientes com acidente vascular cerebral (homens e mulheres) ao aplicar bandagem rígida sobre a pele que recobre o glúteo do lado afetado, favorecendo a amplitude de movimento da extensão do quadril e da passada durante a marcha na avaliação cinemática. Esse estudo mostra que até mesmo pacientes com alteração da marcha e lesão no SNC que permanece meses a anos apresentam resultados positivos neste quesito.

Também é provável que para melhores resultados devam ser empregados testes mais funcionais em indivíduos saudáveis e com disfunções associadas, como fizeram Someeh *et al.* (2015), que utilizaram um teste funcional dinâmico (*star excursion balance test*) para aferir o controle postural após a aplicação da bandagem rígida na fíbula, no tornozelo dos indivíduos, apresentando resultados positivos e significativos.

Conclusão

A aplicação da bandagem elástica no ombro de indivíduos saudáveis é capaz de provocar alterações no controle motor e na postura, aumentando a área de deslocamento, o deslocamento radial do corpo, a velocidade e a rotação corporal a curto prazo. Embora tenha ocorrido aumento dessas variáveis, nenhum dos dados indicou diferença estatística significante.

A falta de evidências estatísticas substanciais sobre a atuação da bandagem elástica manifesta a carência de estudos com maior número de voluntários e metodologias com estudos cegos, placebos e simulações de aplicações, além de *follow-up* buscando observar o efeito residual da bandagem após sua retirada.

A análise conjuntural dos dados sugere que a bandagem promove maior efeito 24 h após sua aplicação, indicando que, depois desse período, ocorre a redução de sua atividade e influência no controle motor e no ajuste postural, devido a um provável efeito de adaptação ao estímulo tátil provocado.

Referências bibliográficas

Abramoff MD, Magalhães PJ, Ram SJ. Image processing with ImageJ. Biophotonics international. 2004; 11:36-42.

Bae SH, Lee JH, Oh KA, Kim KY. The effects of kinesio taping on potential in chronic low back pain patients anticipatory postural control and cerebral cortex. J Phys Ther Sci. 2013; 25:1367-71.

Berg WP, Strang AJ. The role of electromyography (EMG) in the study of anticipatory postural adjustments. In: Steele C, editor. Applications of EMG in clinical and sports medicine. Rijeka: InTech; 2012. p. 396.

Bourlon C, Lehenaff L, Batifoulier C et al. Dual-tasking postural control in patients with right brain damage. Gait & Posture. 2014; 39:188-93.

Bravi R, Quarta E, Cohen EJ et al. A little elastic for a better performance: kinesiotaping of the motor effector modulates neural mechanisms for rhythmic movements. Front Syst Neurosci. 2014; 8:1-13.

Buchanan JJ, Horak FB. Voluntary control of postural equilibrium patterns. Behav Brain Res. 2003; 143:121-40.

Duarte M, Freitas SMSF. Revisão sobre posturografia baseada em plataforma de força para avaliação do equilíbrio. Rev Bras Fisioter. 2010; 14:183-92.

Fu T-C, Wong AMK, Pei Y-C et al. Effect of Kinesio taping on muscle strength in athletes – A pilot study. Journ of Science and Med in Sport. 2008; 11:198-201.

Gómez-Soriano J, Abián-Vicén J, Aparicio-García C et al. The effects of Kinesio taping on muscle tone in healthy subjects: A double-blind, placebo-controlled crossover trial. Man Ther. 2014; 19:131-6.

Greig AM, Bennell KL, Briggs AM, Hodges PW. Postural taping decreases thoracic kyphosis but does not influence trunk muscle electromyographic activity or balance in women with osteoporosis. Man Ther. 2008; 13:249-57.

Hodges PW, Tucker K. Moving differently in pain: A new theory to explain the adaptation to pain. Pain. 2011; 152:S90-S98.

Horak FB. Postural orientation and equilibrium: what do we need to know about neural control of balance to prevent falls. Age and Ageing. 2006; 35: ii7-ii11.

Jaraczewska E, Long C. Kinesio taping in stroke: improving functional use of the upper extremity in hemiplegia. Topics in Stroke Rehab. 2006; 13: 31-42.

Kaya E, Zinnuroglu M, Tugcu I. Kinesio taping compared to physical therapy modalities for the treatment of shoulder impingement syndrome. Clin Rheumatol. 2011; 30:201-7.

Kilbreath SL, Perkins S, Crosbie J, McConnell J. Gluteal taping improves hip extension during stance phase of walking following stroke. Austr Journ of Physiother. 2006; 52:53-6.

Kouzaki M, Masani K. Reduced postural sway during quiet standing by light touch is due to finger tactile feedback but not mechanical support. Exp Brain Res. 2008; 188:153-8.

Latash ML. Fundamentals of motor control. Elsevier; 2012a; 1.

Latash ML. Synergy. EUA: Oxford University Press; 2008.

Latash ML. The bliss of motor abundance. Exp Brain Res. 2012b; 217:1-5.

Latash ML. There is no motor redundancy in human movements. There is motor abundance. Motor Control. 2000; 4:259-60.

Latash ML, Scholz JP, Schöner G. Motor control strategies revealed in the structure of motor variability. Exerc Sport Sci Rev. 2002; 30:26-31.

Leite CEC, Nonaka PN, Ribeiro DCL et al. Software para extração de dados e análise estabilométrica. Ter man. 2008; 6:194-6.

Lumbroso D, Ziv E, Vered E, Kalichman L. The effect of kinesio tape application on hamstring and gastrocnemius muscles in healthy young adults. Journ of Body and Mov Ther. 2014; 18:130-8.

Masani K, Vette AH, Abe MO, Nakazawa K. Center of pressure velocity reflects body acceleration rather than body velocity during quiet standing. Gait & Post. 2014; 39:946-52.

Morini Jr. N. Bandagem terapêutica: conceito de estimulação tegumentar. São Paulo: Roca; 2013.

Paillard T. Effects of general and local fatigue on postural control: A review. Neuros & Biobehav Rev. 2012; 36:162-76.

Robinson M, Lees A, Barton G. An electromyographic investigation of abdominal exercises and the effects of fatigue. Ergonom. 2005; 48.

Roosink M, McFadyen BJ, Hébert LJ et al. Assessing the perception of trunk movements in military personnel with chronic non-specific low back pain using a virtual mirror. PLoS ONE. 2015; 10:1-14.

Schneider CA, Rasband WS, Eliceiri KW. NIH Image to ImageJ: 25 years of image analysis. Nat Meth. 2012; 9:671-5.

Scott SH. Optimal feedback control and the neural basis of volitional motor control. Nat Rev Neurosci. 2004; 5:532-46.

Shields CA, Needle AR, Rose WC et al. Effect of elastic taping on postural control deficits in subjects with healthy ankles, copers, and individuals with functional ankle instability. Foot & Ankle Intern. 2013; 34:1427-35.

Silverthorn DU. Fisiologia sensorial. Fisiologia humana – uma abordagem integrada. Porto Alegre: Artmed; 2010. p. 332-84.

Słupik A, Dwornik M, Białoszewski D, Zych E. Effect of Kinesio Taping on bioelectrical activity of vastus medialis muscle. Preliminary report. Ortop Traumatol Rehabil. 2007; 9:644-51.

Someeh M, Norasteh AA, Daneshmandi H, Asadi A. Immediate effects of Mulligan's fibular repositioning taping on postural control in athletes with and without chronic ankle instability. Phys Ther in Sport. 2015; 16:135-9.

Wong OMH, Cheung RTH, Li RCT. Isokinetic knee function in healthy subjects with and without Kinesio Taping. Phys Ther in Sport. 2012; 13:255-8.

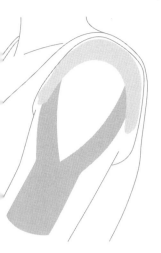

Capítulo 7

Resposta da Estimulação Tegumentar

Nelson Morini Jr.

Introdução

O que se espera de um indivíduo ao aplicar nele um estímulo durante a terapia física realizada nos processos de reabilitação? O que observar? Exceto pensar e sentir, contrair os músculos é a outra reação possível. É o ato pelo qual os terapeutas podem, clinicamente, realizar uma avaliação empregando medidas exatas (p. ex., dinamometria e eletromiografia), vídeos, fotografia ou questionário validado cientificamente para determinar se há melhora do comportamento e do padrão musculares.

Todos os estímulos aplicados nos indivíduos em tratamento – somatossensorial, visual, vestibular, auditivo, gustativo, olfatório – são transmitidos ao córtex cerebral de referência e neste devem aumentar as possibilidades de interpretação, aprendizado e memória, a fim de serem utilizados para motricidade e obtenção de uma consciência corporal mais adequada para a interação do paciente com o meio em que se encontra.

Informação sensorial

Não há unanimidade entre as pesquisas em relação ao modo como o sistema nervoso central (SNC) integra e processa a informação sensorial. Alguns autores concordam que a resposta motora reflete a influência de entradas sensoriais múltiplas, enquanto outros defendem que um tipo de informação sensorial domina o mecanismo (Wu *et al.*, 2006).

Considerando a manutenção da postura, um ato muito simples e comum para qualquer indivíduo, a controvérsia entre as pesquisas foca especificamente em saber se o SNC controla o equilíbrio como um modo de executar esse ato (mediante o mecanismo de *feedback* compensatório), o que pode produzir forças musculares para respostas de correção automática, ou se ações antecipatórias ao movimento (*feed forward*) também são requeridas para manter a postura em posição ortostática (Seidler *et al.*, 2004; Alexandrov *et al.*, 2005).

No caso do controle postural, os modos de integração dos estímulos não se aplicam apenas às informações provenientes de diferentes sentidos, mas podem ocorrer mesmo quando dois estímulos afetam um único canal sensorial, suprimindo ou utilizando as informações de acordo com sua contribuição, benéfica ou prejudicial, para o controle da postura (Hatzitaki *et al.*, 2004). Isso se deve à adaptabilidade substancial do SNC para avaliar rapidamente os diversos sinais sensoriais e seu potencial de utilização para manutenção da estabilidade postural (Camargo e Fragonesi, 2011).

O controle postural é considerado uma habilidade motora complexa derivada da interação dos sistemas nervoso e musculoesquelético. Os componentes neurais envolvem processamento motor, processamento sensorial, representação interna e altos níveis de processamento essenciais para os aspectos adaptativos e antecipatórios do controle postural (Carvalho e Almeida, 2009).

O desenvolvimento motor propicia a exploração ativa do ambiente, como, por exemplo, a manipulação dos objetos, a repetição de ações, o domínio do próprio corpo e o controle do esquema corporal. É possível afirmar que uma criança desenvolve aspectos cognitivos como linguagem no intercâmbio com o ambiente; portanto, o desenvolvimento motor é de fundamental importância para o desenvolvimento cognitivo do indivíduo.

O sistema nervoso apresenta um mecanismo pelo qual os neurônios mais ativos limitam a atividade dos neurônios adjacentes menos ativos, assegurando que apenas uma entre duas respostas competitivas seja expressa. Esse fato contribui para a percepção seletiva da sensação. Além disso, o próprio córtex motor e o tronco cerebral podem inibir e controlar o fluxo de informações, inclusive as provenientes da periferia (Kandel *et al.*, 1997).

O estudo de Vuillerme e Pinsault (2007) relata que o SNC ajusta seletivamente as diversas contribuições sensoriais para uma resposta motora. Além disso, a resposta somatossensorial para o controle postural varia de um indivíduo para outro, fator que sempre deve ser considerado.

Meyer *et al.* (2004) isolaram a resposta de *feedback* dos aferentes cutâneo-plantares por anestesia e concluíram que é extremamente necessária para a manutenção do equilíbrio normal quando os proprioceptores e a visão estão comprometidos. Ficou comprovado que as informações provenientes dos mecanorreceptores da pele têm relativa importância para o ajuste postural. Todavia, quando há comprometimento de um ou mais aferentes sensoriais, essas informações se tornam cruciais para o controle do equilíbrio e da postura.

A informação sensorial é um componente significativo do sistema motor, já que propicia o *feedback* necessário para o monitoramento do desempenho durante a realização de uma tarefa, denominado controle motor em alça fechada. Existem diversos sistemas utilizados para monitorar o movimento, tais como visual, vestibular, proprioceptores tendíneos e articulares e receptores de tato (Torriani *et al.*, 2008). Alguns estudos clínicos sugerem que a estabilidade postural requer informações de todos os sistemas do corpo, sendo de suma importância o trabalho conjunto dos sistemas sensorial e musculoesquelético.

Muitos estudos sobre o sistema somatossensorial demonstram que essa informação é, com frequência, a mais utilizada pelo SNC. Pode-se inferir, então, que, aparentemente, esse sistema privilegia as aferências somatossensoriais para os reajustes posturais, pois os estímulos provenientes delas atuam informando ao SNC a relação entre os diferentes segmentos do corpo. Camargo e Fregonesi (2011) relatam que essas informações são transmitidas por meio dos proprioceptores (fusos musculares, órgãos tendinosos e receptores articulares) e dos mecanorreceptores da pele (principalmente os corpúsculos de Vater-Paccini e os discos de Merkel).

Segundo Carvalho e Almeida (2009), as informações dos múltiplos sistemas sensoriais, incluindo o somatossensorial, o visual e o vestibular, são integradas pelo sistema de controle motor para orientar e alinhar a posição entre os segmentos corpóreos e sua localização em relação ao meio externo. Em indivíduos com comprometimento do sistema nervoso, a reorganização neural realizada de maneira a facilitar a recuperação da função é um objetivo da recuperação neural, e alguns estudos confirmam que em seres humanos há várias estratégias integradas de reabilitação, como treinamento repetitivo, prática de tarefas específicas e treinamento sensorial (Borella e Sacchelli, 2009).

As informações dos proprioceptores se unem à informação do fuso muscular e de receptores da pele para estimar o ângulo articular de um indivíduo em movimento ou para iniciar o mesmo. Quando ocorre a remoção de um dos receptores, a posição estimada é compensada por outros receptores, mas com redução da capacidade de adaptação ou da qualidade da resposta. Na ausência de informação dos receptores da pele, o movimento é prejudicado (Mochizuki e Amadio, 2006).

> A bandagem terapêutica Therapy Tex® pode melhorar a sensibilidade tátil e favorecer a consciência corporal, facilitando a realização das atividades motoras e evitando lesões, pois a percepção do movimento é beneficiada quando há *feedback* tátil.

Alguns trabalhos têm tentado demonstrar a importância da estimulação sensorimotora na reabilitação de diferentes distúrbios utilizando equipamentos diversos. Um desses trabalhos concluiu que a integração sensorimotora é bastante viável e fundamental para aumentar o desempenho e a funcionalidade da restauração de movimentos (Castro e Cliquet, 2001).

O método Therapy Taping®, portanto, visa à estimulação do sistema musculoesquelético como resposta do estímulo sensorial tegumentar. Ele utiliza as vias do *sistema protopático* para alcançar seus objetivos, pois este é um sistema cujas vias sensoriais são muito semelhantes entre o processo de estimulação e a chegada dos estímulos ao córtex: vias da dor (nocicepção), da sensibilidade térmica (termocepção) e do tato protopático (pressão leve). Elas fazem parte do *sistema somestésico*, também constituído pela propriocepção (cinestesia), pela sensibilidade vibratória (palestesia) e pelo tato epicrítico (fino) (Tabela 7.1). Espera-se que o tegumento seja estimulado por pressão leve (*sensação*) realizada pela bandagem Therapy Tex®; que esses estímulos sejam transmitidos até a medula, fazendo interconexões com o neurônio motor inferior; subam até o tálamo, e este os envie à área somatossensorial correspondente; e sejam interpretados (*percepção*) e integrados com outras áreas e córtices, demandando um sistema de resposta eferente orientado pelo córtex motor para o sistema musculoesquelético (Figura 7.1).

Tabela 7.1 Organização do sistema somestésico pelas vias sensoriais.

Sistema epicrítico (vias semelhantes)	Propriocepção: consciente e inconsciente (cinestesia) Sensibilidade vibratória: palestesia Tato epicrítico: fino • Estereognosia (reconhecimento de coisas) • Grafestesia (reconhecimento de símbolos) • Discriminação entre dois pontos
Sistema protopático (vias semelhantes)	Tato protopático: pressão leve Dor: nocicepção (aguda e crônica) Sensibilidade térmica: termocepção

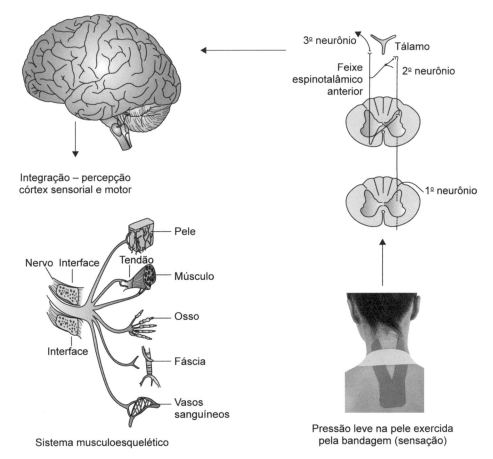

Figura 7.1 Sequência de envio de estímulo sensorial pela pele mediante pressão leve da bandagem Therapy Tex® – sensação, percepção, interferência no sistema musculoesquelético. (Esta figura encontra-se reproduzida em cores em gen-io.grupogen.com.br.)

Referências bibliográficas

Alexandrov AV, Frolov AA, Horak FB et al. Feedback equilibrium control during human standing. Biol Cybern. 2005; 93:309-22.

Borella MP, Sacchelli T. Os efeitos da prática de atividades motoras sobre a neuroplasticidade. Rev Neurocienc. 2009; 17(2):161-9.

Camargo MR, Fregonesi CEPT. A importância das informações aferentes podais para o controle postural. Rev Neurocienc. 2011.

Carvalho RL, Almeida GL. Aspectos sensoriais e cognitivos do controle postural. Rev Neurocienc. 2009; 17(2):156-60.

Castro MC; Cliquet AJ. Estimulação elétrica neuromuscular e estimulação eletrotáctil na restauração artificial da preensão e da propriocepção em tetraplégicos. Acta Ortop. Bras. 2001; 9(3).

Hatzitaki V, Pavlou M, Bronstein AM. The integration of multiple proprioceptive information: effect of ankle tendon vibration on postural responses to platform tilt. Exp Brain Res. 2004; 154(3):345-54.

Kandel ER, Schwartz JH, Jessell TM. Fundamentos da neurociência e do comportamento. Rio de Janeiro: Prentice-Hall do Brasil; 1997.

Meyer PF, Oddsson LIE, De Luca CJ. The role of plantar cutaneous sensation in unperturbed stance. Exp Brain Res. 2004; 156:505-12.

Mochizuki L, Amadio AC. As informações sensorais para o controle postural. Fisioterapia em Movimento. 2006; 19(2):11-8.

Seidler RD, Noll DC, Thiers G. Feedforward and feedback processes in motor control. Neuroimage. 2004; 22(4): 1775-83.

Torriani C, Mota EPO, Sales ALO et al. Efeitos da estimulação motora e sensorial no pé de pacientes hemiparéticos pós acidente vascular encefálico. Rev Neurocienc. 2008; 16/1: original. 25-29.

Vuillerme N, Pinsault N. Re-weinhting of somatosensory inputs from the foot and the ankle for controlling posture during quiet standing following trunk extensor muscles fatigue. Exp Brain Res. 2007; 183: 323-7.

Wu G, Haugh L, Sarnow M et al. A neural network approach to motor-sensory relations during postural disturbance. Brain Res Bull. 2006; 69:365-74.

Capítulo 8

Bandagem Terapêutica em Neurologia

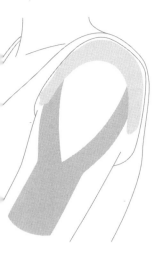

Espasticidade
José Luis Bacco, Marilú Hernández V., Mónica González G., Viviana Huerta O.

Introdução

Definir espasticidade não é uma tarefa fácil. A literatura específica mostra que não existe um consenso quanto a isso (Malhotra et al., 2009). Entretanto, o conceito mais empregado e citado é o de Lance: "distúrbio motor caracterizado por aumento da velocidade dependente do reflexo tônico de estiramento muscular, com reflexos osteotendinosos exagerados, que resulta na hiperexcitabilidade do reflexo de estiramento e faz parte da síndrome do neurônio motor superior" (Lance, 1980).

A espasticidade constitui um problema relevante no cenário da neurorreabilitação porque, com frequência, provoca incapacidade, interfere na funcionalidade dos pacientes e, consequentemente, afeta sua qualidade de vida, complicando os cuidados no dia a dia. Apresenta-se em condições clínicas muito comuns com as quais o neurorreabilitador se depara, tais como: acidente vascular cerebral (AVC), traumatismo cranioencefálico (TCE), esclerose múltipla (EM), paralisia cerebral (PC) e outras (Brashear e Elovic, 2011). Na população pediátrica, os quadros que ocupam o primeiro e o segundo lugar em frequência com condições espásticas são a PC e o TCE (McGuire, 2011).

Ainda que existam várias publicações sobre o tratamento da espasticidade em diversas condições, há um número limitado de estudos que investigam sua prevalência e incidência. Possivelmente, isso se deve à inexistência de uma definição consensual e de métodos confiáveis de avaliação. Ademais, a maioria dos estudos de prevalência está embasada principalmente em relatos de pacientes ou em medições clínicas que carecem de sensibilidade para quantificar, de modo preciso, todos os componentes da síndrome do neurônio motor superior associados à baixa atividade muscular (McGuire, 2011; Malhotra et al., 2008).

A incidência da espasticidade depende da causa do dano ao neurônio motor superior. Sua lesão ocasiona uma síndrome com manifestações diversas, entre elas paresia com encurtamento dos tecidos moles e baixa atividade muscular (Gracies, 2005). Dessa maneira, a palavra *espasticidade* se converteu em um termo coringa, que agrega todos esses conceitos, mostrando-se um componente da baixa atividade muscular que caracteriza a síndrome do neurônio motor superior (McGuire, 2011). Ela é, em essência, um fenômeno variável que se modifica durante o dia em posições distintas, aumenta com estímulos nociceptivos (que serão detalhados adiante) e tem avaliação objetiva, reprodutível ou comparável tipicamente difícil (McGuire, 2011).

Apesar de todas as limitações anteriormente citadas, há estudos que apresentam dados epidemiológicos importantes. A seguir, serão abordadas as informações estatísticas relativas às condições mais comumente associadas à espasticidade.

Acidente vascular cerebral

As sequelas de um AVC têm prevalência aproximada de 2 a 3 casos por cada 100 habitantes (Vivancos, 2007). Uma publicação recente (Wissel, 2013) revelou os dados de uma revisão da literatura concernentes à espasticidade após um AVC. Foram encontrados valores altamente variáveis, entre 4 e 42%, enquanto a espasticidade significativa variou de 2 a 13%. Na mesma publicação foi citado o perfil temporal logo após o AVC, com espasticidade entre 4 e 27% na fase aguda (1 a 4 semanas depois do evento), 19 e 26% na subaguda (1 a 3 meses depois do evento) e 17 e 42,6% na fase crônica (após 3 meses do evento). Essa publicação também apontou fatores de risco identificados para desenvolvimento da espasticidade, como baixas pontuações no índice de Barthel, paresia grave, dor associada ao déficit neurológico e transtornos da sensibilidade. Lamentavelmente, a diferença entre os métodos empregados para quantificar a espasticidade nos diversos estudos considerados limita a consistência dos achados. Previamente, Wissel (2010) havia informado que a espasticidade *post-ictus* já existia em 25% dos pacientes nas seis primeiras semanas após o evento, afetando principalmente o cotovelo (79%), o punho (66%) e o tornozelo (66%).

Alguns autores relatam que a espasticidade, em geral, acomete entre 20 e 35% dos pacientes com sequelas de AVC (Sommerfeld, 2012; Sommerfeld, 2004; Vivancos, 2007; Mayer, 2003), enquanto outros avaliam a situação no ano ocorrido e reportam a existência de qualquer tipo de espasticidade em 17% dos casos, (Watkins, 2002), sendo 27% ao ano empregando a escala modificada de Ashworth e 36% utilizando a escala de avaliação do tônus muscular (TAS, do inglês *Tone Assessment Scale*).

Traumatismo raquimedular

A prevalência de traumatismo raquimedular (TRM) é de 27 por 100 mil habitantes, enquanto a incidência é de 1,6 por 100 mil habitantes (Vivancos, 2007). McGuire (2011) resumiu os dados de sete estudos orientados com pacientes portadores de TRM e espasticidade e apontou que esta se indentificava entre 40 e 78% dos indivíduos. A tendência é esse número aumentar em estudos que aplicam escalas clínicas de medição do tônus e diminuir quando são usados questionários para pacientes. A espasticidade crítica oscila entre 12 e 49% (McGuire, 2011). O tipo de estratégia para identificar a espasticidade é crucial na definição de sua prevalência em uma população com TRM. Os questionários dirigidos ao paciente devem estar muito bem delineados, já que se observa a influência de fatores psicológicos (Voerman, 2005).

Maynard, previamente, havia informado que, de 96 pacientes de um centro dedicado a indivíduos com TRM, 67% apresentavam espasticidade significativa no momento da alta (tempo médio de 118 dias), com necessidade de medicação específica em 37% dos casos. A incidência foi maior nos sujeitos com lesão cervical e torácica alta. No decorrer do ano, observou-se elevação nas taxas: 78% apresentavam espasticidade e 49% não apresentavam intensidade significativa (Maynard *et al.*, 1990).

McGuire (2011) relata que em estudos antigos a espasticidade significativa foi avaliada com base na necessidade de medicação específica. Em um período de 105 dias, 26% necessitaram de fármacos antiespásticos, enquanto 46% os receberam em 1 ano. A espasticidade também foi mais frequente em lesões cervicais e torácicas altas, em especial incompletas. Em publicações mais recentes, outros autores relataram espasticidade significativa no ano do evento, com valores que oscilam entre 68 e 78%, sendo mais frequente em lesões cervicais (Rekand *et al.*, 2012; Adams e Micks, 2005).

Traumatismo cranioencefálico

A prevalência de traumatismo cranioencefálico (TCE) para casos catalogados como moderados a grave é em torno de 1 a 2 por cada 1.000 habitantes (Vivancos, 2007). Apesar de considerável o número de pacientes com sequelas de TCE, são relativamente poucos os estudos orientados a quantificar a espasticidade nessa condição. Um estudo avaliou 32 pacientes sobreviventes de TCE durante 1 ano, divididos em dois grupos: com e sem comprometimento do tronco encefálico. No primeiro, havia espasticidade em 58% dos indivíduos, enquanto, no segundo, em 17% (Wedekind e Lippert-Gruner, 2005).

Uma revisão sistemática publicada recentemente e direcionada para a epidemiologia da espasticidade em extremidades inferiores apontou que, nos casos de TCE, houve comprometimento significativo em 13% dos pacientes

(Martin *et al.*, 2014). Outros autores relataram espasticidade em pacientes portadores de TCE, com taxas a 25% (Elovic e Zafonte, 2001), 27,9% (Elovic, 2004) e 13 a 20% (Vivancos, 2007).

Esclerose múltipla

A EM tem prevalência de 60 casos a cada 100.000 habitantes (Vivancos, 2007). Talvez seja a condição em que mais consistentemente se reporte espasticidade (McGuire, 2011; Oreja-Guevara *et al.*, 2013). Alguns estudos epidemiológicos indicam que é observada em 84% dos pacientes afetados pela doença, mostrando-se uma condição relevante que requer tratamento específico em 63% dos casos. A espasticidade grave é identificada fundamentalmente em pacientes mais velhos, homens, desempregados, com histórico de longa duração da enfermidade e maior número de sintomas de remissão e agravamento nos meses anteriores (Rizzo *et al.*, 2004). Um estudo de origem inglesa sobre 100 pacientes informou que havia espasticidade em até 97% dos casos, com 50% de comprometimento nas extremidades inferiores (Barnes *et al.*, 2003).

Paralisia cerebral

A cada 1.000 nascidos vivos, entre 2 e 2,5 têm PC (Vivancos, 2007), causa mais frequente de incapacidade infantil (Krigger, 2006). Um estudo conduzido nos EUA revelou que as formas espásticas da PC são as mais comuns, apresentando-se em até 77% dos casos. Entre os subtipos espásticos, o comprometimento motor bilateral é o mais frequente, acometendo 70% dos afetados (Yeargin-Allsopp *et al.*, 2008).

Um estudo holandês apontou que as formas espásticas alcançam 90% de todos os casos, sendo a hemiplegia espástica o subtipo mais relatado. O estudo revelou também que 2/3 dos pacientes apresentam espasticidade bilateral e que mais de 90% dos portadores de tetraplegia espástica têm déficits motores graves, os quais afetam significativamente sua funcionalidade (Wichers *et al.*, 2005).

Fisiopatologia

A fisiopatologia da espasticidade é complexa e multifatorial (Gracies, 2005), e fatores intervenientes podem se agrupar em quatro grandes categorias: (1) aumento do reflexo do estiramento, (2) desequilíbrio dos impulsos excitatórios e inibitórios supraespinais, (3) mudanças na excitabilidade de circuitos espinais e (4) modificações nas características estruturais e funcionais do músculo (Trompetto *et al.*, 2014).

Aumento do reflexo do estiramento

É a principal alteração do transtorno espástico (Trompetto *et al.*, 2014; Mayer, 2003). Traduz-se na clássica velocidade-dependência da espasticidade, fenômeno observado ao se estirar passivamente um músculo e percebido como maior resistência ao estiramento na medida em que ocorre mais rápido. Por outro lado, a espasticidade se comporta de maneira longitude-dependente, aumentando quando um músculo está em posição de encurtamento (Trompetto, 2014; Ward, 2011; Sheean, 2008).

Em indivíduos normais, o reflexo de estiramento depende de conexões excitatórias monosinápticas entre as fibras aferentes Ia dos fusos musculares e as dos neurônios motores alfa. Quando o músculo estira passivamente, os fusos se ativam, em geral, devido às cargas transmitidas através das fibras Ia para os neurônios motores alfa, originando impulsos eferentes dirigidos para o músculo, que se contrai. Em indivíduos sadios, essa resposta reflexa não se manifesta com as velocidades de estiramento habituais durante um exame clínico de tônus, ou seja, o deslocamento varia entre 60 e 120° por segundo. Em velocidades acima de 200° por segundo, ela é observada. De acordo com o primeiro caso, é possível deduzir que em pessoas sadias o tônus muscular depende também de fatores biomecânicos (Trompetto, 2014; Kheder, 2012).

Por outro lado, os pacientes com espasticidade mostram uma relação diretamente proporcional entre a atividade eletromiográfica do músculo estirado passivamente e a velocidade utilizada para realização do movimento, dentro da amplitude ocupada no exame clínico habitual do tônus. Essa relação linear possibilita detectar que, quando a velocidade de estiramento é baixa, o reflexo resultante é menor e o tônus muscular encontra-se normal ou levemente aumentado, enquanto, no caso de estiramento mais rápido, o reflexo é maior e o tônus muscular permanece aumentado. Assim, em indivíduos doentes, a espasticidade obedece a um aumento do reflexo de estiramento (Thibaut *et al.*, 2013; Nielsen *et al.*, 2007; Ivanhoe e Reistetter, 2004).

Recentemente, foi publicado que a espasticidade é velocidade-dependente; e o músculo continua contraindo-se por um tempo a mais, mesmo após cessarem o movimento e a velocidade. Isso indica que a espasticidade não é somente dinâmica, mas também constitui-se de um componente estático tônico isométrico tão logo se ativa o reflexo de estiramento (Trompetto *et al.*, 2014).

Ainda que se atribua a velocidade-dependência à sensibilidade das fibras aferentes Ia do fuso frente à velocidade de estiramento, também há evidências a respeito da participação das fibras aferentes do tipo II do fuso na produção de hipertonia espástica ao ativar os neurônios motores alfa por meio das vias oligossinápticas. Essas fibras caracterizam-se por serem longitude-dependentes e apresentarem resposta menor à velocidade de estiramento, podendo produzir contração muscular em condições isométricas, como observado após a fase dinâmica do reflexo de estiramento em pacientes espásticos (Ward e Bandi, 2011; Nardone e Schippati, 2005; Marque *et al.*, 2001). Por isso, o aumento do reflexo do estiramento em indivíduos afetados se deve não só à hiperexcitabilidade do fuso muscular, como também ao processamento anormal dos estímulos aferentes sensoriais que provêm do músculo (Sheean, 2008).

Enquanto os neurônios motores gama ativam as fibras intrafusais do fuso muscular e favorecem sua ação, os neurônios motores gama estáticos provocam a contração das fibras em cadeia nuclear, aumentando a sensibilidade das aferências nervosas Ia e II. Os neurônios motores gama dinâmicos o fazem com as fibras em saco nuclear, aumentando a sensibilidade apenas das aferências Ia. Com respeito à participação dos neurônios motores gama na produção da espasticidade, existem estudos clássicos em gatos descerebrados que apontam hiperatividade; em humanos, isso seria pouco relevante (Trompetto *et al.*, 2014).

Desequilíbrio dos impulsos excitatórios e inibitórios supraespinais

Tem-se observado que a lesão do sistema piramidal ou da via corticoespinal não se associa ao desenvolvimento da espasticidade (Trompetto *et al.*, 2014; Bolaños *et al.*, 2011; Mukherjee e Chakravarty, 2010; Sheean, 2008). Esta se origina da perda ou diminuição das influências inibitórias que percorrem o trato reticuloespinal e interrompem os circuitos do reflexo de estiramento. Esse trato descende da formação reticular bulbar ventromedial e recebe um influxo excitatório do córtex pré-motor através das vias corticobulbares que passam pelo ramo anterior da cápsula interna. Tal ramo contribui para a manutenção das influências excitatórias sobre os circuitos do reflexo de estiramento que percorrem o trato reticuloespinal medial, o qual se origina da formação reticular dorsal e não recebe influência alguma do córtex motor (Li e Francisco, 2015; Thibaut *et al.*, 2013; Ivanhoe e Reistetter, 2004; Sheean, 2001). Um esquema dessas vias é ilustrado na Figura 8.1.

Outras vias descendentes derivadas do tronco encefálico, como a vestibuloespinal, também exercem efeito excitatório sobre circuitos do reflexo de estiramento sem receber influxos do córtex motor. Sua participação na produção da espasticidade após cessar a ação inibitória da via reticuloespinal dorsal é menor em humanos (Li e Francisco, 2015; Bar-On *et al.*, 2015). Em resumo, o dano do neurônio motor superior altera o equilíbrio entre os estímulos excitatórios e inibitórios supraespinais descendentes que atuam sobre o reflexo de estiramento (Kheder *et al.*, 2012; Bar-On *et al.*, 2015).

Devido a essas informações, pode-se concluir que as lesões cerebrais causam espasticidade quando danificam as fibras corticobulbares facilitatórias sobre a via reticuloespinal dorsal. Uma lesão menor cortical ou subcortical ou em localizações topográficas nas quais é afetada somente a via corticoespinal ou piramidal não provocaria hipertonia espástica, mas produziria paresia e outros sinais negativos da síndrome do neurônio motor superior. No caso de lesão espinal, somente quando esta é parcial a espasticidade se manifesta e destrói especificamente o trato reticuloespinal dorsal, ou seja, o reticuloespinal medial não é afetado. Porém, se a lesão medular for total, ambas as vias serão atingidas. Consequentemente, tanto as influências excitatórias como as inibitórias sobre o reflexo de estiramento se dissiparão, produzindo o quadro clínico em que predominam os espasmos flexores. Todas essas vias atuam para inibir o reflexo de tripla retirada flexora (Li e Francisco, 2015; Bar-On *et al.*, 2015; Sheean, 2001; Fries *et al.*, 1993).

Mudanças na excitabilidade de circuitos espinais

A via reticuloespinal dorsal inibe o reflexo de estiramento mediante circuitos espinais inibitórios. Alguns atuam sobre a membrana

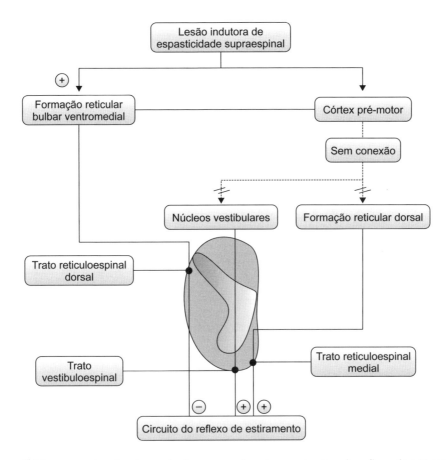

Figura 8.1 Esquemas das vias descendentes e sua ação sobre os circuitos de reflexo de estiramento.

dos neurônios motores alfa por inibição pós-sináptica. Sendo assim, destacam-se a inibição recíproca Ia, a Ib e a inibição recorrente. Adicionalmente, outros circuitos diminuem a excitabilidade do reflexo de estiramento de maneira pré-sináptica, atuando sobre os terminais dos axônios das fibras Ia por meio das sinapses axo-axônicas gabaérgicas. Sua ação reduz a liberação de neurotransmissores para a sinapse entre o interneurônio Ia e os neurônios motores alfa, fenômeno denominado inibição pré-sináptica. A função de todos esses mecanismos pré e pós-sinápticos tem sido reduzida em condições espásticas (Li e Francisco, 2015; Bar-On et al., 2015; Trompetto et al., 2014; Kheder et al., 2012).

Como a espasticidade não aparece imediatamente após uma lesão aguda nos neurônios motores superiores, é considerada não simplesmente um fenômeno de liberação, mas uma série de fenômenos de plasticidade neural que se estabelecem depois de uma lesão e que levam algum tempo. É possível mencionar pelo menos quatro desses fenômenos que influenciam o aumento do tônus muscular (Trompetto et al., 2014):

- Hipersensibilidade pós-desenervação: é a hiperexcitabilidade da membrana pós-sináptica depois de uma desenervação parcial ou total. Em caso de lesões do sistema nervoso central, esse fenômeno se traduz em hiperexcitabilidade do neurônio motor alfa, que se poderia explicar pelo aumento do número de receptores na membrana neuronal ou por modificação morfológica decorrente de desenervação (Bar-On et al., 2015; Trompetto et al., 2014)
- Formação de brotos neuronais: os neurônios motores alfa que perdem o controle das vias motoras descendentes liberam fatores locais

de crescimento que estimulam o nascimento de brotos interneurais. Esse mecanismo promove a produção de sinapses anormais entre os interneurônios e os neurônios motores alfa, favorecendo uma resposta reflexa anormal (Maier *et al.*, 2008; Weidner *et al.*, 2001; Raineteau e Schwab, 2001)

- Modificações no papel das vias descendentes: as vias que descendem desde o tronco cerebral, como os tratos reticuloespinal, vetibuloespinal, tectoespinal e rubroespinal, podem ser progressivamente recrutadas logo após uma perda da via corticoespinal. Não obstante, sua ação excitatória sobre os neurônios motores espinais é menos seletiva que no caso da via motora principal, acarretando diversas formas de hiperatividade muscular (Bar-On *et al.*, 2015; Li e Fransico, 2015; Trompetto *et al.*, 2014)

- Diminuição da depressão pós-ativação: a depressão pós-ativação consiste na liberação reduzida de neurotransmissores desde a fibra Ia após sua ativação repetida, o que não dependeria das vias motoras descendentes, mas de trocas intrínsecas nos neurônios implicados. Em indivíduos espásticos, esse mecanismo se apresenta diminuído em relação ao que ocorre em indivíduos sadios e intacto na etapa flácida inicial logo após lesão aguda do neurônio motor superior, começando a cessar por tempo variável quanto ao aumento do tônus. Tem-se comprovado que a disfunção desse mecanismo se apresenta em associação à imobilização provocada pelo dano do neurônio motor superior. Diante disso, um tratamento para mover o paciente e realizar exercícios reduz a hipertonia, entre outros fatores, por reativação parcial da depressão pós-ativação (Bar-On *et al.*, 2015; Trompetto *et al.*, 2014; Trompetto *et al.*, 2013; Sheean, 2008).

Mudanças nas características estruturais e funcionais do músculo

A espasticidade também depende de modificações nos tecidos moles, especificamente no músculo. Tem sido chamado de hipertonia intrínseca o conjunto de fenômenos que, associados a condições como encurtamento da fibra muscular, participam da fisiopatologia da espasticidade. Essa hipertonia intrínseca não responde à velocidade de estiramento, mas interage com a hipertonia espástica (Trompetto *et al.*, 2014).

Sabe-se que o músculo sofre trocas por aumento ou redução de estímulos mecânicos ou elétricos (Dias *et al.*, 2013; Foran *et al.*, 2005), visto que é suficientemente plástico para variar seu fenótipo segundo modelos de sobrecarga ou uso reduzido (Barrett e Lichtwark, 2010; Foran *et al.*, 2005; Lieber *et al.*, 2004). Em animais, tem-se observado que o número de sarcômeros diminui precocemente e aumenta na proporção do tecido conectivo muscular logo após imobilização do músculo em estado de encurtamento, produzindo maior resistência passiva mediante deslocamentos articulares e aumentando as descargas fusais e sua sensibilidade frente ao estiramento. É possível que em seres humanos esse mesmo fenômeno ocorra em condições espásticas (Trompetto *et al.*, 2014).

As mudanças no músculo espástico afetam tanto suas propriedades ativas como passivas e podem ser classificadas segundo sua apresentação em nível macro ou microscópico. Alguns parâmetros a serem considerados incluem longitude das fibras e fascículos musculares, área de secção transversal do músculo, volume e longitude muscular, capacidade de deformação do fascículo, entre outros (Li e Francisco, 2015; Dias *et al.*, 2013; Smith *et al.*, 2011; Foran *et al.*, 2006; Foran *et al.*, 2005; Lieber *et al.*, 2004). Todas essas alterações devem ser consideradas nos diferentes cenários da espasticidade de acordo com a doença e a idade do paciente afetado (Ranatunga, 2011).

Lamentavelmente, por problemas metodológicos e pela dificuldade em realizar experimentos com os músculos de pacientes, os trabalhos publicados que apontam as modificações macro e microscópicas não são totalmente confiáveis, seja em virtude da seleção de indivíduos de diferentes idades ou condições neurológicas, da análise de músculos distintos afetados pela espasticidade, do uso de técnicas indiretas de avaliação ou porque os modelos animais não são apropriadamente equiparáveis aos modelos humanos (Barrett e Lichtwart, 2010; Foran *et al.*, 2005). Isso faz com que os resultados apresentem elevada inconsistência (Smith *et al.*, 2011; Barrett e Lichtwart, 2010; Foran, *et al.* 2006). Por outro lado, os músculos mais estudados têm sido os da extremidade inferior, como, por exemplo, gastrocnêmios, isquiotibiais e retofemoral (Barrett e Lichtwart, 2010). Mais recentemente surgiram informações sobre músculos espásticos da extremidade superior (De Bruin *et al.*, 2014).

Outro tecido mole que pode sofrer modificações devido à espasticidade é o tendão, mas ainda há poucos estudos sobre isso (Li e Francisco, 2015; Bar-On *et al.*, 2014; Gao *et al.*, 2011).

Aspectos clínicos

A espasticidade não se apresenta de maneira isolada. É um componente a mais da síndrome do neurônio motor superior ou síndrome piramidal, que corresponde ao conjunto de sinais observados logo após um dano a esse neurônio e pode demorar dias ou meses para instalar-se (Brashear e Elovic, 2011). Essa síndrome manifesta-se por sinais e sintomas negativos e positivos. Os negativos aparecem precocemente depois da lesão e incluem parestesia, hipotonia, hiporreflexia osteotendínea, perda do controle motor seletivo, redução da destreza do movimento e outros. Os positivos, em geral, caracterizam-se por hiperatividade muscular e apresentam-se mais tardiamente durante a evolução pós-lesão: espasticidade, hiper-reflexia osteotendínea, clônus, espasmos flexores e extensores, cocontrações, distonia espástica, sincinesia, sinal de Babinski e reação positiva de suporte (Trompetto *et al.*, 2014; Bavikatte e Gaber, 2009; Merello, 2008). A espasticidade afeta fundamentalmente os músculos antigravitacionais, em especial os flexores na extremidade superior e os extensores na inferior, distribuição justamente oposta à de apresentação da paresia (Thibaut *et al.*, 2013; Gómez-Esteban e Zarranz, 2013; Sanger *et al.*, 2003).

Para confirmar a espasticidade em um paciente, deve-se identificar um fenômeno de velocidade-dependência chamado sinal do canivete. Velocidade-dependência, como mencionado anteriormente, refere-se ao aumento da resistência e do tônus no estiramento muscular passivo à medida que a velocidade de movimento também aumenta.

A espasticidade deve ser distinguida de outras manifestações positivas da síndrome do neurônio motor superior. A hiperexcitabilidade do reflexo de estiramento produz espasticidade, mas também hiper-reflexia e clônus. Por outro lado, o aumento da excitabilidade do reflexo fisiológico de retirada explica os espasmos e o automatismo que se observam especialmente em indivíduos com lesões espinais. Reflexos primitivos que se apresentam ao nascer e posteriormente são suprimidos pelo amadurecimento das vias motoras dão origem ao sinal de Babinski e à reação positiva de suporte,

sendo o primeiro de origem cutânea e o segundo um reflexo proprioceptivo (Trompetto *et al.*, 2014; Sheean e McGuire, 2009).

As outras manifestações positivas da síndrome do neurônio motor superior não se baseiam em reflexos espinais mal processados, mas em alterações de estímulos motores eferentes. Por exemplo, as cocontrações consistem em uma ativação simultânea de agonistas e antagonistas por perda da inibição recíproca. Normalmente a ação motora voluntária ativa o agonista e bloqueia o antagonista por meio de um sistema de inibição mediado por um interneurônio Ia. Todavia, em lesões de neurônio motor superior, esse mecanismo não ocorre, o que provoca contração simultânea dos músculos opostos que envolvem uma articulação, impedindo a geração de força e bloqueando a tentativa de movimentos voluntários (Trompetto *et al.*, 2014; Thibaut *et al.*, 2013; Satkunam, 2003).

As sincinesias correspondem a reações involuntárias por ativação de músculos paréticos durante o movimento voluntário com músculos não afetados pelo quadro espástico. Afetam grupos musculares localizados ou todos os músculos de uma extremidade segundo o tamanho do segmento comprometido. Dessa maneira, podem classificar-se em sincinesias de imitação, de coordenação ou globais. Exemplo clássico é um hemiplégico quando faz esforço com sua extremidade superior sadia e observa-se que a extremidade afetada adquire postura de flexão dos dedos, do punho e do cotovelo, além de elevação do ombro. Essas reações também podem ocorrer durante situações involuntárias como tossir, espirrar ou bocejar (Trompetto *et al.*, 2014; Ivanhoe e Reistetter, 2004).

A distonia espástica ou hipertonia distônica é a contração tônica de um músculo ou grupo muscular quando o indivíduo se encontra em repouso e associa-se à impossibilidade de relaxar os músculos afetados, ocasionando posições sustentadas nas extremidades comprometidas, com padrão de flexão nas superiores e de extensão nas inferiores. Esse fenômeno seria mediado por um padrão anormal de impulsos eferentes de origem supraespinal e não induzido pelo estiramento muscular, "engatilhando-se" na tentativa de alongamento de um músculo. Tende a ceder com alongamentos prolongados (Trompetto *et al.*, 2014; Thibaut *et al.*, 2013; Sheean, 2009). Assim, a hipertonia é detectada em baixa velocidade de movimento e tipicamente não evidencia velocidade-dependência, tampouco sinal do canivete. Ao liberar o segmento que foi movimentado, este revela a tendência de retornar à posição inicial (Sanger *et al.*, 2003).

É preciso considerar que a hipertonia espástica e a distônica são duas das várias formas de hipertônus e podem estar associadas a lesões em diversos locais do sistema nervoso central. O exame clínico geralmente possibilita identificar adequadamente os diferentes tipos de transtornos de tônus e diferenciá-los entre si. Vale lembrar que muitas lesões neurológicas não são apenas piramidais e podem afetar estruturas distintas, produzindo um quadro clínico com variadas alterações de tônus (Ivanhoe e Reistetter, 2004; Sanger *et al.*, 2003).

Outra forma de hipertônus que deve ser diferenciada da hipertonia espástica e da distônica é a hipertonia rígida ou extrapiramidal. Também conhecida como rigidez em tubo de chumbo, é de origem extrapiramidal consecutiva a lesões nigroestriadas que produzem resistência durante todo movimento passivo de uma articulação. É detectada em baixa velocidade de estiramento, e não quando há velocidade-dependência ou o fenômeno de engate. Ao liberar o segmento, este não mostra qualquer tendência particular a voltar para a posição inicial e, ao agregar-se algum tipo de vibração, manifesta-se o sinal da roda denteada (Agundez e Zarranz, 2013; Kheder *et al.*, 2012; Sanger *et al.*, 2003). Por outro lado, a paratonia é uma resistência variável segundo a velocidade do movimento em qualquer sentido em que se execute, como se o paciente se opusesse a ele, mostrando-se diretamente proporcional à força empregada pelo examinador. Por isso, é conhecida também como rigidez de oposição. Indica lesões frontais pré-motoras e é frequente em processos de demência (Agundez e Zarranz, 2013; Hobbelen *et al.*, 2006).

A espasticidade é um fenômeno altamente variável, com apresentação que pode diferir de um paciente para outro, ainda que exibam o mesmo dano no sistema nervoso central. A lesão por si só não prediz a intensidade nem o impacto que terá no final (Brashear e Elovic, 2011); porém, a espasticidade provocada pode alterar-se no mesmo dia ou a longo prazo. Sendo assim, pode variar ou aumentar frente a diversas situações, tanto de origem fisiológica como psicológica (Li e Francisco, 2015; Brashear e Elovic, 2011; Nair e Marsden, 2014; Thompson *et al.*, 2005).

Os fatores gerais que podem aumentar a espasticidade são:

- Estado de vigília
- Tipo de atividade
- Postura
- Ansiedade
- Estado anímico
- Dor
- Estímulos não nociceptivos
- Imobilização prolongada
- Fatores climáticos.

Não obstante, muitos desses fatores vêm sendo reavaliados e alguns claramente se associam a hipertônus espástico maior. Outros demandam mais estudos em diferentes tipos de pacientes com causas distintas de espasticidade (Phadke *et al.*, 2013). De todos esses fatores, os nociceptivos são os mais relevantes e frequentes, pois em geral implicam inflamação, lesão tissular ou estímulos mecânicos persistentes. A existência de algum deles produz alteração nas manifestações habituais do tônus em pacientes com condição estável, provocando piora da espasticidade, fenômeno conhecido como espinha irritativa, particularmente destacável em pacientes com lesão medular (Li e Francisco, 2015; Nair e Marsden, 2014; Thompson *et al.*, 2005; Esclarín *et al.*, 2002).

Os fatores nociceptivos que aumentam a espasticidade são:

- Infecção urinária
- Litíase renal
- Infecções respiratórias
- Lesões ungueais
- Úlceras de pressão
- Distensão de vísceras
- Gastrite/úlcera péptica
- Constipação intestinal/fecaloma
- Patologia anal
- Lesões de tecidos moles
- Luxações/fraturas
- Trombose venosa profunda
- Eventos cirúrgicos
- Roupas apertadas.

A espasticidade é uma fonte de comprometimento funcional e morbidade para o paciente. Devido a seus efeitos deletérios, nem sempre é completamente prejudicial. Há efeitos que poderiam ser benéficos para o afetado. Assim, é necessário ponderar o impacto final da hipertonia espástica em um caso específico antes de buscar estratégias terapêuticas para reduzi-la (Kheder *et al.*, 2012; Bavikatte e Gaber, 2009; Satkunam, 2003; Adams *et al.*, 2007). De especial consideração são os efeitos danosos no paciente pediátrico, pois, diferentemente do adulto, não completou seu desenvolvimento musculoesquelético. Em nenhuma criança as consequências ortopédicas finais por carga normais derivadas da espasticidade são muito relevantes. Alterações como distúrbio dos braços de alavanca e interferência do crescimento são efeitos danosos de alto impacto para crianças (Theologis, 2013; Gage e Schwartz, 2009). Na Tabela 8.1 estão listados os efeitos prejudiciais e os benéficos que induzem o hipertônus espástico.

A espasticidade pode ter extensão variável, desde o acometimento de alguns grupos musculares até uma manifestação global. Desse modo, são identificados três tipos de comprometimento: focal, regional ou segmentado e generalizado (Grupo SERMEF, 2010; Vivancos *et al.*, 2007; Rodda e Graham, 2001). Mesmo assim, o quadro espástico geralmente ocorre de maneira típica nas extremidades superiores e inferiores mediante padrões característicos, cada um envolvendo músculos específicos (Thibaut *et al.*, 2013; Merello, 2008). Os padrões mais frequentes de apresentação constam na Tabela 8.2. A correta identificação da forma de hipertônus espástico e os padrões predominantes são fundamentais para a seleção posterior da estratégia terapêutica.

Avaliação e diagnóstico

A espasticidade é habitualmente fácil de reconhecer, e sua codificação é complexa. Por isso, alguns autores consideram sua metodologia de medição insuficiente (Malhotra *et al.*, 2009). Isso se deve ao grande número de escalas clínicas em uso e à sua subjetividade, à discrepância entre o avaliado e o declarado pelo paciente e o que o examinador encontra ao aplicar os métodos comuns de avaliação, ao caráter altamente variável da espasticidade, à escassa correlação entre as medidas neurofisiológicas e o grau de hipertonia, às dificuldades que surgem por falta de uma definição e sua incorreta ponderação no contexto dos sinais positivos da síndrome do neurônio motor superior, entre outros fatores (Gómez-Soriano *et al.*, 2012; Platz *et al.*, 2005). Entretanto, com adequada avaliação e quantificação, surgem estratégias terapêuticas eficientes, tornando-se necessário administrar corretamente as alternativas de evolução da espasticidade e reconhecer suas vantagens e limitações (Gómez-Soriano *et al.*, 2012; Rekand, 2010).

Existem diversos métodos de avaliação para medir tanto a espasticidade como os resultados de seu tratamento (Biering-Sørensen, 2006). Para efeitos práticos, esses métodos se classificam em: clínicos, biomecânicos e eletrofisiológicos (Gómez-Soriano *et al.*, 2012). Entretanto, é necessário ter ciência de que a

Tabela 8.1 Efeitos prejudiciais e benéficos da espasticidade.

Efeitos prejudiciais	Efeitos benéficos
Limitação da amplitude de movimento articular	Redução da perda de massa muscular
Dor muscular ou articular	Redução da perda de massa óssea por efeito mecânico sobre o osso
Interferência nas atividades básicas e instrumentais da vida diária	Aumento das demandas metabólicas, da circulação sanguínea e da função respiratória
Perda involuntária de conteúdo da bexiga e do intestino	Contribuição ao autocuidado em rotinas como alívio de pressão sobre pontos ósseos e esvaziamento da bexiga e do intestino
Dificuldade em executar atividades como: dormir, ter relação sexual, mudar de posição, permanecer sentado ou em pé, transferir-se de um lugar para o outro etc.	Contribuição ao desenvolvimento de funções motoras como pegar objetos, transferir-se de um lugar para o outro e deambular com órtese
Lesões de pele e aumento do risco de escaras	Alarme frente a problemas agudos em regiões do corpo sem sensibilidade
Intolerância ao uso de órtese ou a elementos de posicionamento	
Aumento nos custos de tratamento por necessidade de medicamentos	
Interrupção do crescimento nas crianças	
Distorção da imagem corporal	

72 Bandagem Terapêutica

Tabela 8.2 Padrões de apresentação da espasticidade.

Extremidades superiores	Extremidades inferiores
Ombro em adução e rotação interna	Quadril em flexão e em adução
Cotovelo em flexão	Joelhos em extensão
Antebraço em pronação	Joelhos em flexão
Punho em flexão	Pé equinovaro
Mão fechada	Pé valgo
Polegar empalmado	Hálux em extensão

espasticidade é só um problema específico dentro da complexa realidade biopsicossocial do paciente. Por isso, a metodologia de avaliação deve ser integral e reger-se segundo a visão da Classificação Internacional de Funcionalidade (CIF) (Herrera-Castanedo *et al.*, 2008), considerando a espasticidade como uma alteração não só na dimensão referente a estruturas e funções corporais, como também na atividade e participação, de acordo com fatores ambientais e pessoais.

Métodos clínicos

São os mais utilizados na prática da reabilitação. Incluem escalas ordinárias, administradas por um avaliador clínico ou mesmo pelo paciente. Em geral, são rápidas de executar. Apresentam um componente subjetivo que afeta sua confiabilidade, por isso sua reprodutibilidade é limitada para realizar comparações entre diferentes pacientes e examinadores. Por outro lado, não diferenciam aspectos neuronais de não neuronais da espasticidade e só refletem o momento particular dessa condição, não o seu comportamento ao longo do tempo. Apontam somente um aspecto específico da condição espástica, e não todo o repertório de sinais e sintomas (Gómez-Soriano *et al.*, 2012; Platz *et al.*, 2005). Os métodos clínicos podem ser orientados para avaliar o tônus e outros fenômenos clínicos relacionados com a síndrome do neurônio motor superior (espasmos, reflexos osteotendíneos e clônus, controle motor seletivo, entre outros), além do efeito sobre a amplitude articular e a postura e o impacto da espasticidade sobre atividades funcionais (Platz *et al.*, 2005; Rekand, 2010). Ainda assim, é importante medir o manejo da espasticidade (Grupo SERMEF, 2010).

Escala de Ashworth e escala de Ashworth modificada

A escala de Ashworth original foi descrita em 1964 para classificar os efeitos de um fármaco antiespástico sobre o tônus na esclerose múltipla (Ashworth, 1964). Concebida como uma avaliação subjetiva com graduação entre 0 e 4, baseia-se na mobilização manual realizada pelo examinador de uma extremidade do paciente em sua amplitude articular total possível e na consequente percepção da resistência que oferece o músculo ao ser estirado passivamente. É a escala mais utilizada (Gómez-Soriano *et al.*, 2012); contudo, suas limitações relacionadas com seu desenho conceitual, sua validade e confiabilidade suscitam reserva para alguns autores que recomendam cautela ao interpretar os resultados (Fleuren *et al.*, 2010). Posteriormente, em 1987, foi criada uma nova versão, ou escala de Ashworth modificada (EAM) (Tabela 8.3), em que o grau 1 se subdividiu em dois, segundo a resistência percebida no final do arco do movimento (grau 01) ou durante a metade final do teste (grau 01+) (Bohannon, 1987). Essa versão tem se mostrado uma ferramenta confiável nos estudos da espasticidade de cotovelo e punho (Bohannon e Smith, 1987; Ansari *et al.*, 2008), mas de menor confiabilidade nos casos de membros inferiores (Sloan *et al.*, 1992). Ainda com relação à confiabilidade, os resultados têm sido muito variáveis de acordo com a articulação avaliada e a doença de base (Craven e Smith, 2010; Blackburn *et al.*, 2002; Haas *et al.*, 1996). Mais recentemente, apresentou-se uma nova versão da EAM denominada EAM modificada ou EAMM, cujas propriedades clinimétricas têm sido estudadas para a espasticidade de extremidades inferiores, com resultados promissores (Ghotbi *et al.*, 2011).

Capítulo 8 | Bandagem Terapêutica em Neurologia

Tabela 8.3 Escala de Ashworth modificada (EAM).

Grau	Descrição
0	Sem aumento do tônus muscular
1	Aumento ligeiro do tônus muscular, manifestado por resistência mínima ao final do movimento de flexão ou extensão
1+	Aumento ligeiro do tônus muscular, manifestado por resistência mínima no restante (menos da metade) da amplitude de movimento
2	Aumento mais pronunciado do tônus muscular na maior parte da amplitude do movimento, mas a parte mais afetada se move com facilidade
3	Aumento considerável do tônus muscular, movimento passivo difícil
4	A parte afetada está rígida em flexão ou extensão

Tabela 8.4 Escala de Tardieu.

Grau	Descrição
0	Sem resistência durante a amplitude do movimento
1	Ligeira resistência durante a amplitude do movimento, não evidente em um ângulo preciso
2	Resistência evidente em um ângulo preciso, interrompendo o movimento passivo, seguido pela interrupção da resistência
3	Clônus esgotável durante menos de 10 segundos quando o estiramento é mantido e aparecendo em ângulo preciso
4	Clônus inesgotável durante mais de 10 segundos quando o estiramento é mantido e aparecendo em ângulo preciso
5	Articulação não mobilizável

Escala de Tardieu

É uma escala mais antiga que a de Ashworth (Tardieu *et al.*, 1954) (Tabela 8.4), que se propõe como alternativa para avaliar o tônus posteriormente a esta última e que apresenta versões mais recentes modificadas (Boyd e Graham, 1999). De caráter ordinal, baseia-se na resposta do músculo ao alongamento, considerando quatro variáveis da reação muscular: intensidade, duração, velocidade de estiramento e ângulo de reação.

Durante a prova, mede-se desde a primeira resistência com estiramento muscular rápido (R1) a um ponto de resistência final ao estiramento com velocidade lenta (R2), que é o máximo da amplitude articular possível. A diferença entre R1 e R2 é uma medição muito importante: se ampla, indica existência de um componente muscular dinâmico; se pequena, indica contratura muscular.

Esse elemento diferencial tem se destacado como vantagem fundamental (Patrick e Ada, 2006). É uma escala muito sensível, comparada a outras, para detectar mudanças depois das aplicações de toxina botulínica (Haugh *et al.*, 2006). Para ela têm sido encontrados valores aceitáveis de reprodutibilidade intra e interobservador, em especial com treinamento prévio para o seu uso (Waninge *et al.*, 2011; Singh *et al.*, 2011; Gracies *et al.*, 2010). Ainda que seja de fácil aplicação, exige um pouco mais de tempo que a EAM (Grupo SERMEF, 2010).

Escala de Oswestry

É uma variação ordinal que mede o estado e a distribuição do tônus muscular aliados à qualidade dos movimentos isolados (Goff, 1976). A função se avalia segundo o grau do movimento, podendo ser útil ou inútil. Também se considera a influência da postura, dos reflexos do tronco cerebral e dos reflexos medulares sobre o tônus. Recentemente tem-se identificado sua relação com o estado da independência funcional em crianças com paralisia cerebral (Jover-Martínez *et al.*, 2015).

Escala do tônus adutor do quadril

É um instrumento dirigido para avaliar o tônus muscular em um grupo específico de músculos: os adutores do quadril. É de tipo ordinal e de pontuação que depende da facilidade do movimento passivo do quadril até a abdução (Snow *et al.*, 1990). Em uma publicação recente, identificou-se também sua relação com a independência funcional de crianças com paralisia cerebral (Jover-Martínez *et al.*, 2015).

Escala australiana de avaliação da espasticidade

Também conhecida como ASAS (do inglês *Australian Spasticity Assessment Scale*), foi realizada como parte de uma avaliação do tônus em crianças com formas espásticas de paralisia cerebral. É uma medida ordinal baseada

74 Bandagem Terapêutica

na percepção da resistência durante o estiramento muscular passivo com um movimento rápido e a resistência detectada logo deste ponto para o máximo de amplitude que possibilite articulação (Love, 2007).

Ferramenta de avaliação da hipertonia

Conhecida como HAT (do inglês Hypertonia Assessment Tool), é um instrumento criado para avaliar e diferenciar os tipos de hipertonia em crianças (Jethwa *et al.*, 2010). Compreende sete itens: dois para espasticidade, dois para rigidez e três para distonia. Cada um se cataloga com *sim* ou *não*. Basta um *sim* para confirmar a existência desse tipo de hipertonia, em particular, nas extremidades examinadas. Entretanto, essa ferramenta apresenta algumas limitações em seu uso associadas à metodologia aplicada para detectar as diferentes formas de hipertônus em crianças (Albright e Anchews, 2010).

Escalas de espasmos

São ferramentas que medem a frequência de espasmos segundo sua periodicidade. Os intervalos são frequentes na condição espástica, especialmente quando é de origem medular. A escala original é de 1989 e é conhecida como escala de Penn (Penn *et al.*, 1989) (Tabela 8.5). Sua reprodutibilidade é moderada e tem correlação com as funcionalidades de indivíduos com lesão medular, ainda que sua correlação com a espasticidade observada no paciente seja muito baixa (Gómez-Soriano *et al.*, 2012). Outra escala similar é de desenvolvimento posterior, que considera os espasmos ao longo de 1 dia (Snow *et al.*, 1990) (Tabela 8.6).

Escala NINDS de reflexos

Aponta para o outro componente da síndrome do neurônio motor superior – a hiper-reflexia. Foi elaborada pelo National Institute of Neurological Disorders and Stroke (NINDS) e avalia as respostas do reflexo miotático entre 0 e 4 (Hallet, 1993). Alguns estudos indicam boa confiabilidade intraobservador, mas moderada em nível interobservador (Litvan *et al.*, 1996).

Escala SCATS de reflexos

É uma escala recente. A Spinal Cord Assessment Tool for Spastic Reflexes ou SCATS, que ainda não está validada, serve para medir as respostas reflexas em pacientes portadores de

Tabela 8.5 Escala de espasmos de Penn.

Grau	Descrição
0	Sem espasmo
1	Espasmos induzidos por estimulação
2	Espasmos espontâneos infrequentes que ocorrem menos de 1 vez por hora
3	Espasmos espontâneos infrequentes que ocorrem mais de 1 vez por hora
4	Espasmos que ocorrem mais de 10 vezes por hora

Tabela 8.6 Escala de espasmos de Snow.

Grau	Descrição
0	Sem espasmo
1	Um espasmo ou menos ao dia
2	Entre 1 e 5 espasmos ao dia
3	Entre 5 e 9 espasmos ao dia
4	10 ou mais espasmos ao dia

lesão medular considerando três componentes: clônus, espasmos flexores e extensores. Com essa escala, busca-se obter um quadro global do estado espástico do indivíduo (Benz *et al.*, 2005).

Estratégias de avaliação clínica orientadas pelas alterações físicas

Ferramentas adicionais de avaliação clínica apontam os efeitos da espasticidade sobre as amplitudes articulares quando há sinais neuro-ortopédicos que indicam comprometimento de articulações e músculos específicos, até mesmo a dor derivada da espasticidade e outros sinais negativos e positivos que se associam à espasticidade como componente da síndrome do neurônio motor superior.

As amplitudes articulares de movimento podem ser avaliadas por medições de distâncias particulares entre estruturas ósseas, como, por exemplo, entre a patela e o tornozelo, ou por meio de numerosas metodologias goniométricas tanto convencionais como digitais (Grupo SERMEF, 2010). O ideal é a adoção de uma ferramenta única de consenso, e alguns autores promovem o uso do método do "zero neutro" como tal instrumento (Gerhardt e Rondinelli, 2001).

Os sinais neuro-ortopédicos avaliam padrões e músculos específicos, determinando se há espasticidade, situações de encurtamento muscular ou comprometimento articular. São utilizáveis tanto em adultos como em crianças. Dentre os mais conhecidos, podem-se mencionar os sinais e provas de Thomas (Magee, 2014), Duncan-Ely (Marks *et al.*, 2003), Ober (Arroyo *et al.*, 2009), Phelps (Magee, 2014) e Silfverskiöld (Singh, 2013), além da medição do ângulo poplíteo (Magee, 2014). Também nesse âmbito é possível contar com classificações para segmentos específicos, tais como a de Zancolli para o punho (Zancolli, 2003) e a de House para o polegar (House *et al.*, 1981).

Por outro lado, a dor provocada pela espasticidade pode ser quantificada com algumas das numerosas escalas criadas para tal efeito, sendo mais divulgada a escala visual analógica (EVA) (Hawker *et al.*, 2011).

Para ter uma visão completa do paciente espástico, também devem ser avaliados outros elementos da síndrome do neurônio motor superior, como a força muscular (MRC, 1978) e o controle motor seletivo, em especial em crianças (Trost, 2009).

Estratégias e escalas que medem o impacto funcional da espasticidade

Existe um grande número de escalas de avaliação das repercussões da espasticidade sobre a esfera funcional. Algumas estão estruturadas em forma de questionário, e sua principal vantagem é demonstrar o ponto de vista do paciente, possibilitando o conhecimento dos sintomas que mais interferem em seu cotidiano. Elas ajudam a detectar aspectos benéficos da espasticidade, que contribuem para a identificação do momento de definição de uma estratégia terapêutica. Podem-se mencionar os seguintes aspectos:

- Escala de avaliação da espasticidade Santa Casa: avalia a espasticidade de acordo com as dificuldades produzidas na vida diária. Tem revelado boa reprodutibilidade e confiabilidade em pacientes hemiparéticos (Pavan *et al.*, 2010)
- Escala PRISM: avalia o impacto da espasticidade em pacientes portadores de lesão medular, ponderando aspectos prejudiciais e benéficos (Cook *et al.*, 2007). Como ferramenta, apresenta boa confiabilidade e validade (Gómez-Soriano *et al.*, 2012)
- Escala de avaliação de tônus: é conhecida como TAS (do inglês Tone Assessment Scale).

Por meio de um questionário de 12 itens, avalia o efeito da hipertonia sobre a postura e o relaxamento, a resposta do movimento passivo e a existência de reações associadas. Alguns dos seus aspectos têm sido criticados (Gregson *et al.*, 1999)
- Escala MSSS-88: considerando 88 itens, foi criada como ferramenta específica para medir o impacto da espasticidade em pacientes com esclerose múltipla (Hobart *et al.*, 2006)
- Escala SCISET: também é uma ferramenta específica, mas nesse caso para a lesão medular. Avalia o impacto tanto prejudicial como benéfico da espasticidade sobre a vida diária nessa condição (Benz *et al.*, 2005)
- Pontuação de Rekand para espasticidade e incapacidade: considera diferentes dimensões de impacto da espasticidade para a tomada de decisões terapêuticas, como independência nas atividades de vida diária, funções de higiene pessoal, marcha, transferência de cadeira para cadeira e de cama para cadeira, manuseio do vestuário, uso de ajudas técnicas, nível de dor, intensidade da espasticidade, existência de distonia e espasticidade (Rekand, 2010).

Outras estratégias de avaliação do impacto funcional da espasticidade podem ser classificadas segundo o âmbito que se deseja considerar. As dimensões funcionais que habitualmente interessam medir se relacionam com a força e a destreza do membro superior, a marcha e o equilíbrio, a ponderação do déficit motor global e a limitação funcional global (Grupo SERMEF, 2010). A Tabela 8.7 indica alguns exemplos.

Na população pediátrica, as dimensões funcionais a serem avaliadas são similares, agregando-se avaliações dirigidas ao desenvolvimento motor e ferramentas orientadas a condições específicas como a paralisia cerebral, também com base nas dimensões da CIF (APTA, 2012). Alguns exemplos desses instrumentos são:

- Gross Motor Functional Measure (GMFM)
- Gross Motor Functional Classification System (GMFCS)
- Functional Mobility Scale (FMS)
- Manual Ability Classification System (MACS)
- Bimanual Fine Motor Function (BMFM)
- Quality of Upper Extremity Skills Test (QUEST)

Tabela 8.7 Exemplos de estratégias para avaliar a função segundo diversas dimensões.

Força e destreza do membro superior	Grasp Dynamometer Testing Manual Muscle Testing The Tufts Assessment of Motor Performance (TAMP) The Perdue Pegboard Test The 9-Hole Peg Test Jebsen Taylor Hand Function Test Frenchay Arm Test
Marcha e equilíbrio	Timed Ambulation Timed Up and Go Test Ambulation Index Funccional Ambulation Classification Berg Balance Scale Analisis Instrumentado de la Marcha
Escalas de déficit motor global	Brunnstrom Stroke Scale Fugl-Meyer Evaluation of Physical Performance Rivermead Stroke Scale Toronto Stroke Scale Motricity Index and Trunk Control Test
Limitação funcional global	Medida da Independência Funcional (MIF) Índice de Barthel

- Assisting Hand Assessment (AHA)
- Melbourne Assessment 2 (MA2)
- Shriners Hospital for Children Upper Extremity Evaluation (SHUEE)
- Bruininks-Oseretsky Test of Motor Proficiency – 2nd ed. (BOT-2)
- Alberta Infant Motor Scale (AIMS)
- Pediatric Evaluation of Disability Inventory (PEDI)
- Peabody Developmental Motor Scales – 2nd ed. (PDMS-2)
- Bayley Scales of Infant and Toddler Development – 3rd ed. (Bayley-III)
- Functional Independence Measure for Children (WeeFIM)
- Canadian Occupational Performance Measure (COPM)
- Child Health Assessment Questionnaire (CHAQ)
- Gillette Functional Assessment Questionnaire (Gillette FAQ).

Adicionalmente, é importante mencionar a avaliação da condução dos objetivos de tratamento, assim como medir os resultados de um plano de intervenção. Considerando que as metas terapêuticas podem diferir muito de um paciente para outro e que não existe uma medida única que reflita os benefícios do tratamento em todos os casos, a ideia é aplicar uma ferramenta que meça o ganho das metas para cada indivíduo. A Goal Attainment Scaling (GAS) é uma escala que tem mostrado cumprir esse papel no contexto do manuseio da espasticidade e no cenário geral da reabilitação (Turner-Stokes *et al.*, 2010; Turner-Stokes, 2009). Finalmente, no contexto clínico, devem ser agregadas avaliações orientadas da qualidade de vida do paciente e de seu cuidador (Grupo SERMEF, 2010).

Métodos biomecânicos

As medidas biomecânicas da espasticidade oferecem informação objetiva e reprodutível que é útil no contexto da investigação e avaliação de um tratamento. Estão baseadas em dados laboratoriais e proporcionam um exame mais preciso do movimento passivo que escalas clínicas tradicionais, apesar de não existirem protocolos de consenso geral. Todavia, à semelhança das escalas clínicas, tampouco diferenciam necessariamente os componentes neurais dos não neurais da espasticidade e relatam somente uma impressão momentânea dessa condição, sem considerar seu comportamento a longo prazo. Outra desvantagem é que são demasiadamente analíticas quanto à articulação e ao plano de movimento examinado, não informando outros sinais como espasmos, clônus e hiper-reflexia. Adicionalmente, a instrumentalização requerida para sua execução e análise de dados distancia essas técnicas da prática clínica diária (Gómez-Soriano *et al.*, 2012;

Biering-Sørensen *et al.*, 2006; Wood *et al.*, 2005). Os principais métodos biomecânicos de avaliação da espasticidade são:

- Dinamometria isocinética
- Dinamometria de mão
- Teste de pêndulo ou teste de Wartenberg
- Avaliação cinemática e cinética em sistemas de análise do movimento.

Métodos eletrofisiológicos

A avaliação neurofisiológica se sustenta no registro da atividade elétrica do músculo por meio de um exame de eletromiografia, empregando técnicas que aplicam um estímulo mediante métodos elétricos, mecânicos, proprioceptivos ou cutâneos que registram a resposta reflexa evocada sobre o sistema neuromuscular (Gómez-Soriano *et al.*, 2012; Biering-Sørensen *et al.*, 2006). Tem a vantagem de ser objetiva e de estar de acordo com a definição da espasticidade. Não obstante, esses métodos são muito variáveis, já que dependem de fatores metodológicos e de implementação, como colocação dos eletrodos, posição do paciente, atividade muscular basal e número de edições registradas, entre outros. Sendo assim, devem ser desenvolvidos em laboratório que os distancie da clínica, carecem de protocolos de consenso e mostram somente um aspecto transitório do fenômeno espástico, e não seu comportamento a longo prazo. Por outro lado, combinados com os métodos mecânicos, podem ser muito úteis para avaliar os mecanismos fisiopatológicos da espasticidade (Gómez-Soriano *et al.*, 2012; Biering-Sørensen *et al.*, 2006; Voerman *et al.*, 2005).

Os principais métodos neurofisiológicos de avaliação da espasticidade são:

- Reflexo H
- Relação amplitude reflexo H/amplitude onda M
- Relação amplitude onda F/amplitude onda M
- Índice de inibição vibratória do reflexo H
- Reflexo tendinoso ou reflexo T
- Reflexo de estiramento
- Medição de reflexos cutâneos, medição da coativação de antagonistas.

Tratamento

O manejo terapêutico da espasticidade deve ser realizado em unidade de atenção especializada e por uma equipe multiprofissional na qual seus participantes atuem de maneira coordenada (Vivancos *et al.*, 2007). Os possíveis profissionais para esse tratamento são:

- Assistente social
- Cirurgião ortopedista
- Enfermeira
- Fisiatra
- Fonoaudiólogo
- Fisioterapeuta
- Clínico geral ou da família
- Neurocirurgião
- Neurologista
- Neuropediatra
- Ortesista
- Pediatra
- Psicólogo
- Terapeuta ocupacional.

O tratamento deve ser individualizado com objetivos consensuais entre a equipe e o paciente, a família ou seus cuidadores (Vivancos *et al.*, 2007), com expectativas realistas e metas terapêuticas bem desenhadas com o método SMART (Bovend'Eert *et al.*, 2009). Esse método pode ser empregado em diferentes cenários terapêuticos da reabilitação e propõe que o plano de intervenção se baseie em metas específicas, mensuráveis, alcançáveis, orientadas para resultados e aplicadas em períodos bem definidos. Mesmo assim, é de extrema importância contar com mecanismos de acompanhamento e monitoramento durante todo o processo terapêutico para assegurar-se de seu cumprimento e ajustar os objetivos, se necessário (Bavikatte e Gaber, 2009).

Os objetivos de um tratamento da espasticidade são múltiplos e, em geral, podem classificar-se em funcionais e não funcionais. Estes últimos estão relacionados com a qualidade de vida. Na Tabela 8.8 são apresentados exemplos dessas metas terapêuticas. As estratégias disponíveis também são numerosas, todas com diversos graus de recomendação e evidências na literatura especializada (Vivancos *et al.*, 2007). Por outro lado, uma vez que o comprometimento causado pela espasticidade pode ter extensão variável, as medidas terapêuticas devem considerar se o problema é focal, regional ou generalizado (Stevenson *et al.*, 2006). A Figura 8.2 apresenta um algoritmo terapêutico. Uma maneira de ordenar as estratégias de tratamento é observar se seus efeitos são locais ou gerais e reversíveis ou permanentes (Graham *et al.*, 2000).

Tabela 8.8 Metas terapêuticas para o manejo da espasticidade.

Metas funcionais
Facilitar o alcance e a preensão da mão
Facilitar o manuseio de cadeiras de rodas e as transferências
Facilitar as relações sexuais
Facilitar o cateterismo vesical intermitente
Melhorar o padrão de marcha e reduzir o gasto de energia
Melhorar o equilíbrio na posição sentada e ortostática
Facilitar o uso de órteses e adaptações em atividades funcionais
Evitar e reduzir a dor e/ou espasmos musculares
Diminuir a disfunção de tecidos moles
Evitar o distúrbio de alavancas em crianças
Diferir, simplificar ou evitar cirurgia ortopédica

Metas não funcionais
Favorecer o posicionamento em diferentes planos
Aumentar a tolerância a órtese e sistemas de sujeição a cadeira de rodas
Reduzir as complicações articulares secundárias
Reduzir o desconforto (dor, higiene etc.)
Melhorar a qualidade do sono
Facilitar o manuseio do cuidador (vestuário, banho, prevenção de patologia lombar ou de partes moles etc.)
Reduzir o risco de úlceras de pressão

Fisioterapêutico

O tratamento de reabilitação é útil tanto na espasticidade focal como na generalizada e deve ser aplicado o mais precocemente possível. É uma alternativa muito dinâmica durante o processo terapêutico do paciente e tem que acompanhar qualquer outra medida que se decida empregar (Vivancos *et al.*, 2007; Lockley e Buchanan, 2006). Inclui procedimentos de fisioterapia, terapia ocupacional, fonoaudiologia, órteses e outras técnicas. Muitas dessas medidas enfrentam o desafio de conseguir o equilíbrio entre o movimento e o posicionamento para favorecer a função, por isso sua administração deve ser bem pensada (Lockley e Buchanan, 2006).

As técnicas de fisioterapia também contribuem para reduzir os *inputs* sensoriais anormais da espasticidade e diminuir a atividade dos neurônios motores (Rekand, 2010; Gracies, 2001). Seu objetivo é interferir no tônus postural, controlar a atividade reflexa patológica, favorecer a aquisição de estados normais de desenvolvimento na criança, evitar contraturas, deformidades e posturas viciosas (Vivancos *et al.*, 2007). Incluem atividades de marcha assistida, exercícios ativos, melhora do padrão de movimento, mobilizações passivas, alongamentos, técnicas de facilitação e inibição, técnicas de relaxamento, *biofeedback*, técnicas de neurodesenvolvimento, posicionamento em cadeira de rodas, estimulação elétrica funcional e outras formas de eletroestimulação, medidas físicas de temperatura, hidroterapia, ondas de choque e ultrassom, gesso seriado, bandagem terapêutica, terapia restritiva de movimento, órteses e outros métodos (Nair e Marsden, 2014; Smania *et al.*, 2010; Bavikatte *et al.*, 2009; Vivancos *et al.*, 2007; Lockley e Buchanan, 2006; Watanabe e Gaber, 2004).

Farmacológico

O tratamento farmacológico é empregado tanto na espasticidade local como na generalizada. Os medicamentos antiespásticos se classificam segundo a via de administração e o alcance de seu efeito (Nair e Marsden, 2014; Rekand, 2010; Vivancos *et al.*, 2007).

Conclusão

A espasticidade é uma importante condição que demanda medidas clínicas e de reabilitação. Pode ocasionar efeitos negativos relevantes em diferentes tipos de pacientes neurológicos, adultos e crianças, afetando significativamente sua qualidade de vida e também a de sua família.

A avaliação desse distúrbio deve ser efetuada segundo um critério que aborde diversas dimensões do funcionamento humano, enquanto o manejo terapêutico deve ser realizado em unidades especializadas por equipe multiprofissional que atue com enfoque no tratamento personalizado e realista do problema. Para tratar a espasticidade, podem-se eleger algumas das numerosas opções terapêuticas disponíveis, de acordo com sua magnitude e extensão e as metas almejadas, considerando as vantagens e desvantagens de cada um dos métodos.

Capítulo 8 | Bandagem Terapêutica em Neurologia 79

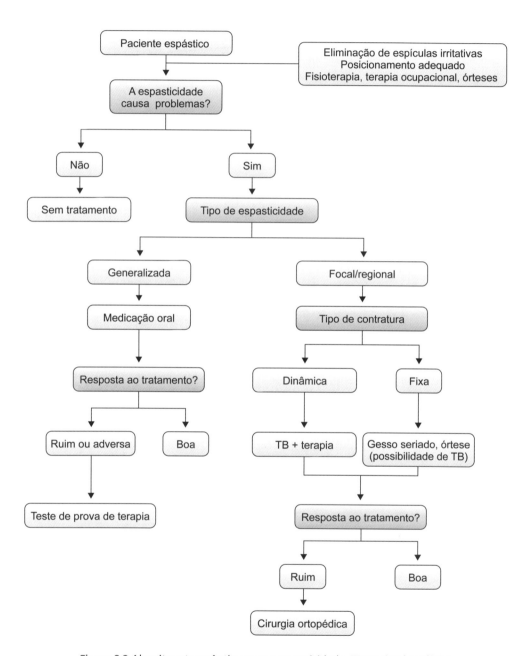

Figura 8.2 Algoritmo terapêutico para a espasticidade. TB: toxina botulínica.

Referências bibliográficas

Adams MM, Ginis KA, Hicks AL. The spinal cord injury spasticity evaluation tool: development and evaluation. Arch Phys Med Rehab. 2007; 88:1185-92.

Adams MM, Hicks AL. Spasticity after spinal cord injury. Spinal Cord. 2005; 43:577-86.

Agundez M, Zarranz JJ. Anamnesis y exploración. El método clínico neurológico. En: Zarranz JJ. Neurología. 5. ed. Barcelona: Elsevier; 2013.

Albright L, Andrews M. Development of the Hypertonia Assessment Tool (HAT). Dev Med Child Neurol. 2010; 52:407-12. doi: 10.1111/j.1469-8749.2009.03477.x.

American Physical Therapy Association (APTA) – Section on Pediatrics. List of pediatric assessment tools categorized by ICF model. 2012 [Access in 2015 jun 25]. Available in: https://pediatricapta.org/includes/fact-sheets/pdfs/13%20Assessment&screening%20tools.pdf.

Ansari NN, Naghdi S, Arab TK et al. The interrater and intrarrater reliability of the modified Ashworth Scale in the assessment of muscle spasticity: limb and muscle group effect. Neurorehab. 2008; 23:231-7.

Arroyo MO, Martín P, López E. Acortamientos musculares en miembros inferiores. In: Espinosa J, Arroyo MO, Martín P. Guía esencial de rehabilitación infantil. Madrid: Ed. Médica Panamericana; 2009.

Ashworth B. Preliminary trial of carisoprodol in multiple sclerosis. Pract. 1964; 192:540-2.

Barnes MP, Kent RM, Semlyen JK et al. Spasticity in multiple sclerosis. Neurorehab Neurol Repair. 2003; 17:66-70.

Bar-On L; Molenaers F, Arbetliën E et al. Spasticity and its contribution to hypertonia in cerebral plasy. Biomed Res Int. 2015; 2015:317047. doi: 10.1155/2015/317047.

Barrett RS, Lichtwark GA. Gross muscle morphology and structure in spastic cerebral palsy: a systematic review. Dev Med Child Neurol. 2010; 52(9):794-804.

Bavikatte G, Gaber T. Approach to spasticity in general practice. BJMP. 2009; 2(3):29-34.

Benz EN, Hornby TG, Bode RK et al. A physiologically based clinical measure for spastic reflexes in spinal cord injury. Arch Phys Med Rehab. 2005; 86:52-9.

Biering-Sørensen F, Nielsen JB, Klinge K. Spasticity assessment: a review. Spinal Cord. 2006; 44:708-22.

Blackburn M, Van Viet P, Mockett SP. Reliability of measurements obtained with the modified Ashworth Scale in the lower extremities of people with stroke. Phys Ther. 2002; 82:25-34.

Bohannon RW, Smith MB. Interrater reliability of a modified Ashworth scale of muscle spasticity. Phys Ther. 1987; 67:206-7.

Bolaños R, Arizmendi J, Calderón JL et al. Espasticidad, conceptos fisiológicos y fisiopatológicos aplicados a la clínica. Rev Mex Neuroci. 2011; 12(3):141-8.

Bovend'Eert TJH, Botell RE, Wade DT. Writing SMART rehabilitation goals and achieving goal attainment scaling: a practical guide. Clin Rehab. 2009; 23:352-61.

Boyd NR, Graham HK. Objective measurement of clinical findings in the use of botulinum toxin type A for the management of children with cerebral palsy. Eur J Neurol. 1999; 6:223-35.

Brashear A, Elovic E. Why is spasticity important? In: Brashear A, Elovic EP. Spasticity, diagnosis and management. Dem Med Publ. 2011.

Cook KF, Teal CR, Engebretson JC et al. Development and validation of Patient Reported Impact of Spasticity Measure (PRISM). J Rehab Res Dev. 2007; 44:363-71.

Craven BC, Morris AR. Modified Ashworth Scale reliability for measurements of lower spasticity among patients with SCI. Spinal Cord. 2010; 48:207-13.

De Bruin M, Smeulders MJ, Kreulen PA et al. Intramuscular connective tissue differences in spastic and control muscle: a mechanical and histological study. 2014. PLos ONE 9(6):e101038. doi:10.1371/journal.pone.0101038.

Dias CP, Onzi E, Albuquerque NB et al. Adaptações morfológicas musculares na espasticidade: revisão da literatura. Sci Med. 2013; 23(2):102-7.

Elovic E, Simone IK, Zafonte RD. Outcome assessment for spasticity management in the patient with traumatic brain injury: the state of the art. J Head Trauma Rehabil. 2004; 19:155-77.

Elovic E, Zafonte RD. Spasticity management in traumatic brain injury. Phys Med Rehab State Art Rev. 2001; 15:327-48.

Esclarín A, Sánchez T, Valdazo M et al. Estudio de prevalencia de espasticidad en el paciente con lesión medular. Rehabilitación (Madr). 2002; 36(1):6-12.

Fleuren JFM, Voerman GE, Erren-Wolters CV et al. Stop using the Ashworth Scale for the assessment of spasticity. J Neurol Neurosurg Psych. 2010; 81:46-52. doi:10.1136/jnnp. 2009.177071.

Foran JRH, Steinman S, Barash I et al. Structural and mechanical alterations in spastic skeletal muscle. Dev Med Child Neurol. 2005; 47(10):713-17.

Foran JRH, Steinman S, Greaser ML et al. Titin may explain increased stiffness in spastic skeletal muscle from children with cerebral palsy. Paper N° 0136. 52nd Annual Meeting of the Orthopedic Research Society, 2006 [access in 2015 may 31]. Available in: http://www.ors.org/Transactions/52/0136.pdf.

Fries W, Danek A, Scheidtmann K et al. Motor recovery following capsular stroke. Role of descending pathways from multiple motor areas. Brain. 1993; 116(2):369-82.

Gage JR, Schwartz MH. Consequences of brain injury on musculoskeletal development. In: Gage JR, Schwatz MH, Koop SE, et al. The identification and treatment problems in cerebral palsy. 2. ed. Clin in Develop Med., 180-1. London: Mac Keith Press; 2009.

Gao F, Zhao H, Gaebler-Spira D et al. *In vivo* evaluations of morphologic changes of gastrocnemius muscle fascicles and achilles tendon in chldren with cerebral palsy. Am J Phys Med Rehab. 2011; 90(5):364-71.

Gerhardt JJ, Rondinelli RD. Goniometric techniques for range-of-motion assessment. Phys Med Rehab Clin N Am. 2001; 12(3):507-27.

Ghotbi N, Ansari NN, Naghdi S et al. Measurement of lower-limb muscle spasticity: intrarater reliability of modified Ashworth Scale. J Rehab Res Dev. 2011; 48:83-8.

Goff B. Grading of spasticity and its effect on voluntary movement. Phys. 1976; 62:358-61.

Gómez-Esteban JC, Zarranz JJ. Trastornos motores. En: Zarranz JJ. Neurología. 5. ed. Barcelona: Elsevier; 2013.

Gómez-Soriano J, Cano de la Cuerda R, Muñoz-Hellín E et al. Valoración y cuantificación de la espasticidad: revisión de los métodos clínicos, biomecánicos y neurofisiológicos. Rev Neurol. 2012; 55(4):217-26.

Gracies JM. Pathophysiology of impairments in patients with spasticity and use of stretch as a treatment of spastic hypertonia. Phys Med Rehab Clin N Am. 2001; 12:747-68.

Gracies JM. Pathophysiology of spastic paresis. II: emergence of muscle overactivity. Muscle Nerve. 2005; 31:552-71.

Gracies JM, Burke K, Clegg NJ et al. Reliability of the Tardieu Scale for assessing spasticity in children with cerebral palsy. Arch Phys Med Rehab. 2010; 91:421-8.

Graham HK, Aoki KR, Autti-Rämö I et al. Recommendations for the use of botulinum toxin type A in the management of cerebral palsy. Gait Post. 2000; 11(1):67-79.

Gregson JM, Leathley M, Moore AP et al. Reliability of the Tone Assessment Scale and the modified Ashworth scale as clinical tools for assessing post stroke spasticity. Arch Phys Med Rehab. 1999; 80:1013-16.

Grupo de trabajo de la Sociedad Española de Rehabilitación y Medicina Física (SERMEF). Tratamiento de la espasticidad. Guía de práctica clínica para el tratamiento de la espasticidad con toxina botulínica. Sociedad Española de Rehabilitación y Medicina Física; 2010.

Haas BM, Bergstrom E, Jamous A et al. The interrater reliability of the original and of the modified Ashworth Scale for the assessment of spasticity in patients with spinal cord injury. Spinal Cord. 1996; 34:560-4.

Hallet M. NINDS myotatic reflex scale. Neurol. 1993; 43:272-3.

Haugh AB, Pandyan AD, Johnson GR. A systematic review of the Tardieu Scale for the measurement of spasticity. Disabil Rehab. 2006; 28:899-907.

Hawker GA, Mian S, Kendzerska T et al. Measures of adult pain: Visual Analog Scale (VAS Pain), Numeric Scale for Pain (NRS Pain), McGill Pain Questionnaire (MPQ), Short-Form McGill Pain Questionnaire (SF-MPQ), Chronic Pain Grade Scale (CPGS), Short Form-36 Bodily Pain Scale (SF-36 BPS), and Measure of Intermittent and Constant Ostheoarthritis Pain (ICOAP). Arth Care Res (Hoboken). 2011; 63(S11):S240-252. doi: 10.1002/acr.20543.

Herrera-Castanedo S, Vázquez-Barquero JL, Gaite L. La Clasificación Internacional del Funcionamiento, de la Discapacidad y de la Salud (CIF). Rehabilitación (Madr). 2008; 42(6):269-75.

Hobart JC, Riazi A, Thompson AJ et al. Getting the measure of spasticity in multiple sclerosis: the Multiple Sclerosis Spasticity Scale (MSSS-88). Brain. 2006; 129:224-34.

Hobbelen JS, Koopmans RT, Verhey FR et al. Paratonia: a Delphi procedure for consensus definition. J Phys Ther Ger. 2006; 29(2):50-6.

House JH, Gwathmey FW, Fidler MO. A dynamic approach to the thumb-in-palm deformity in cerebral palsy. J Bone Joint Surg Am. 1981; 63(2):216-25.

Ivanhoe CB, Reistetter TA. Spasticity: the misunderstood part of the upper motor neuron syndrome. Am J Phys Med Rehab. 2004; 83(S):S3-S9.

Jethwa A, Mink J, Macarthur C et al. Development of the Hypertonia Assessment Tool (HAT): a discriminative tool for hypertonia in children. Dev Med Child Neurol. 2010; 52(5):e83-e87.

Jover-Martínez E, Ríos-Díaz J, Poveda-Pagán EJ. Relación entre escalas de espasticidad y escalas de independencia y estado funcional en pacientes con parálisis cerebral. Fisioterapia; 2015. doi: 10.1016/j.ft.2014.10.001.

Kheder A, Padmakumari K, Nair S. Spasticity: pathophysology, evaluation and management. Pract Neurol. 2012; 12(5):289-98.

Krigger KW. Cerebral palsy: an overview. Am Fam Phys. 2006; 73:91-100.

Lance JW. Spasticity: disordered motor control. In: Feldman RG, Young RP, Koella WP, editors. Symposium sinopsis. Miami: Year Book Publishers; 1980.

Li S, Francisco GE. New insights into the pathophysiology of post-stroke spasticity. Front Hum Neurosci. 2015. 9:192. doi: 10.3389/fnhum.2015.00192. eCollection 2015.

Lieber RL, Steinman S, Barash BS et al. Structural and functional changes in spastic skeletal muscle. Muscle Nerve. 2004; 29:615-27.

Litvan I, Mangone CA, Werden W et al. Reliability of the NINDS myotatic reflex scale. Neurol. 1996; 47:969-72.

Lockley LJ, Buchanan K. Physical management of spasticity. In: Stevenson VL, Jarrett L. Spasticity management. London: Informa Healthcare; 2006.

Love S. Better description of spastic cerebral palsy for reliable classification. Dev Med Child Neurol. 2007; 49:24-5. doi: 10.1111/j.1469-8749.2007.tb12618.x.

Magee DJ. Hip examination. In: Magee DJ. Orthopedic physical assessment. 6. ed. St. Louis: Elsevier Saunders; 2014.

Maier IC, Baumann K, Thallmair O et al. Constraint-induced movement therapy in the adult rat after unilateral corticospinal tract injury. J Neurosci. 2008; 28(38):9386-403.

Malhotra S, Cousins E, Ward A et al. An investigation into the agreement between clinical, biomechanical and neurophysiological measures of spasticity. Clin Rehab. 2008; 22:1105-15.

Malhotra S, Pandyan AD, Day CR et al. Spasticity, an impairment that is poorly defined and poorly measured. Clinical Rehab. 2009; 23:651-8.

Marks MC, Alexander J, Sutherland DH et al. Clinical utility of the Duncan-Ely test for rectus femoris dysfunction during the swing phase of gait. Dev Med Child Neurol. 2003; 45:763-8.

Marque P, Simonetta-Moreau M, Maupas E et al. Facilitation of transmission in heteronimous group II pathways in spastic hemiplegic patients. J Neurol Neurosurg Psych. 2001; 70(1):36-42.

Martin A, Abogunrin S, Kurth H et al. Epidemiological, humanistic and economic burden of illness of lower limb spasticity in adults: a systematic review. Dis Treat. 2014; 10:111-22.

Mayer NH, Esquenazi A. Muscle overactivity and movement dysfunction in the upper motoneuron syndrome. Phys Med & Rehab Clin NA. 2003; 14:855-83, vii-viii.

Maynard FM, Karunas RS, Waring WP. Epidemiology of spasticity following traumatic spinal cord injury. Arch Phys Med Rehabil. 1990; 71:566-9.

McGuire JR. Epidemiology of spasticity in the adult and child. In: Brashear A, Elovic EP. Spasticity, diagnosis and management. Demos Med Publ., 2011.

Medical Research Council (MRC) of the United Kingdom. AIDS to Examination of the Peripheral Nervous System: Memorandum Nº 45. Palo Alto: Calif. Pedragon House; 1978.

Merello M. Fisiopatología, clínica y tratamiento de la espasticidad. ANNyN. 2008; 7(2):29-62.

Mukherjee A, Chakravarty A. Spasticity mechanisms for the clinician. Front Neurol. 2010; 1:149. [access in 2010 dec 17]. doi: 10.3389/fneur.2010.00149.

Nair KPS, Marsden J. The management of spasticity in adults. BMJ. 2014; 349: g4737 doi: 10.1136/bmj.g4737.

Nardone A, Schieppati M. Reflex contribution of spindle group *Ia* and *II* afferent input to leg muscle spasticity as revealed by tendon vibration in hemiparesis. Clin Neurphys. 2005; 116(6):1370-81.

Nielsen JB, Crone C, Hultborn H. The spinal pathophysiology of spasticity: from a basic science point of view. Acta Physiol Scand. 2007; 189:171-80.

Oreja-Guevara C, Montalbán X, de Andrés C et al. Documento de consenso sobre la espasticidad en pacientes con sclerosis múltipla. Rev Neurol. 2013; 57(8):359-73.

Patrick E, Ada L. The Tardieu Scale differentiates contracture from spasticity whereas the Ashworth Scale is confounded by it. Clin Rehab. 2006; 20:173-82.

Pavan K, Marangoni BE, Shimizu WA et al. Validation of the Santa Casa evaluation of spasticity scale. Arq Neuropsiquiatr. 2010; 68:56-61.

Penn RD, Savoy SM, Corcos D et al. Intrathecal baclofen for severe spinal spasticity. N Engl J Med. 1989; 320:1517-21.

Phadke CP, Balasubramanian CK, Ismail F et al. Revisiting physiologic and psychologic triggers that increase spasticity. AJPMR. 2013; 92(4):357-69.

Platz T, Eickhof C, Nuyens G et al. Clinical scales for the assessment of spasticity, associated phenomena and function: a systematic review of the literature. Disab & Rehabil. 2005; 27(1/2):7-18.

Raineteau O, Schwab ME. Plasticity of motor systems after incomplete spinal cord injury. Nature Rev Neurosci. 2001; 2(4):263-73.

Ranatunga KW. Skeletal muscle stiffness and contracture in children with spastic cerebral palsy. J Physiol. 2011; 589(11):2665.

Rekand T. Clinical assessment and management of spasticity: a review. Acta Neurol Scand. 2010; 122(S190):62-6.

Rekand T, Hagen EM, Grønning M. Spasticity following spinal cord injury. Tidsskr Nor Legeforen. 2012; 8:970-3.

Rizzo MA, Hadjimichael OC, Preiningerova J et al. Prevalence and treatment of spasticity reported by multiple sclerosis patients. Mult Scler. 2004; 10:589-95.

Rodda J, Graham HK. Classification of gait patterns in spastic hemiplegia and spastic diplegia: a basis for a management algorithm. Eur J Neur. 2001; 8(S5):98-108.

Sanger T, Delgado M, Gaebler-Spira D et al. Classification and definition of disorders causing hypertonia in childhood. Pediatrics. 2003; 111: e89-e97.

Satkunam L. Rehabilitation medicine: 3. Management of adult spasticity. CMAJ. 2003; 169(11):1173-9.

Sheean G. Neurophysiology of spasticity. In: Barnes MP, Johnson GR. Upper motor neuron syndrome and spasticity. 2. ed. New York: Cambridge University Press; 2008.

Sheean G. The pathophysiology of spasticity. Eur J Neur. 2001; 9:3-9.

Sheean G, McGuire J. Spastic hypertonia and movement disorders: pathophysiology, clinical presentation and quantification. Am Acad Phys Med Rehab. 2009; 1:827-33. doi: 10.1016/j.pmrj.2009.98.002.

Singh D. Nils Silfverskiöld (1888-1957) and gastrocnemius contracture. Foot Ankle Surg. 2013; 19(2):135-8. doi: 10.1016/j.fas.2012.12.002.

Singh P, Joshua AM, Ganeshan S et al. Intrarrater reliability of the modified Tardieu Scale to quantify spasticity in elbow flexors and ankle plantar flexors in adult stroke subjects. Ann Ind Acad Neurol. 2011; 14(1):23-26. doi: 10.4103/0972-2327.78045.

Sloan RL, Sinclair E, Thompson J et al. Interrater reliability of the modified Ashworth Scale for spasticity in hemiplegic patients. Int J Rehab Res. 1992; 15:158-61.

Smania N, Picelli A, Munari D et al. Rehabilitation procedures in the management of spasticity. Eur J Phys Rehab Med. 2010; 46:423-38.

Smith LR, Lee Ks, Ward SR et al. Hamstring contractures in children with spastic cerebral palsy result from a stiffer extracelular matrix and increased *in vivo* sarcomere length. J Physiol. 2011; 589(10):2625-39.

Snow BJ, Tsui JKC, Bhart MH et al. Treatment of spasticity with botulinum toxin: a double blind study. Ann Neurol. 1990; 28:512-15.

Sommerfeld DK, Eek EU, Svensson AK et al. Spasticity after stroke: its occurrence and association with motor impairments and activity limitations. Stroke. 2004; 35:134-9.

Sommerfeld DK, Gripenstedt U, Welmer AK. Spasticity after stroke: an overview of prevalence, test instruments and treatments. Am J Phys Med Rehab. 2012; 91(9):814-20.

Stevenson VL, Lockley LJ, Jarrett L. Assessment of the individual with spasticity. In: Stevenson VL, Jarrett L. Spasticity management. London: Informa Healthcare; 2006.

Tardieu G, Shentoub S, Delarue R. Research on a technic for measurement of spasticity. Rev Neurol (Paris). 1954; 91:143-4.

Theologis T. Lever arm dysfunction in cerebral palsy gait. J Child Orthop. 2013. 7(5):379-82.

Thibaut A, Chatelle C, Ziegler E et al. Spasticity after stroke: physiology, assessment and treatment. Brain Inj., 2013; 1-13. doi: 10.3109/026990052.2013.804202.

Thompson AJ, Jarrett L, Lockley L et al. Clinical management of spasticity. J Neur Neurosurg Psych. 2005; 76:459-63.

Trompetto C, Marinelli L, Mori L et al. Pathophysiology of spasticity: implications in neurorehabilitation. BioMed Res Int. 2014; Article ID 354906, 1-8. Available in: http://dx.doi.org/10.1155/2014/354906.

Trompetto C, Marinelli L, Mori L et al. Postactivation depression changes after robotic-assited gait training in hemiplegic stroke patients. Gait & Posture. 2013; 38(4):729-33.

Trost JP. Clinical assessment. In: Gage JR, Schwatz MH, Koop SE et al. The identification and treatment problems in cerebral palsy. 2. ed. Clinics in Developmental Medicine, N° 180-81. London: Mac Keith Press; 2009.

Turner-Stokes L. Goal attainment scaling (GAS) in rehabilitation: a practical guide. Clin Rehab. 2009; 23:4362-70.

Turner-Stokes L, Baguley IJ, de Graaff S et al. Goal attainment scaling in the evaluation of treatment of upper limb spasticity with botulinum toxin: a secondary analysis from a double-blind placebo-controlled randomized clinical trial. J Rehab Med. 2010; 42(1):81-9.

Vivancos F, Pascual SI, Nardi J et al. Guía del tratamiento integral de la espasticidad. Rev Neurol. 2007; 45(6):365-75.

Voerman GE, Gregorič M, Hermens HJ. Neurophysiological methods for the assessment of spasticity: the Hoffmann reflex, the tendon reflex and the stretch reflex. Disabil Rehab. 2005; 27(1-2):33-68.

Waninge A, Rook RA, Dijkhuizen A et al. Feasibility, test-retest reliability and interrater reliability of the modified Ashworth Scale and modified Tardieu Scale in persons with profound intellectual and multiple disabilities. Res Dev Disabil. 2011; 32:613-20.

Ward AB, Bandi S. Spasticity due to stroke pathophysiology. In: Brashear A, Elovic EP. Spasticity, diagnosis and management. Demos Medical Publ. 2011.

Watanabe T. The role of therapy in spasticity management. Am J Phys Med Rehab. 2004; 83(Suppl.): S45-S49.

Watkins CI, Leathley MJ, Gregson JM, et al. Prevalence of spasticity post stroke. Clin Rehab. 2002; 16:515-22.

Wedekind C, Lippert-Gruner M. Long term outcome in severe traumatic brain injury is significantly influenced by brainstem involvement. Brain Inj. 2005; 19:681-84.

Weidner N, Ner A, Salimi N et al. Spontaneous corticospinal axonal plasticity and functional recovery after adult central nervous system injury. Proceed Nat Acad Sci EUA. 2001; 98(6):3513-18.

Wichers MJ, Odding E, Stam HJ et al. Clinical presentation of associated disorders and aetiological moments in cerebral palsy: a dutch population-based study. Disabil Rehab. 2005; 27:583-9.

Wissel J, Manack A, Brainin M. Toward an epidemiology of poststroke spasticity. Neurol. 2013; 80(3S2): S13-S19. doi: 10.1212/WNL.0b013e3182762448.

Wissel J, Schelovsky LD, Scott J et al. Early development of spasticity following stroke: a prospective, observational trial. J Neurol. 2010; 257:1067-72.

Wood DE, Burridge JH, Van Wijck FM et al. Biomechanical approaches to the lower and upper limb for the measurement of spasticity: a systematic review of the literature. Disabil Rehab. 2005; 27(1-2): 19-32.

Yeargin-Allsopp M, Braun KV, Doernberg NS et al. Prevalence of cerebral palsy in 8-year-old children in relation to gestational age: a meta-analytic review. Dev Med Child Neurol. 2008; 50: 334-40.

Zancolli EA. Surgical management of the hand in infantile spastic hemiplegia. Hand Clin. 2003; 19:609-29.

Crianças com Distrofia Muscular de Duchenne
Cristina Iwabe-Marchese

Introdução

Distrofia muscular de Duchenne (DMD) é a forma mais comum de distrofia muscular em crianças, devido a erro de codificação da proteína distrofina, com perda progressiva da função motora e da independência (Bushby *et al.*, 2010). Tipicamente diagnosticada em pacientes por volta dos 5 anos de idade, pode ser suspeitada precocemente por causa dos atrasos em marcos motores do desenvolvimento, como o ato de andar ou o processo de linguagem (Bushby *et al.*, 2010).

Nos músculos sadios, a proteína distrofina está localizada subjacente ao sarcolema, paralelamente ao comprimento de todas as miofibrilas, unida a filamentos de actina (Davies e Nowak, 2006), α-distroglicana e α-sintrofina (Blake *et al.*, 2002). A função da distrofina, associada ao complexo proteico citado anteriormente, é promover um elo forte, elástico e mecânico entre o citoesqueleto intracelular e a matriz extracelular, de modo a enviar sinais mecânicos de contração muscular.

Na DMD observa-se ausência total da distrofina e do seu complexo proteico, em virtude de deleções, duplicações, mutações de ponto ou outros rearranjos (Kalman *et al.*, 2011), comprometendo a integridade da estrutura do sarcolema e aumentando a entrada de cálcio intracelular, a disfunção mitocondrial, a degradação das miofibrilas, a apoptose e a necrose, o que resulta em degeneração/regeneração (Markert *et al.*, 2011).

Outra característica fisiopatológica da doença é que as fibras musculares mais lentas e oxidativas são mais resistentes ao processo da degeneração da distrofina do que as fibras mais rápidas. O mecanismo preciso desse aumento da resistência é desconhecido; contudo, fatores como diferença na composição da proteína do sarcolema e transporte de oxigênio e dinâmica intracelular do cálcio podem contribuir para esse relevante fenômeno fisiológico (Webster *et al.*, 1988).

Até o momento, não há cura para a doença; porém, tratamentos farmacológicos com o uso de corticoides, que retarda a perda da força muscular, prolonga a deambulação, estabiliza a função pulmonar e adia o início da miocardiopatia (Bushby *et al.*, 2010); adenosina monofosfatase proteinoquinase (AMPK), que proporciona a miogênese para fibras lentas e oxidativas (Ljubicic e Jasmin, 2013); e ensaios clínicos, como a terapia gênica (Mendell *et al.*, 2012), possibilitam um adiamento do processo degenerativo muscular, com consequente manutenção e otimização da funcionalidade da criança.

Apesar de a reabilitação motora não possibilitar o retorno total das funcionalidades perdidas e a restauração total da força muscular, ela torna possível à criança com DMD, dependendo do estágio clínico em que seja iniciada a fisioterapia, obter e manter a capacidade de execução das atividades motoras de modo a economizar gastos energéticos, procrastinando, assim, a deterioração funcional. Dentre os diversos métodos e técnicas fisioterapêuticas atualmente utilizados, a bandagem elástica pode facilitar ou inibir a atividade muscular de acordo com sua direção de colocação quanto às fibras musculares (Morrissey, 2000; Tobin e Robinson, 2000), alterando a saída das informações motoras mediante a ativação dos mecanorreceptores existentes na pele (Simoneau *et al.*, 1997).

Há várias marcas de bandagens, sendo uma das primeiras a Kinesio Taping®, criada por Kenso Kase. O método Therapy Taping® (MTT) utiliza a bandagem da marca Therapy Tex®, composta por fios de elastano, revestida com algodão e hipoalergênica, sem uso de qualquer tipo de medicamento. Ele preconiza sua utilização o máximo período possível durante 24 h, o que pode influenciar o comportamento dos efeitos fisiológicos do corpo, propiciando apoio externo às partes do corpo ou a um segmento e possibilitando alterações em diferentes sistemas corporais (Morini Jr., 2013).

O objetivo desse estudo, portanto, foi verificar a influência do MTT na execução das funções motoras em crianças com DMD.

Métodos

Tipo de estudo. Estudo de caso, longitudinal, descritivo.

Local do estudo. Clínica de fisioterapia da Faculdade Integrada Metropolitana de Campinas – Metrocamp.

Material utilizado. Bandagem da marca Therapy Tex®, escala de avaliação Medida da Função Motora – 20 (MFM-20), versão em português.

Caracterização da população. O estudo foi previamente enviado e aprovado pelo Comitê de Ética e Pesquisa da Faculdade Integrada Metropolitana de Campinas – Metrocamp. As duas crianças selecionadas encontram-se em atendimento fisioterapêutico na clínica de fisioterapia da referida faculdade, tendo sido autorizadas pelos pais, mediante a assinatura do termo de consentimento livre e esclarecido, a participarem do estudo. Os critérios de inclusão foram: diagnóstico clínico confirmado por biopsia muscular e/ou exame genético de DMD; condição deambulante, com capacidade de compreensão de ordens simples (levantar-se, pegar, sentar); ausência de bandagem elástica em qualquer região do corpo; e idade igual ou inferior a 6 anos, de modo a possibilitar a aplicação somente da escala Medida da Função Motora-20, versão em português, utilizada para crianças até 6 anos de idade.

Coleta de dados. Para essa etapa, as crianças foram avaliadas quanto ao grau de função motora pela escala MFM-20-P, realizando, em seguida, 1 mês de tratamento fisioterapêutico na piscina terapêutica, sem o uso da bandagem, a fim de verificar seu grau de funcionalidade primária e sua evolução. No tratamento, foi visado o alongamento de membros inferiores (MMII), superiores (MMSS) e tronco; o fortalecimento concêntrico sem carga externa de MMII, MMSS e tronco; o treino de equilíbrio em posição ortostática; e o treino de marcha. Após esse período, as crianças foram reavaliadas segundo a escala MFM-20-P, aplicando-se, posteriormente, a bandagem elástica da marca Therapy Tex® pela técnica em I nos músculos oblíquos e bilateralmente nos quadríceps (Figura 8.3). Semanalmente, foram orientadas a comparecerem à clínica para troca da bandagem e continuação do tratamento na piscina terapêutica, totalizando 16 semanas. Ao final do período proposto, a escala MFM-20-P foi novamente aplicada.

Análise estatística. Os dados foram dispostos em tabelas e gráficos para análise comparativa e descritiva dos resultados dos dois casos.

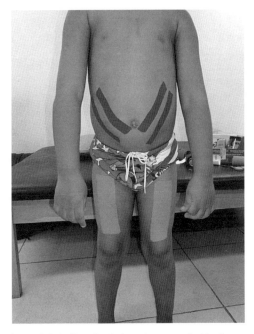

Figura 8.3 Aplicação da bandagem pela técnica em I nos músculos oblíquos e quadríceps. (Esta figura encontra-se reproduzida em cores em gen-io.grupogen.com.br.)

Caso clínico 1

Paciente com 4 anos de idade, segundo filho de casal não consanguíneo, nascido por cesariana com 38 semanas de idade gestacional e aspiração de mecônio. Segundo relato da mãe, apresentou atraso nas aquisições motoras, quando comparado ao primeiro filho. Aos 12 meses, foi encaminhado ao pediatra para investigação do quadro clínico, observando-se nível de creatinoquinase (CK) acima de 2.000 UI. Durante 2 anos, foi acompanhado para controle dos níveis de CK, apresentando sempre níveis acima do esperado. Aos 3 anos, foi encaminhado ao Ambulatório de Doenças Neuromusculares da Unicamp, onde se submeteu a testes de biopsia muscular e, em seguida, exame genético, confirmando-se o diagnóstico de DMD.

Os dados da escala MFM-20-P durante o período de coleta de dados estão na Tabela 8.9.

Caso clínico 2

Paciente com 5 anos de idade, primeiro filho de casal não consanguíneo, nascido por cesariana com 38 semanas de idade gestacional. Segundo relato da mãe, apresentou desenvolvimento motor dentro da normalidade; porém, com 1 ano e 4 meses, iniciaram-se as quedas, mostrando, a partir de então, dificuldades para caminhar longas distâncias, subir e descer escadas, e correr. Aos 4 anos, foi encaminhado ao Ambulatório de Doenças Neuromusculares da Unicamp, onde se submeteu a testes de biopsia muscular e, em seguida, a exame genético, confirmando-se o diagnóstico de DMD.

Os dados da escala MFM-20-P durante o período de coleta de dados estão na Tabela 8.10.

Discussão

O uso da bandagem elástica está em voga para reabilitação, principalmente em condições ortopédicas e esportivas, devido à massiva campanha publicitária apresentada nos jogos olímpicos de Londres em 2012. Diante disso, pesquisas científicas foram realizadas com o intuito de verificar a influência desse recurso nas condições musculoesqueléticas para diminuição da dor; porém, não respaldam seu uso em virtude da precariedade metodológica (grupos não homogêneos, número de sujeitos insuficientes, análise estatística equivocada, intervenção não controlada) (Parreira *et al.*, 2014).

Considerando o questionamento da influência da bandagem na reabilitação motora e a falta de estudos em pacientes com doenças neuromusculares, essa pesquisa viabilizou o início da problemática visando à utilização ou não em pacientes com doença crônica e progressiva.

Nesse estudo piloto, observou-se um aumento dos escores da funcionalidade motora em ambos os casos, após o início da aplicação da bandagem. A inexistência de pesquisas na área neurológica dificultou a análise dos resultados encontrados, sendo, portanto, neste momento, avaliados os mecanismos fisiológicos da bandagem, bem como a plasticidade muscular.

Informações proprioceptivas da posição corporal e do movimento são captadas por receptores existentes na pele (mecanorreceptores), nas articulações e nos músculos, que as enviam a regiões corticais, via *inputs* somatossensoriais. O principal receptor muscular é o fuso neuromuscular; porém, receptores

Tabela 8.9 Valores da D1, da D2, da D3 e escore total do caso 1 antes e após a aplicação da bandagem.

	D1 (%)	D2 (%)	D3 (%)	Escore total (%)
Primeira avaliação	58,33	87,50	83,33	75
Segunda avaliação após 1 mês de hidroterapia	58,33	87,50	83,33	75
Terceira avaliação após aplicação da bandagem – 16 semanas	62,50	95,83	91,66	81,66

D1: dimensão1; D2: dimensão 2; D3: dimensão 3.

Tabela 8.10 Valores da D1, da D2, da D3 e escore total do caso 2 antes e após a aplicação da bandagem.

	D1 (%)	D2 (%)	D3 (%)	Escore total (%)
Primeira avaliação	37,50	100	83,33	71,66
Segunda avaliação após 1 mês de hidroterapia	45,83	83,33	83,33	68,33
Terceira avaliação após aplicação da bandagem – 16 semanas	62,50	95,83	100	83,33

D1: dimensão1; D2: dimensão 2; D3: dimensão 3.

cutâneos e articulares também são reconhecidos como fundamentais para informar a posição e o movimento. Desse modo, a bandagem elástica é capaz de aumentar *inputs* somatossensoriais e informações proprioceptivas mediante estimulação de mecanorreceptores pós-estiramento da pele (Callagham *et al.*, 2002; Halseth *et al.*, 2004).

A bandagem induz pressão e deformação na pele, ativando, assim, tais receptores (Han e Lee, 2014) e fornecendo um contínuo *feedback* ao cérebro de como o movimento ou a postura estão sendo executados, o que resulta em contração constante dos músculos (Fu *et al.*, 2008).

O aumento da informação proprioceptiva estabilizaria o músculo durante a *performance*, não havendo a necessidade de controle central constante de regiões como cerebelo ou córtex pré-motor para ajustes e planejamentos frequentes dos movimentos. Circuitos corticais e subcorticais que em geral são solicitados para permanentes cargas de controle motor e outras atividades cognitivas podem diminuir sua ativação quando estímulos externos que mantêm a informação somatossensorial adequada são acrescentados à atividade (Bravi *et al.*, 2014).

Em nosso estudo, a aplicação da bandagem pelo MTT provavelmente possibilitou que os mecanorreceptores na pele e, consequentemente, os fusos neuromusculares nas fibras musculares dos músculos distróficos recebessem informação proprioceptiva constante e adequada para executar as atividades motoras, aumentando, assim, os escores obtidos pela escala MFM-20-P. Vale ressaltar que os dois casos descritos anteriormente referiram-se a crianças na fase inicial da DMD, menores de 6 anos de idade, na qual as limitações funcionais muitas vezes não são evidentes e algumas fibras musculares ainda se apresentam íntegras (sem degeneração e sem depósito de gordura e tecido conjuntivo). Nos casos avançados, o depósito significativo de gordura e tecido conjuntivo e a degeneração muscular não possibilitam o envio de informações via receptores cutâneos e musculares para áreas cerebrais, em virtude da ausência de estruturas musculares.

Outro ponto a ser analisado na aplicação da bandagem pelo MTT é o local de colocação, ou seja, qual músculo será ativado ou inibido. Em indivíduos saudáveis, a contração muscular do tronco sempre precede os movimentos das extremidades, ou seja, para qualquer função apendicular de membro superior ou inferior, os músculos anteriores e posteriores do tronco devem ser ativados a fim de proporcionar um eixo estável para que estruturas distais possam executar o movimento. Porém, nos indivíduos com distúrbio muscular, a contração da musculatura axial ocorre após os movimentos das extremidades, com atraso de recrutamento motor (Hodges *et al.*, 1999). Alguns estudos, como os de Bae *et al.* (2013) e Voglar e Sarabon (2014), observaram que, após a aplicação da bandagem em casos de lombalgia crônica, a resposta muscular do tronco foi otimizada, melhorando o ajuste postural antecipatório e a desabilidade motora, conforme descrito por Castro-Sánches *et al.* (2012) e Paoloni *et al.* (2011).

Esse raciocínio do atraso de ajuste postural pode ser transferido para os casos das crianças com DMD submetidas aos testes. A aplicação da bandagem nos músculos oblíquos bilateralmente pode ter viabilizado a ativação da musculatura do tronco antecipadamente aos músculos das extremidades, contribuindo para um melhor ajuste postural para execução das atividades solicitadas.

Também deve ser considerado outro mecanismo importante no processo de reabilitação motora, principalmente nos casos de pacientes com doenças neuromusculares: a plasticidade muscular.

O músculo esquelético apresenta grande capacidade de regeneração pós-lesão, ativando células satélites musculares e outras estruturas, como células progenitoras mesenquimais (progenitoras fibroadiposas [FAPs]). Em resposta à lesão ou aos estímulos externos adequados, os eosinófilos liberam interleucina (IL)-4 e IL-3, que ativam as FAPs e, por conseguinte, as células satélites para regeneração da fibra muscular (Heredia *et al.*, 2013). Porém, nos músculos com degeneração crônica avançada, como no caso das distrofias, o processo de regeneração muscular acumula tecido fibrótico e adiposo em virtude da plasticidade muscular menor que a cromatina do DNA muscular exibe, não ativando a via pela qual as FAPs se expressam para produção dos mioblastos, mas sim excitando a via de produção dos fibroblastos/adipócitos, o que diminui a contratilidade e altera o metabolismo no músculo (Faralli e Dilworth, 2014).

Novamente é ressaltada a relevância da aplicação do MTT nas DMDs em fase inicial, de modo a não encontrar degeneração avançada dos músculos, não possibilitando, portanto, a ativação da plasticidade muscular.

Com base em evidências de que as fibras musculares lentas são ricas em utrofina A (possibilita a contração muscular mais prolongada de modo oxidativo) e de que em pacientes com DMD essas fibras são mais resistentes ao processo patológico de degeneração muscular, a promoção da mudança fenotípica das fibras musculares para esse tipo pode atenuar o processo de degeneração. Tal modificação foi observada após treino de resistência em pacientes distróficos, ocorrendo alteração na expressão e no tipo de fibra de rápida para lenta e mais oxidativa, a qual apresenta maior número de mitocôndrias e rede de proteínas contráteis como a troponina I (lentas e com maior mioglobulina), sem consequências negativas de lesão muscular (Ljubicic *et al.*, 2014).

Dessa maneira, exercícios físicos em baixa intensidade, atividades aeróbias e de resistências com carga submáxima e funcional podem ser benéficos, especialmente no curso inicial da doença (Ljubicic *et al.*, 2012), estimulando os mecanismos de plasticidade muscular.

Nesse estudo-piloto, portanto, incitamos a possibilidade de o MTT na DMD prolongar a condição muscular adequada, postergando a perda da deambulação evidente por volta dos 8 a 10 anos de idade, visto que nos dois casos houve aumento do escore da dimensão 1 (D1) e do escore total da escala MFM-20-P. Segundo Vuillerot *et al.* (2010), valores de D1 abaixo de 40% e escore total abaixo de 70% são preditores da perda da marcha em 1 ano; logo, suscitamos a possibilidade de retardar esse déficit.

Será realizado, *a posteriori*, um estudo randomizado com grupo-controle, metodologia mais apropriada e associação ou não a outra intervenção terapêutica, a fim de analisar a real evidência clínica do MTT na DMD. Nesse estudo inicial, observou-se aumento da capacidade de execução das atividades motoras após a inclusão da bandagem elástica no programa de tratamento fisioterapêutico.

Referências bibliográficas

Bae SH, Lee JH, Oh KA et al. The effects of kinesio taping on potential in chronic low back pain patients anticipatory postural control and cerebral cortex. 2013; 25:1367-71.

Blake DJ, Weir A, Newey SE et al. Function and genetics of dystrophin and dystrophin-related proteins in muscle. Physiol Rev. 2002; 82:291-329.

Bravi R, Quarta E, Cohen EJ et al. A little elastic for a better performance: kinesiotaping of the motor effector modulates neural mechanisms for rhythmic movements. Front Syst Neurosci. 2014; 9(181):1-13.

Bushby K, Finkel R, Birnkrante DJ et al. Diagnosis and management of Duchenne muscular dystrophy, part 2: implementation of multidisciplinary care. Lancet Neurol. 2010; 9:177-89.

Callagham MJ, Slefe J, Bagley PJ et al. The effects of patellar taping on knee joint proprioception. J Athl Train. 2002; 37:19-24.

Castro-Sánchez AM, Lara-Palomo IC, Matarán-Peñarrocha GA. Kinesio taping reduces disability and pain slightly in chronic no-specific low pack pain: a randomized trial. J Physiother. 2012; 58:89-95.

Davies KE, Nowak KJ. Molecular mechanisms of muscular dystrophies: old and new players. Nat Rev Mol Cell Biol. 2006; 7:762-73.

Faralli H, Dilworth FJ. Dystrophic muscle environment induces changes in cell plasticity. Genes Dev. 2014; 18:809-11.

Fu TC, Wong AM, Pei YC. Effect of kinesio taping on muscle strength in athletes – a pilot study. J Sci Med Sport. 2008; 11:198-201.

Halseth T, McChesney JW, Debeliso M et al. The effects of kinesio taping on proprioception at the ankle. J Sports Sci Med. 2004; 3:1-7.

Han JT, Lee JH. Effects of kinesiology taping on repositioning error of the knee joint after quadriceps muscle fatigue. J Phys Ther. 2014; 26:921-3.

Heredia JE, Mukundann L, Chen FM et al. Type 2 innate signals stimulate fibro/adipogenic progenitors to facilitate muscle regeneration. Cell. 2013; 153:376-88.

Hodges P, Cresswell A, Thorstensson A. Preparatory trunk motion companies rapid upper limb movement. Exp Brain Res. 1999; 124:69-79.

Kalman L et al. Quality assurance for Duchenne and Becker muscular dystrophy genetic testing: development of a genomic DNA reference material panel. J Mol Diagn. 2011; 13:167-74.

Ljubicic V, Burt M, Jasmin BJ. The therapeutic potential of skeletal muscle plasticity in Duchenne muscular dystrophy: phenotypic modifiers as pharmacologic targets. FASEB J. 2014; 28:548-68.

Ljubicic V, Jasmin B. AMP-activated protein quinase at the nexus of therapeutic skeletal muscle plasticity in Duchenne muscular dystrophy. Trends in Molecular Medicine. 2013; 19(10):614-24.

Ljubicic V, Khogali S, Renaud JM et al. Chronic AMPK stimulation attenuates adaptive signaling in dystrophic skeletal muscle. Am J Physiol Cell Physiol. 2012; 302:C110-C121

Markert CD, Ambrosio F, Call JA et al. Exercise and Duchenne muscular dystrophy: towards evidence-based exercise prescription. Muscle Nerve. 2011; 43:464-78.

McNair PJ, Heine PJ. Trunk proprioception: enhancement through lumbar brancing. Arch Phys Med Rehabil. 1999; 80:96-9.

Mendell JR et al. Gene therapy for muscular dystrophy: lessons learned and path forward. Neurosci Lett. 2012; 527:90-9.

Morini Jr. N. Bandagem terapêutica. Conceito de estimulação tegumentar. São Paulo: Roca; 2013.

Morrissey D. Proprioceptive shoulder taping. J Body Mov Ther. 2000; 4:189-94.

Paoloni M, Bernetti A, Fratocchi G. Kinesio taping applied to lumbar muscle influences clinical and electromyographic characteristics in chronic low back pain patients. Eur J Phys Rehabil Med. 2011; 47:237-44.

Parreira PCS, Costa LCM, Hespanhol Jr. LC et al. Current evidence does not support the use of kinesio taping in clinical practice: a systematic review. J Physiother. 2014; 60:31-9.

Simoneau GG, Degner RM, Kramper CA. Changes in ankle joint proprioception resulting from strips of athletic tape applied over the skin. J Athl Train. 1997; 32:141-7.

Tobin S, Robinson G. The effect of McConnell's vastus lateralis inhibition taping techinique on vastus lateralis and vastus medialis obliquus activity. Physiother. 2000; 86:173-83.

Voglar M, Sarabon N. Kinesio taping in young healthy subjects does not affect postural reflex reactions and anticipatory postural adjustments of the trunk: a pilot study. J Sports Sci Med. 2014; 13:673-9.

Vuillerot C, Girardot F, Payan C et al. Monitoring changes and predicting loss of ambulation in Duchenne muscular dystrophy with Motor Function Measure. Dev Med Chil Neurol. 2010; 52:60-5.

Webster C, Silberstein L, Hays P et al. Fast muscle fibers are preferentially affected in Duchenne muscular dystrophy. Cell. 1988; 52:503-13.

Neuropediatria

Héctor Echeverría Rodríguez

Introdução

O desenvolvimento do sistema nervoso durante o primeiro ano de vida implica um processo constante de organização multissistêmica e funcional que orienta a capacidade do indivíduo para desempenhar uma tarefa específica. No entanto, para que a criança em desenvolvimento empreenda essas ações, primeiro é necessária a construção das representações espacial (exterocepção) e pessoal (propriocepção), processo conhecido como organização da imagem corporal e perceptual (Gómez e Alberto, 2001).

No método Therapy Taping®, a utilização de uma bandagem terapêutica é para estimular a sensação no tegumento a fim de que essa informação possa ser interpretada e utilizada para o aprendizado motor e a consciência corporal (Morini Jr., 2013). O desenvolvimento da imagem corporal perceptual é parte do processo de aprendizagem motora e é de fundamental importância para o desenvolvimento das habilidades. De acordo com nossa experiência clínica e as evidências reveladas por pesquisas publicadas no primeiro livro do professor Nelson Morini Jr. (2013), bem como por outras pesquisas (Simsek *et al.*, 2011; Cepeda *et al.*, 2014), é possível demonstrar a influência da bandagem terapêutica como elemento de facilitação do processo de aprendizagem motora, promovendo o desenvolvimento da imagem corporal, intimamente relacionado com as reações posturais automáticas necessárias para a construção de habilidades funcionais e o desempenho de tarefas específicas.

Decisões clínicas sobre um paciente neuropediátrico com problemas de desenvolvimento sensorimotor durante o primeiro ano de vida são difíceis, e não há fórmulas para a observação desses problemas. Mais complicado ainda é decidir a respeito de onde o método Therapy Taping® poderia ajudar ou qual técnica o faria com o objetivo de facilitar o desenvolvimento motor a níveis mais adequados para a idade da criança.

Frente a essa questão clínica, tentaremos sugerir um modo de olhar o problema do desenvolvimento sensorimotor durante o primeiro ano de vida e guiar o processo de tomada de decisões no momento de traçar uma estratégia de tratamento que inclua um reforço alcançado pelo método Therapy Taping®.

Controle postural durante o primeiro ano de vida

Para construir uma estratégia de tratamento que aborde a questão funcional do paciente neuropediátrico com problemas de desenvolvimento sensorimotor durante o primeiro ano de vida, é necessário considerar certos aspectos fundamentais que nos aproximam da compreensão da intervenção terapêutica pelo emprego da bandagem como ferramenta complementar ao trabalho clínico. Essas considerações podem guiar a eleição das técnicas específicas de bandagem em relação às habilidades motoras frente aos objetivos do tratamento (Gómez e Alberto, 2001).

Desenvolvimento do controle postural

Durante o neurodesenvolvimento, como resultado de processos neuro-ontogênicos, ocorre uma diferenciação funcional de grupos musculares com fibras e unidades motoras de postura (tônicas) e/ou de movimento (fásicas) (Gómez e Alberto, 2001). As *unidades motoras de postura* predominarão nos músculos do tronco para garantir sua extensão. Nesse sistema muscular, ocorrerá a aprendizagem do controle postural antecipatório necessário para toda ação. As *unidades motoras de movimento* predominarão nos músculos das extremidades, de maneira a propiciar a velocidade e a amplitude dos movimentos (Gómez e Alberto, 2001).

O *controle do tronco* durante o desenvolvimento sensorimotor no primeiro ano de vida progride desde o plano sagital aos planos frontal e transversal. Em cada um, os movimentos do tronco influenciam os movimentos das extremidades. A extensão e a flexão do tronco no plano sagital (Figura 8.4) facilitam a extensão e a flexão das extremidades superiores e inferiores. A flexão lateral do tronco no plano frontal (Figura 8.5) facilita o ajuste lateral da cabeça, a abdução e a adução do ombro e do quadril. A rotação do tronco no plano transversal facilita a rotação do ombro e do quadril (Figura 8.6).

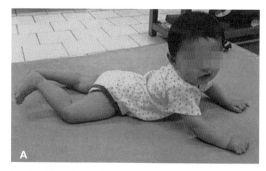

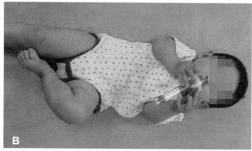

Figura 8.4 No final do terceiro mês de vida, no plano sagital, a *extensão antigravitacional* (**A**) de tronco na posição prona facilita a flexão dos ombros e a extensão do cotovelo, a extensão do quadril e do joelho e a flexão plantar de tornozelo. Em posição supina, *a flexão antigravitacional* (**B**) facilita o desenvolvimento de habilidades em torno da linha média corporal, o que possibilita organizar o alinhamento e a simetria corporais necessários para realizar, por exemplo, um padrão motor como a coordenação mão-boca. (Esta figura encontra-se reproduzida em cores em gen-io.grupogen.com.br.)

Dessa maneira, durante o desenvolvimento sensorimotor típico da criança no primeiro ano de vida, ocorrerá um progressivo desenvolvimento do controle postural, que lhe possibilitará realizar movimentos de flexão, extensão, rotação e flexão lateral quando houver descarga de peso em posição supina, prona, sentada e ortostática. Essa capacidade viabilizará transições como passar de sentado a quatro apoios ("gato") e mover-se de uma posição a outra, processo que ocorrerá durante os 12 primeiros meses de vida (Rosenbaum *et al.*, 2007).

A inter-relação equilibrada dos componentes musculares das extremidades e do tronco torna possível o controle da cabeça, a integração entre ambos os lados do corpo, a coordenação entre cíngulos escapular e pélvico, entre as extremidades superiores com o cíngulo escapular e entre as extremidades inferiores com o cíngulo pélvico (Bly, 2011). Desse modo, cada movimento de um segmento repercute no equilíbrio postural, contribuindo para a significância da capacidade do tronco de autossustentação no movimento e na postura durante a ação. Para o controle total do tronco, deverá existir um equilíbrio tônico entre os músculos flexores antigravitacionais e os extensores antigravitacionais do mesmo segmento.

O resultado desse processo, conhecido como manutenção estática, é a possibilidade de manter estável o eixo corporal (Gómez e Alberto, 2001). Porém, é insuficiente para o interesse da criança em explorar o meio ambiente, o que implica uma troca biomecânica em distância e movimento do seu centro de gravidade. Nesse momento, é necessário realizar ajustes durante a execução da ação, conhecida como manutenção postural dinâmica (Gómez e Alberto, 2001).

Uma criança com problemas no desenvolvimento sensorimotor durante o primeiro ano de vida pode apresentar distúrbios graves na realização dos movimentos de transição,

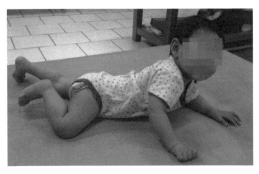

Figura 8.5 Por volta dos 5 meses de idade, é esperado que a flexão lateral do tronco no plano frontal facilite a retificação lateral da cabeça, a abdução dos ombros e o apoio lateral do quadril. Observe como o tronco trabalha de modo dissociado entre ambos os lados do corpo. O hemicorpo do lado da carga executa alongamento, e seus músculos trabalham de maneira excêntrica; já o outro lado do tronco trabalha em aproximação, e sua musculatura, em controle concêntrico. Esse equilíbrio muscular entre flexores e extensores de tronco viabiliza ações precursoras da rotação do outro lado do tronco. (Esta figura encontra-se reproduzida em cores em gen-io.grupogen.com.br.)

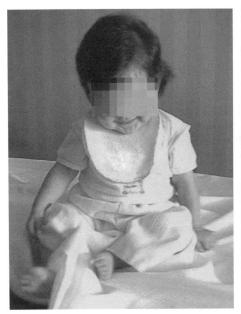
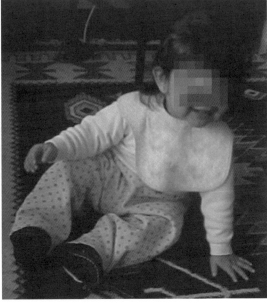

Figura 8.6 Entre o sexto e o sétimo mês de vida, é possível identificar a imensa variabilidade do movimento no plano transversal. Nesse momento, a criança prefere sentar de diferentes maneiras, fazer transferências e explorar o uso do apoio das mãos. Quanto ao tronco, ocorre rotação, possibilitando que movimentos separados entre cabeça, partes superior e inferior facilitem a dissociação dos cíngulos pélvico e escapular e do quadril e do fêmur. (Esta figura encontra-se reproduzida em cores em gen-io.grupogen.com.br.)

e o controle do tronco nos diferentes planos de movimento é um dos aspectos mais influentes para a efetivação dessas atividades (Simsek *et al.*, 2011; Cepeda *et al.*, 2014; Yasukawa *et al.*, 2006). Além disso, o desenvolvimento deficiente desse controle pode suscitar a busca de movimentos compensatórios, iniciando um processo de desenvolvimento motor atípico (Bly, 2011). Muitas vezes essas compensações conduzem a consequências motoras maiores denominadas impedimentos. A combinação de impedimentos no controle motor do tronco e o surgimento de compensações acarretam trocas nos tecidos e articulações, deformidades e impedimentos adicionais.

Para os terapeutas, é de suma importância a observação dos padrões de movimento e postura para identificar os impedimentos primários que causam as condutas compensatórias.

As crianças com problema de desenvolvimento sensorimotor durante o primeiro ano de vida, em princípio, caracterizam-se por um desequilíbrio entre os músculos axiais extensores e os flexores. Frequentemente realizam compensações no nível da pelve, fixando-se com os flexores do quadril, em vez de usarem flexão/extensão antigravitacional do tronco, no qual constantemente se observa posição prona, o que interfere no ajuste típico do final do primeiro trimestre. Outra compensação observada é o *overuse* da atividade extensora do tronco, sem o equilíbrio flexor antigravitacional, por exemplo, durante a execução do giro de supina para prona. Diante da problemática do controle sinérgico de tronco, essas crianças começam a girar sem realizar a flexão lateral e tampouco o ajuste lateral da cabeça. Isso pode criar um círculo vicioso para o equilíbrio flexoextensor antigravitacional.

Observação do controle do tronco nos distintos planos de movimento deve ser um aspecto crucial a ser considerado na elaboração da estratégia terapêutica e na eleição de técnicas da bandagem (Cepeda *et al.*, 2014; Arndt *et al.*, 2008). Para aprofundamento nesses aspectos, recomendamos a revisão do protocolo de sequências de coativação dinâmica para tronco fundamentado no método de neurodesenvolvimento proposto no estudo de Arndt *et al.* (2008).

Em geral, é muito frequente trabalharmos com crianças com hipotonia, diminuição da força de controle do tronco, hiperlassidão articular e aumento da flexibilidade.

Essas características principais produzem, na maioria das vezes, grandes limitações e impactam de modo significativo o desenvolvimento das habilidades sensorimotoras no primeiro ano de vida, tais como o giro de supina para prona e os movimentos de transição de decúbito supino para sentado. Em relação a esse problema, diversas investigações (Simsek *et al.*, 2011; Cepeda *et al.*, 2014; Yasukawa *et al.*, 2006) propõem aplicações de bandagem terapêutica para a ativação dos músculos que estabilizam o gradil costal (técnica para o diafragma) e o cíngulo pélvico (técnica para os oblíquos e transverso abdominais – ver Figura 8.5). Essas técnicas são específicas para facilitar a ativação da flexão antigravitacional e habilidades em torno da linha média corporal, como a simetria postural e o alcance da anterior realizado com o membro superior (ver o caso clínico).

Para viabilizar a ativação da extensão antigravitacional, existem estudos como o do Centro de Rehabilitación Neurológico Siloe Ltda, que demonstram quão efetiva pode ser a aplicação de técnicas de bandagem terapêutica com o objetivo de ativar os adutores de escápula e a rotação externa do ombro (ver Figura 8.8), os quais, em conjunto ou separados, promovem a ativação da extensão antigravitacional no nível do tronco superior, possibilitando a extensão do tronco inferior. Dessa maneira, a criança adquire o controle necessário para transicionar dessa postura para a de quatro apoios (Simsek *et al.*, 2011; Cepeda *et al.*, 2014; Yasukawa *et al.*, 2006). Nos estudos de Footer (2006), foram realizadas aplicações diretas sobre músculos espinais em crianças com paralisia cerebral do tipo quadriplegia para favorecer o controle, mas os resultados não foram favoráveis. Sendo assim, terapeutas devem ser cautelosos no momento de tomar decisões quanto às aplicações da bandagem frente ao problema do controle de tronco por déficit de extensão antigravitacional (Footer, 2006).

Processos de percepção no tocante à ação

A habilidade para se mover e realizar transições é uma característica básica do desenvolvimento sensorimotor durante o primeiro ano de vida. O movimento implica iniciar, manter e parar o deslocamento do peso corporal.

Este proporciona o estímulo sensorial necessário para produzir reações posturais e de equilíbrio. Os processos de percepção no tocante à ação incluem a possibilidade de perceber e detectar modificações dos meios interno e externo antes, durante e depois de uma ação.

Os receptores proprioceptivos de tensão muscular (fusos musculares e órgão tendinoso) sustentam a organização reflexa dos segmentos corporais, possibilitando o ajuste do tônus a determinadas posturas. Esses receptores, complexos em sua organização, têm a capacidade de produzir registros de informação dinâmica e estática do movimento (registros tônicos). Durante o neurodesenvolvimento, a possibilidade de efetuar uma tarefa com finalidade específica dependerá da capacidade adaptativa do sistema postural para integrar a informação sensorial dinâmica e estática em relação ao movimento, processo conhecido como retroalimentação (ou *feedback*), de maneira a realizar ajustes posturais antecipatórios apropriados para a tarefa (Gómez e Alberto, 2001). Os receptores da exterocepção, da propriocepção e dos sistemas sensoriais (visual e vestibular) são processados no nível do córtex cerebral sensorial para tornar possível a elaboração de representações da realidade, o que se chama de percepção. Quando esta é desenvolvida na criança, são fundamentais as experiências motoras em um contexto de variabilidade sustentado na prática de repetição do desenvolvimento sensorimotor. As experiências sensoriais que a criança começa a construir lhe possibilitam voltar a utilizar estratégias de movimentos para alcançar as metas. Chama-se antecipação ou *feedforward* a capacidade de desenvolver o planejamento sensorimotor de uma tarefa em relação à experiência sensorial já armazenada, de modo que a seleção desse padrão motor permita antecipar os ajustes posturais com o equilíbrio postural estático e dinâmico para adquirir uma habilidade (Gómez e Alberto, 2001; Bly, 2011). O *feedforward* é aprendido por meio do *feedback* e da prática (Bly, 2011).

Durante o processo de desenvolvimento motor atípico, o desejo de movimentar-se acarreta aprendizagem e *overuse* de estratégias de movimentos compensatórios. Especificamente, o déficit das atividades flexora e/ou extensora antigravitacionais do primeiro trimestre de vida pode conduzir ao uso antecipatório de padrões de compensações, implicando a instauração de problemas secundários, como os ortopédicos e as deformidades (Bly, 2011).

Um dos objetivos durante o tratamento de crianças com problemas de desenvolvimento atípico é identificar precocemente suas deficiências para evitar a aprendizagem de estratégias de movimentos compensatórios mediante experiências sensoriais orientadas por um alinhamento postural correto, para que isso produza um *feedback* postural típico em uma tarefa específica. Esperamos, assim, facilitar o desenvolvimento da aprendizagem antecipatória necessário para posterior repetição mais eficiente de uma tarefa com finalidade específica.

Pelo método Therapy Taping®, tentamos facilitar o desenvolvimento da sensação e da percepção de estabilidade postural estática e dinâmica. Conseguimos isso aplicando técnicas específicas de bandagem a fim de melhorar a estabilização do gradil costal (Figura 8.5) e do cíngulo pélvico para facilitar o desenvolvimento da estabilidade postural do tronco, necessária para estabilizar o movimento do cíngulo escapular quando a criança está na posição sentada e tenta pegar um brinquedo acima da cabeça.

As técnicas de bandagem terapêutica do método Therapy Taping® reforçam o *feedback* proprioceptivo para conseguir e manter um alinhamento corporal ideal. Por meio delas, é possível facilitar o processo de aprendizagem motora típica enquanto se viabiliza o trabalho muscular para obter a estabilização postural sem restringir as possibilidades de produzir movimento. Isso evitará a aprendizagem de estratégias de movimentos compensatórios que acarretam outros problemas. Pesquisas que fundamentam essas ideias são, por exemplo, aquelas realizadas por Simsek *et al.* (2011), que encontraram efeitos positivos da técnica de bandagem na postura sentada em crianças com paralisia cerebral. Por outro lado, as empreendidas por Cepeda *et al.* (2014) em crianças com hipotonia revelaram que as aplicações da bandagem sobre os músculos abdominais foram uma intervenção eficaz em melhorar a passagem da posição supina para sentada. Essas crianças mostraram menos execução de estratégias compensatórias e mais concentração/atenção durante a tarefa.

Todos esses estudos sugerem a veracidade dos efeitos a curto prazo da aplicação da bandagem; porém, esses mesmos estudos indicam a necessidade de analisar as modificações promovidas a longo prazo, a fim de verificar a oportunidade de aprendizagem motora no controle postural antecipatório em relação ao uso da bandagem como técnica de tratamento.

Aprendizagem motora

A percepção da realidade possibilita uma constante antecipação necessária para toda ação (antecipação da força, da distância e da postura), assim como a antecipação dos resultados esperados para a ação em seus possíveis erros na execução. Os processos relacionados com a percepção viabilizam a aprendizagem motora durante cada etapa do desenvolvimento sensorimotor.

Os mecanismos de controle postural se organizam durante o desenvolvimento sensorimotor graças aos processos de percepção da ação para responder às demandas do meio ambiente, comparando as respostas e elegendo as mais adequadas e eficientes quanto à tarefa com finalidade específica. A repetição da ação permite à criança uma experiência sensorimotora para a aprendizagem e a automatização dos movimentos. Sobre essas capacidades aprendidas, a criança constrói sequências de movimento desde o tronco até as extremidades e vice-versa. Por esse fundamento buscamos em neuropediatria a estabilidade dinâmica. Se a criança a perceber para o movimento, terá disposição emocional para tentar executar uma ação motora; afinal, ela precisa processar aspectos dos ambientes externo e interno para realizar um ato motor. Se a resposta não for adequada, um erro pode ser percebido, registrado e armazenado para uma segunda tentativa mais refinada como parte da estratégia do movimento. Esse processo é conhecido como planejamento motor e realiza-se de modo inconsciente, sendo a base do aprendizado motor durante todo o desenvolvimento sensorimotor no primeiro ano de vida.

Caso clínico

Segue um caso clínico no qual serão incorporados os conceitos e fundamentos explicados anteriormente.

Uma criança de 7 meses de idade, nascido pré-termo, sem antecedentes na gestação e no parto, foi diagnosticado com desenvolvimento motor atípico, hemiparesia esquerda. Apresenta total atenção ao ambiente e às pessoas ao seu redor. É muito sociável e participativo.

Por meio de uma revisão dos sistemas individuais, podemos presumir outros antecedentes relevantes: catarata no olho esquerdo e estrabismo no olho direito, razão pela qual ele utiliza tapa-olho e óculos. Durante observação clínica, a criança se mostra sem atenção para o lado esquerdo, com a mão fechada e com a extremidade esquerda para o movimento de alcance inutilizada, o que nos leva a deduzir leve ou moderada negligência sensorial na extremidade esquerda.

Outro antecedente importante é uma displasia de quadril em virtude da qual a criança teve de usar um cinto pélvico do tipo Pavlic por cerca de 5 meses, o que causou impacto profundo no desenvolvimento da extensão antigravitacional e do equilíbrio muscular entre os músculos extensores e flexores de tronco. O uso desse dispositivo associado à problemática funcional propiciou hiperatividade dos flexores do quadril, restringindo a amplitude de movimento do tronco inferior do quadril para alcançar a extensão.

Desenvolvimento atípico de posição supina

O decúbito supino é a posição preferida dessa criança. Observa-se assimetria postural do tronco e das extremidades e problemas no controle de tronco da linha média corporal. Por isso, são muito difíceis as atividades como alcançar um objeto com ambas as mãos no espaço anterior e cruzar a linha média corporal com seus atos motores. A mão esquerda se mantém fechada, e o tronco esquerdo, alongado, impossibilitado de rodar. Em relação ao controle dos planos de movimento, durante a observação clínica é possível verificar atividade flexora antigravitacional (plano sagital) insuficiente. O plano frontal e o transversal não estão desenvolvidos (Figura 8.7).

Nota-se como a tentativa de alcance da mão direita (Figura 8.7A) é incorporada à flexão do quadril esquerdo. A atividade de flexão do quadril seria uma forma de compensação frente à insuficiente atividade flexora dos músculos abdominais. Observa-se também a orientação da cabeça e dos olhos no momento de olhar o objeto a sua esquerda (Figura 8.7B). Isso consiste

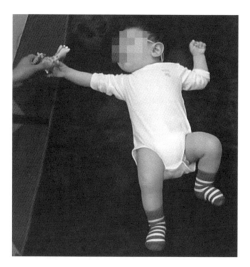 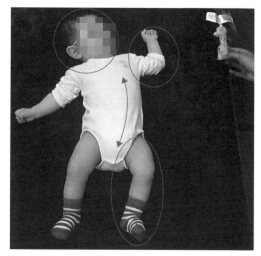

Figura 8.7 Criança de 7 meses com hemiparesia. O alcance do objeto é difícil com a extremidade esquerda, ao qual associamos o problema de transferência de peso no hemitronco esquerdo. Essa situação mantém uma assimetria postural forçada e provoca o desenvolvimento de padrões atípicos. Tal forma de organização postural pode ser atribuída ao desenvolvimento precário do controle motor no nível do tronco para dominar os planos de movimentos frontal e transversal. (Esta figura encontra-se reproduzida em cores em gen-io.grupogen.com.br.)

em uma combinação de compensação frente à impossibilidade de transferência de peso para o hemitronco esquerdo e evidencia a atividade muscular abdominal desse mesmo lado corporal insatisfatória.

Como resultado, é possível observar compensações distais ao nível do ombro, do cotovelo e do punho esquerdos, que se mantêm em flexão em todo o segmento. As cadeias de flexão da extremidade superior têm relação neuromecânica com as cadeias musculares cruzadas anteriores do tronco (Busquet, 2007).

Estratégia de abordagem terapêutica

As estratégias para abordar a problemática específica do caso clínico se centraram em um dos métodos que se complementaram:

- Protocolo de trabalho para tronco fundamentado no método de neurodesenvolvimento (NDT) (Arndt *et al.*, 2008; Davies, 1990; Mohr, 1990), o qual relaciona as habilidades de motricidade com ganhos do controle motor do tronco nos três planos de movimento. Utiliza técnicas para facilitar sequências de coativação dinâmica dos músculos flexores e extensores da cabeça e do tronco e incorpora as transferências de peso na base de apoio
- Técnica de bandagem terapêutica pelo método Therapy Taping® para a ativação do diafragma e dos oblíquos abdominais externos de tal modo a favorecer o controle da flexão antigravitacional (Figura 8.8).

Desenvolvimento atípico da posição prona

A posição prona é desagradável para a criança quando há baixo nível de ajuste e ela não consegue estabelecer-se com uma base de apoio eficaz sobre os cotovelos e antebraços (Figura 8.9A). A extensão antigravitacional é precária e aparecem compensações desde os músculos flexores do quadril para a elevação pélvica. Ao nível da extremidade superior, a extensão insuficiente do tronco provoca elevação da escápula esquerda, na qual não há estabilidade dinâmica sobre o tronco e, por essa razão, o úmero roda internamente, sendo incapaz de receber sobrecarga de maneira eficiente. A sobrecarga irrelevante na extremidade esquerda em posição prona provoca uma limitação no momento de apoiar a extremidade superior para facilitar o endireitamento do tronco e a consequente ativação da extensão do mesmo, criando, assim, um círculo vicioso. Esse impedimento produz compensação ao nível do quadril, ativando seus flexores e elevando a pelve sobre o solo, o que não contribui para a tentativa de endireitamento do tronco.

Como estratégia atípica para conseguir o alcance, a criança constrói uma base de apoio assimétrica com carga principalmente sobre o cotovelo direito, o hemitronco direito e a coxa direita (Figura 8.9B). Novamente, o hemitronco direito recebe a sobrecarga, o que implica o alongamento sobre o mesmo lado com controle excêntrico contra o lado que não tem peso, aproximando-se com controle concêntrico. Essa estratégia não apresenta variabilidade, uma vez que a criança é incapaz de receber sobrecarga e realizar o controle muscular excêntrico sobre o hemitronco esquerdo.

De acordo com os padrões de postura nos movimentos observados, é possível sugerir que não existe um equilíbrio muscular adequado entre os músculos flexores e extensores do tronco, os quais limitam os movimentos nos planos sagital e frontal. Essa situação é um dos impedimentos principais que ocasionam compensações e estratégias compensatórias na realização das atividades descritas.

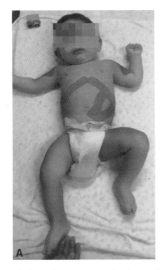
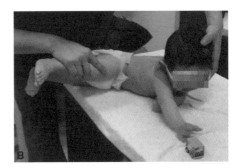

Figura 8.8 A. Técnicas de bandagem terapêutica pelo método Therapy Taping® como tentativa de ativação do diafragma e dos oblíquos externos abdominais associada a sequência de coativação de tronco com sobrecarga de peso no hemitronco esquerdo (**B**). (Esta figura encontra-se reproduzida em cores em gen-io.grupogen.com.br.)

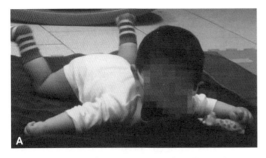
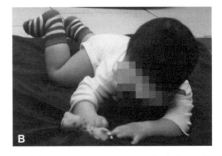

Figura 8.9 A. Criança de 7 meses com hemiparesia, que, na posição prona, mostra um nível de endireitamento não esperado para sua idade, evidenciando a insuficiente extensão antigravitacional do tronco no plano sagital. **B.** A criança consegue transferir peso no hemitronco direito e assumir parte do controle no plano frontal, o que lhe possibilita alcançar objetos pela frente; porém, não consegue transferência de peso no tronco esquerdo. A assimetria na sobrecarga lateral em ambos os lados evidencia problemas de controle no plano frontal. (Esta figura encontra-se reproduzida em cores em gen-io.grupogen.com.br.)

Estratégia de abordagem terapêutica

A estratégia clínica tem como objetivo melhorar a flexibilidade dos flexores de quadril, isquiotibiais, retoabdominais, peitorais, o abaixamento das costelas e a amplitude passiva do tronco na extensão e na rotação. As técnicas que melhor se aplicam são:

- Protocolo de NDT (Arndt *et al.*, 2008; Davies, 1990; Mohr, 1990): buscar a função e a participação ativa da criança enquanto terapeuta promove um alinhamento biomecânico externo ao tronco na tentativa de facilitar a atividade muscular durante o endireitamento do tronco contra a gravidade nos três planos de movimento
- Aplicação do método Therapy Taping®: estímulo tegumentar excitatório para o trapézio inferior combinado com os rotadores laterais do ombro (Figura 8.10). Essa combinação é utilizada para facilitar a extensão do tronco contra a gravidade (Morini Jr., 2013; Congreso Internacional Therapy Taping, 2014; Yasukawa *et al.*, 2006; Footer, 2006).

Desenvolvimento atípico da função manual

A função manual se apresentava seriamente comprometida devido a uma forte influência sensorial e visual que fazia com que a criança mantivesse a mão fechada em todos os movimentos voluntários. Isso provocava maior assimetria postural e atrasava a possibilidade de elaborar um mapa de percepção da função da mão. A mão fechada não somente a impossibilitava de pegar objetos, mas também não era utilizada como ponto de apoio para sequências de endireitamento.

Estratégia de abordagem terapêutica

De maneira a interferir positivamente na sensação da mão e de produzir conhecimento sensorial desse segmento, elegeu-se a técnica de

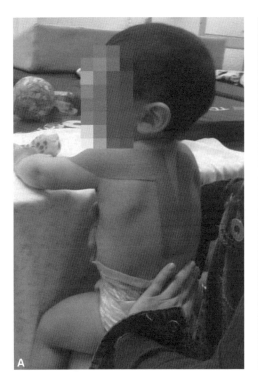
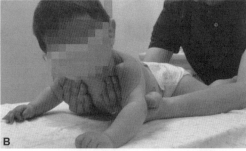
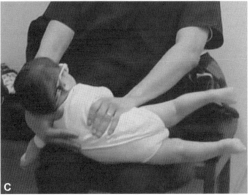

Figura 8.10 A. Bandagem elástica Therapy Tex® para trapézio inferior e rotador externo de ombro. **B.** Estratégia terapêutica combinando o trabalho de tronco no plano sagital. **C.** Estratégia terapêutica combinando o trabalho de tronco no plano frontal com sobrecarga no hemitronco esquerdo. (Esta figura encontra-se reproduzida em cores em gen-io.grupogen.com.br.)

bandagem elástica pelo método Therapy Taping® (luva – Figura 8.11), aplicada com cor forte para atrair a atenção visual da criança em relação a sua mão, de maneira a influenciar na integração, complementando-se o procedimento com a técnica de rotação lateral do úmero a fim de facilitar a extensão de tronco.

Resultados

Em relação aos resultados do caso clínico, realizaram-se 10 sessões de tratamento ao longo de 1 mês e meio com trocas semanais da bandagem terapêutica. Ao fim desse período, a criança conseguiu apoio mais efetivo de ambos os antebraços e mãos durante a posição prona com melhor qualidade de endireitamento. Também conseguiu passar da posição supina para prona de ambos os lados. Surpreendentes foram as mudanças na mão, que, desde o primeiro momento da aplicação da bandagem, abriu. A criança olhava o tempo todo para ela (por causa da cor "chamativa" da bandagem) e usava as duas mãos em conjunto, o que contribuiu para que tentasse pegar objetos com a mão esquerda.

Concluído o trabalho, foram estabelecidas novas metas para se obter o controle de tronco na postura sentada.

Conclusão

Na área de neuropediatria, é imprescindível que o profissional tenha a capacidade de realizar uma análise clínica da conduta sensorimotora da criança de acordo com o esperado para sua idade. Um conhecimento profundo e detalhado dos componentes típicos do neurodesenvolvimento possibilita a determinação de metas claras que guiarão o tratamento. Especificamente deve-se observar de que maneira progride o desenvolvimento do controle da postura no nível do tronco. Certamente a análise dos problemas nesse nível pode nos ajudar a visualizar com clareza a problemática do neurodesenvolvimento e uma possível via de trabalho clínico.

As estratégias de intervenções devem fundamentar-se no motivo por que são aplicadas determinadas técnicas. Nesse caso clínico, tentou-se promover um modo de analisar o problema a fim de respaldar as decisões quanto ao tratamento. As técnicas de bandagem terapêutica pelo método Therapy Taping® complementam as outras técnicas e são uma grande ferramenta para a observação e a melhora dos componentes motores do neurodesenvolvimento.

Referências bibliográficas

Arndt SW, Chandler LS, Sweeney JK et al. Effects of a neurodevelopmental treatment-based trunk protocol for infants with posture and movement dysfunction. Section on Pediatrics of the American Physical Therapy Association. Ped Phys Ther. 2008.

Bly L. Componentes del desarrollo motor típico y atípico. Neuro-developmental Treatment Association, Inc. 2011.

Busquet L. "Las Cadenas Musculares", Tomo I. 7. ed. México: Editorial Paidotribo, 2007.

Cepeda JP, Fishwheicher A, Gleeson M et al. Does Kinesio Taping of the abdominal muscles improve the supine-to-sit transition in children with hypotonia? Disponível em : http://www.kinesiotaping.no/omoss/forskning/frontpage/kt_hypoton_barn.pdf . Acesso em 13 de janeiro de 2016.

Congreso Internacional Therapy Taping, Viña del Mar, Chile; 2014.

Davies P. Pasos a seguir. Tratamiento integrado de pacientes con hemiplegía. 2ª ed. Madrid: Editorial Médica Panamericana. 2002

Davies PM. Right in the middle: selective trunk activity in the treatment of adult hemiplegia. New York: Springerverlag Publishing Co Inc; 1990.

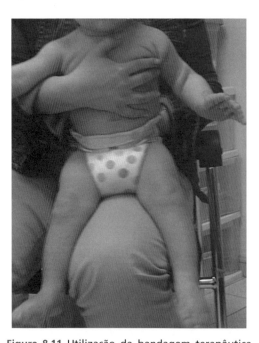

Figura 8.11 Utilização da bandagem terapêutica (luva) para facilitar a percepção e a integração da mão esquerda em associação a técnicas de rotação externa de ombro e escápula. (Esta figura encontra-se reproduzida em cores em gen-io.grupogen.com.br.)

Footer CB. The effects of therapeutic taping on gross motor function in children with cerebral palsy. Pediatr Phys Ther. 2006 Winter; 18(4):245-52.

Gómez Z, Alberto J. Neurodesarrollo y estimulación. Bogotá: Editorial Médica Internacional; 2001.

Hsieh CL, Sheu CF, Hsueh IMA, Wang CHBS. Trunk Control as an Early Predictor of Comprehensive Activities of Daily Living Function in Stroke Patients. Stroke. 2002; 33:2626-30.

Kapandji AI. Fisiología articular 3. Tronco y raquis. Editorial Medica Panamericana. 5. ed. p. 46-52; 90-108; 116-120.

Mohr JD. Management of the trunk in adult hemiplegia: The Bobath Concept. In Touch, Topics in neurology: Lesson 1. American Physical Therapy Association; 1990.

Morini Jr. N. Bandagem terapêutica. São Paulo: Roca; 2013.

Rosenbaum P, Paneth N, Leviton A et al. A report: the definition and classification of cerebral palsy. April 2006. Dev Med Child Neurol Suppl. 2007; 109:8-14.

Shumway-Cook A, Woollacott M. Control motor: teora y aplicaciones prácticas. Philadelphia: Lippincott Williams & Wilkins; 1995.

Simsek TT, Turkucugogglu B, Cokal N et al. The effects of kinesio taping® on sitting posture, functional, independence, and gross motor function in children with cerebral palsy. Disab & Rehab. 2011; 33(21-22):2058-63.

Yasukawa A, Patel P, Sisung C. Pilot study: investigating the effects of Kinesio Taping in an acute pediatric rehabilitation setting. Am J Occup Ther. 2006; 60:104-10.

Paralisia Cerebral

Priscilla do Amaral Campos e Silva, Maria Cristina dos Santos Galvão

Introdução

O desenvolvimento motor é um processo de mudanças na postura e no movimento em decorrência da interação dos vários sistemas do corpo sob a influência do ambiente, que representa uma importante fonte de estímulos captados, integrados e armazenados para serem utilizados nos momentos necessários (Goldberg e Van Sant, 2002; Fonseca, 2008).

O corpo humano apresenta inúmeras combinações de movimento e postura que envolvem o controle dos vários planos e eixos e força muscular apropriada para promover movimento eficiente e alinhamento dos segmentos corporais, sob a influência de um tônus que possibilite tanto o movimento quanto a manutenção da postura.

Ao nascimento, o recém-nascido se mostra completamente dominado pela força gravitacional e tem que, ao longo dos primeiros meses de vida, integrar os sistemas sensoriais e motores para construção de habilidades a fim de tornar-se cada vez mais funcional.

Esse processo minuciosamente estruturado pode ser adulterado por vários fatores que interferem no desenvolvimento do sistema nervoso central (SNC) desde o momento da concepção até os primeiros anos de vida. Dentre os transtornos neurológicos que acometem o recém-nascido, a paralisia cerebral (PC) é um dos mais frequentes e desafiadores para a fisioterapia (Narumia *et al.*, 2010).

O termo designa uma sequela de caráter não progressivo que acomete o SNC imaturo e em desenvolvimento, ocasionando déficits posturais, tônicos e na execução dos movimentos. A definição mais atual propõe que os transtornos do desenvolvimento motor advindos da lesão cerebral primária são de caráter permanente e mutável, produzindo alterações musculoesqueléticas secundárias e limitações nas atividades (Rosenbaum *et al.*, 2007).

Apesar de o transtorno motor ser a principal característica de todos os tipos de paralisia cerebral, há outras manifestações de envolvimento neurológico em um número significativo de pacientes, que devem ser cuidadosamente avaliadas devido ao grande impacto que causam no desenvolvimento global do indivíduo. As principais são: convulsões; alterações oculares e visuais; déficit cognitivo; distúrbios da fala e da linguagem; dificuldades de alimentação; disfunções corticais superiores, como apraxias, agnosias e afasias (alterações dos processos de codificação da linguagem); alterações somatossensoriais e transtornos de atenção e memória (Rosenbaum *et al.*, 2007).

Alterações neuromusculares, como variações de tônus muscular, persistência de reflexos primitivos, rigidez, espasticidade, entre outras, são comumente encontradas em crianças com PC. Na Tabela 8.11, Yang *et al.* (2013) descrevem alguns sinais clínicos e ocorrências no diagnóstico precoce de PC. Tais alterações geralmente se manifestam com padrões específicos de postura e de movimento que podem comprometer não somente a aquisição de marcos motores básicos (rolar, sentar, engatinhar, andar), mas também o desempenho funcional de atividades da rotina diária, como tomar banho, alimentar-se, vestir-se, locomover-se em ambientes variados, entre outras (Claire *et al.*, 2008).

A espasticidade é um dos componentes da síndrome do neurônio motor superior. Ocorre nos primeiros meses do desenvolvimento atípico e é caracterizada por aumento do tônus muscular velocidade-dependente e reflexos tendinosos exagerados resultantes da hiperexcitabilidade do reflexo miotático (Figura 8.12). O conjunto das manifestações decorrentes da lesão da via corticoespinal e a conseguinte falha no mecanismo de inibição recíproca são responsáveis pela perda da destreza, pela diminuição da velocidade e pelo aumento da fatigabilidade do ato motor. A persistência das alterações musculares secundárias à síndrome do neurônio motor superior e a ausência de tratamento adequado conduzem ao aparecimento de contraturas e fibrose oriundas de mudanças nas propriedades viscoelásticas das fibras musculares que restringem a amplitude de movimento articular (Barrett e Litchwark, 2010).

Avaliação

Avaliar objetivamente se a espasticidade é nociva ou não para o paciente ajuda na melhor escolha do tratamento (Gianni e Casalis, 2007).

Tabela 8.11 Sinais clínicos e respectivas ocorrências no diagnóstico precoce de paralisia cerebral (PC).

	Sinais clínicos	Ocorrências
Movimento	Ausência de movimentos irrequietos	99
	Pancadas/golpes repetitivos e de longa duração	4
	Movimentos circulares de braços	11
	Movimentos assimétricos dos segmentos	6
	Movimentos recorrentes de extensão das pernas	18
	Surtos sugestivos de excitação, não associados a expressão facial prazerosa	10
	Ausência de movimento das pernas	16
	Movimentos de lateralização bilateral da cabeça repetitivos ou monótonos	27
	Movimentos repetidos de abertura e fechamento da boca	29
	Protrusão repetitiva da língua	20
Postura	Incapacidade de manter a cabeça em linha média	63
	Postura corporal assimétrica	15
	Tronco e membros largados sobre o leito	16
	Persistência de resposta tônica cervical assimétrica (RTCA)	33
	Braços e pernas em extensão	25
	Hiperextensão de tronco e pescoço	11
	Punho cerrado	35
	Abertura e fechamento sincronizado dos dedos	19
	Hiperextensão e abdução dos dedos das mãos	16

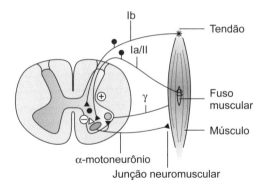

Figura 8.12 Reflexo miotático.

É importante saber os aspectos técnicos, funcionais e pessoais dos pacientes. Para isso, deve-se responder a quatro questões básicas:

- A espasticidade prejudica a função?
- A espasticidade dificulta os cuidados e/ou as atividades?
- A espasticidade predispõe a deformidades e outras complicações?
- A espasticidade causa dor?

Ao respondê-las, pode-se optar por uma intervenção mais apropriada (Figura 8.13) a fim de fragmentar a sequência de aparecimento das alterações secundárias à espasticidade (Gianni e Casalis, 2007).

Outro achado consistente com a espasticidade é o comprometimento substancial da força muscular em indivíduos com PC do tipo espástica. A fraqueza muscular contribui para a redução da capacidade funcional deles (Riad *et al.*, 2008; Shortland, 2009).

Os mecanismos subjacentes ao desenvolvimento e à progressão da contratura muscular e da fraqueza, bem como à consequente perda de função motora, em indivíduos com PC espástica são complexos e inter-relacionados, mas obviamente há uma combinação de fatores musculares e neurais (Barrett e Litchwark, 2010; Rose e McGill, 2005). Indivíduos com PC espástica são menos capazes de ativar seus músculos ao máximo e de cocontraí-los com maior intensidade do que os que apresentam desenvolvimento típico (Stackhouse *et al.*, 2005). Além dos fatores neurais, a capacidade de um músculo para produzir força depende das suas propriedades morfológicas e estruturais.

Na PC também podem ser observadas disfunções primárias ou secundárias de integração sensorial (Blanche e Nakasuji, 2001). As primárias são resultantes da mesma lesão que provoca distúrbios de movimento, e são identificados locais específicos de lesão como o cerebelo, a alça que envolve os núcleos da base, o tálamo, o córtex motor e o trato piramidal. As secundárias ocorrem em virtude da ativação anormal da musculatura que altera a qualidade das informações cinestésicas e proprioceptivas, da redução no aporte de estímulos vestibulares, táteis e proprioceptivos pela carência de experiência de movimento, do *feedback* proprioceptivo alterado em função dos padrões anormais de tônus muscular e de movimento e da privação sensorial devido à dificuldade de movimentos contra a gravidade. Esses déficits repercutem na função motora global.

Crianças com PC parecem ter habilidade limitada para utilizar as informações sensoriais a fim de desencadear o comando motor. Como resultado, o processamento sensorial da informação proprioceptiva e tátil e a habilidade para

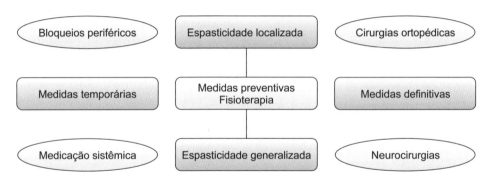

Figura 8.13 Esquema terapêutico para espasticidade. Adaptada de Gianni e Casalis, 2007.

construir e armazenar representação interna não são completamente funcionais (Eliasson, 1995). Essas crianças são privadas de informações sensoriais importantes para o controle motor e terão grande dificuldade para desenvolver os homúnculos sensorimotores. A variabilidade de informações é primordial para uma adequada integração, ou seja, é crucial para o SNC, haja vista que ele só pode aprender se houver algo com o qual comparar: é preciso haver certa diferença.

É bem evidente pelo exposto que a PC pode ter efeitos altamente variáveis sobre o desenvolvimento neurológico e funcional da criança, interferindo no grau de incapacidade e limitações das atividades.

Classificação

A literatura tem demonstrado a preferência em classificar as crianças com PC de acordo com sua independência funcional nas funções motoras grossas e finas. O Gross Motor Function Classification System (GMFCS) (Palisano *et al.*, 1997; 2008) é um sistema de classificação padronizado da função motora grossa de crianças com PC composto de cinco níveis, cujas diferenças baseiam-se em limitações funcionais (posição sentada, transferências, mobilidade), necessidade de acessórios (muletas, andadores, bengala) ou cadeira de rodas, considerando-se o desempenho habitual em casa, na escola e na comunidade. Cada nível é descrito especificamente para as faixas etárias: menores de 2 anos, 2 a 4 anos, 4 a 6 anos, 6 a 12 anos e 12 a 18 anos.

De maneira geral, os pacientes com PC dispõem-se nos seguintes níveis do GMFCS:

- Nível I: andam sem restrições e apresentam algumas limitações nas habilidades motoras avançadas
- Nível II: apresentam mais limitações para andar em ambientes externos e para correr e saltar
- Nível III: sentam independentemente, têm mobilidade independente no solo e andam com meio auxiliar
- Nível IV: sentam com suporte, apresentam limitações para mobilidade independente e geralmente usam cadeira de rodas para transporte
- Nível V: não apresentam controle antigravitacional básico e são transportados em cadeira de rodas.

A Classificação Internacional de Funcionalidade (CIF) propõe que a PC, assim como qualquer outra condição de saúde (doenças, distúrbios, lesões etc.), pode apresentar consequências (deficiências) nas funções e estruturas do corpo, limitações nas atividades, isto é, na capacidade de execução de tarefas ou ações, e restrições na participação ou envolvimento em situações da vida (Lee, 2011).

Inferir uma limitação da capacidade devido a uma ou mais deficiências, ou uma restrição de desempenho por causa de uma ou mais limitações, pode parecer muitas vezes razoável. No entanto, é importante coletar dados sobre esses construtos de maneira independente e, então, explorar as associações e ligações causais entre eles (CIF, 2003).

Nos últimos anos, intervenções terapêuticas baseadas em evidências têm se desenvolvido gradativamente com o intuito de melhorar a qualidade de vida de crianças com PC e suas famílias.

Na PC, a evidência diagnóstica e as propostas de reabilitação são centradas, na maioria das vezes, nas alterações motoras (Oliveira, 2007). Abordagens terapêuticas focam o aumento do controle postural e da força muscular, melhorando as atividades motoras de modo global (Novak *et al.*, 2013).

A bandagem funcional é uma abordagem promissora que, em conjunto com outras intervenções terapêuticas, poderia promover a integração do processo de reabilitação, pois estímulos contínuos permanecem nas crianças após a intervenção, minimizando as compensações advindas de um aprendizado motor atípico ao favorecer a formação de engramas motores com os estímulos táteis e visuais mantidos na pele e com possibilidade de repetição do movimento de maneira mais adequada, viabilizando, assim, atividades diárias mais independentes ao melhorar o desempenho motor (Kara *et al.*, 2015).

As aplicações da bandagem utilizando técnicas excitatórias ou inibitórias devem ser guiadas em função de um pensamento clínico com metas e objetivos claros tendo como base os níveis motores do GMFCS (Figuras 8.14 a 8.20). Sendo assim, a Tabela 8.12 sugere algumas possibilidades de abordagens nos pacientes com PC.

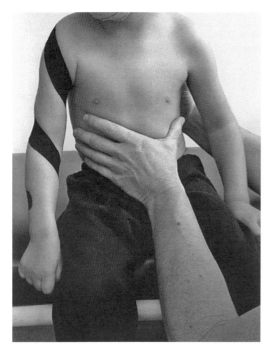 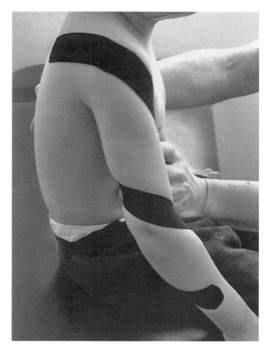

Figura 8.14 Paralisia cerebral do tipo tetraparesia espástica GMFCS IV. Estímulo excitatório para rotadores de ombro. (Esta figura encontra-se reproduzida em cores em gen-io.grupogen.com.br).

Mensurar resultados obtidos com a aplicação da bandagem é de suma importância, assim como dominar as técnicas, pois é necessário identificar em que aspecto a utilização dos recursos teve maior impacto: no desempenho motor, nas atividades da vida diária ou na qualidade de vida.

Embora se verifique consenso quanto à existência de déficits sensoriais, motores e funcionais na PC, não há indicação de conformidade quanto às metodologias utilizadas nas avaliações dessas variáveis ou unanimidade no que se refere à associação desses fatores no curso da paralisia cerebral (Oliveira, 2007).

Muitas intervenções não demonstram trabalhar de maneira conclusiva em mais de um nível da CIF. A falta de elementos de prova da eficácia das intervenções em uso é um problema para todas as pessoas envolvidas (pacientes, familiares, terapeutas) (Novak *et al.*, 2013). Mais pesquisas utilizando modelos rigorosos são necessárias, já que a PC é a doença neurológica mais comum da infância com impacto por toda a vida.

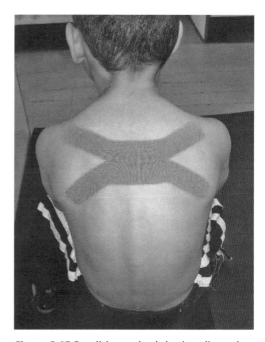

Figura 8.15 Paralisia cerebral do tipo diparesia espástica GMFCS III. Estímulo excitatório para adutores de escápula. (Esta figura encontra-se reproduzida em cores em gen-io.grupogen.com.br.)

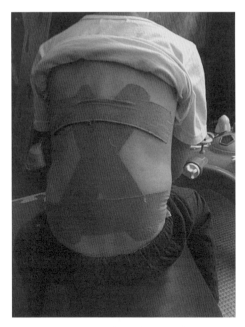
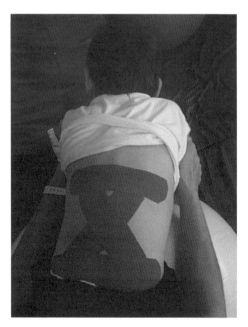

Figura 8.16 Paralisia cerebral do tipo diparesia espástica GMFCS IV. Posicionar região lombar posteriormente. (Esta figura encontra-se reproduzida em cores em gen-io.grupogen.com.br.)

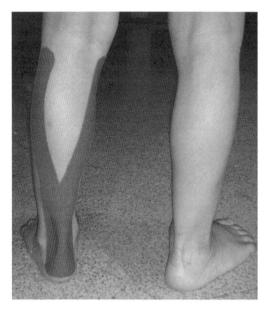

Figura 8.17 Paralisia cerebral do tipo hemiparesia espástica esquerda GMFCS I. Estímulo inibitório para músculos gastrocnêmios. (Esta figura encontra-se reproduzida em cores em gen-io.grupogen.com.br.)

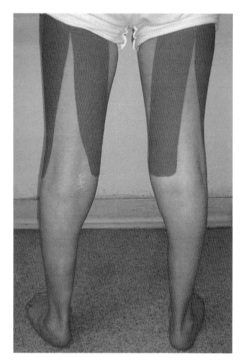

Figura 8.18 Paralisia cerebral do tipo diparesia espástica GMFCS II. Estímulo excitatório para músculos isquiotibiais. (Esta figura encontra-se reproduzida em cores em gen-io.grupogen.com.br.)

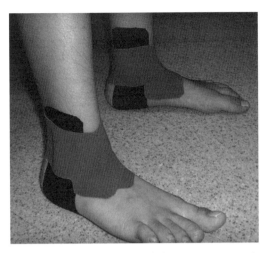 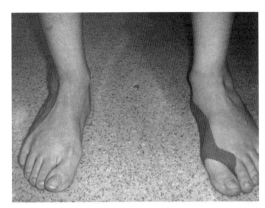

Figura 8.19 Paralisia cerebral do tipo coreoatetoide GMFCS II. Estímulo de sensação de estabilidade nos tornozelos. (Esta figura encontra-se reproduzida em cores em gen-io.grupogen.com.br.)

Figura 8.20 Paralisia cerebral do tipo diparesia espástica GMFCS II. Correção de hálux valgo. (Esta figura encontra-se reproduzida em cores em gen-io.grupogen.com.br.)

Tabela 8.12 Abordagens no paciente com paralisia cerebral com base nos níveis motores do GMFCS.

Níveis	Condição	Meta	Local	Técnica	Trocas	Duração estimada
I	Anda sem limitações	Estimular a sensação e a melhora do equilíbrio	Pé e tornozelo	Meia e estabilização	1 a 2 semanas	Mediante avaliação e reavaliação
II	Pode ou não usar dispositivo manual para andar	Melhora do equilíbrio para marcha – posicionamento	Joelho e tornozelo; quadril	Estabilização	1 a 2 semanas	Mediante avaliação e reavaliação
III	Necessita de dispositivo manual para andar	Melhora do padrão de atividade muscular/ posicionamento	Músculos tibial anterior e gastrocnêmios; quadríceps e isquiotibiais; quadril e pé (posicionamento)	Excitatória Inibitória	1 a 2 semanas	Mediante avaliação e reavaliação
IV	Senta-se apoiado e apresenta locomoção limitada	Manutenção e prevenção	Regiões posteroinferior e superior do tronco e membros superiores ou região posteroinferior do tronco e membros inferiores	Excitatória Inibitória	1 a 2 semanas	Mediante avaliação e reavaliação
V	Dependente de tecnologia assistida e ajuda física	Manutenção e prevenção; controle de cabeça e postura	Região posterossuperior do tronco e cervical	Excitatória Inibitória	1 a 2 semanas	Mediante avaliação e reavaliação

Referências bibliográficas

Barrett R, Litchwark G. Gross muscle morphology and structure in spastic cerebral palsy: a systematic review. Dev Med Child Neurol. 2010; 52:794-804.

Blanche EI, Nakasuji B. Sensory integration and the child with cerebral palsy. In: Understanding the nature of sensory integration with diverse populations. In: Blanche EI, Schaaf RC. Therapy skill builders. EUA; 2001. p. 345-64.

Claire K, Parkes J, Stevenson M et al. Gait, activity, participation, and health in ambulant CP. Dev Med Child Neurol. 2008; 50:204-10.

Classificação Internacional de Funcionalidade, Incapacidade e Saúde (CIF). Centro Colaborador da Organização Mundial da Saúde para a Família de Classificações Internacionais, org.; Coordenação da Tradução Cassia Maria Buchalla. São Paulo: Editora da Universidade de São Paulo, 2003; p. 13-37.

Eliasson AC. Sensorimotor integration of normal and impaired development of precision movement of the hand. In: Henderson A, Pehoski C. Hand function in the child foundations for remediation. EUA: Mosby; 1995. p. 40-54.

Fonseca V. Desenvolvimento psicomotor e aprendizagem. Porto Alegre; 2008. 561 p.

Gianni MAC e Casalis MEP. Espasticidade. In: Fernandes AC, Ramos ACR, Casalis MEP, et al. AACD Medicina de Reabilitação – Princípios e prática. São Paulo: Artes Médicas; 2007. p. 291-312.

Goldberg C, Van Sant A. Desenvolvimento motor normal. In: Tecklin JS, organizadora. Fisioterapia pediátrica. 3. ed. Porto Alegre: Artmed; 2002. p. 13-33.

Kara OK, et al. The effects of Kinesio Taping on body functions and activity in unilateral spastic cerebral palsy: a single-blind randomized controlled trial. Dev Med Child Neurol. 2015; 57:81-8.

Lee AM. Using the ICF-CY to organise characteristics of children's functioning. Disabil Rehab. 2011; 33:605-16.

Narumia LC, Ozu MHU, Galvão MCS. Fisioterapia na paralisia cerebral. In: Moura EW, Lima E, Borges D et al. Fisioterapia – Aspectos clínicos e práticos da reabilitação. 2. ed. São Paulo: Artes Médicas; 2010. p. 27-63.

Novak I, McIntyre S, Morgan C et al. A systematic review of interventions for children with cerebral palsy: state of the evidence. Dev Med Child Neurol. 2013; 55:885-910.

Oliveira MC. Avaliação da sensibilidade, função motora de membros superiores e desempenho funcional de crianças portadoras de paralisia cerebral. Campinas: Faculdade de Ciências Médicas da Universidade Estadual de Campinas, 2007. 181 f. Dissertação (Mestrado) – Pós-graduação da Faculdade de Ciências Médicas da Universidade Estadual de Campinas, área de concentração em Ciências Biomédicas.

Palisano R, Rosenbaum P, Bartlett D et al. Content validity of the expanded and revised Gross Motor Function Classification System. Dev Med Child Neurol. 2008; 50(10):744-50.

Palisano R, Rosenbaum P, Walter S et al. Development and reliability of a system to classify gross motor function in children with cerebral palsy. Dev Med Child Neurol. 1997; 39:214-23.

Riad J, Haglund-Akerlind Y, Miller F. Power generation in children with spastic hemiplegic cerebral palsy. Gait Post. 2008; 27:641-7.

Rose J, McGill KC. Neuromuscular activation and motor unit firing characteristics in cerebral palsy. Dev Med Child Neurol. 2005; 47:329-36.

Rosenbaum P, Paneth N, Leviton A et al. A report: the definition and classification of cerebral palsy April 2006. Dev Med Child Neurol Suppl. 2007; 109:8-14.

Shortland A. Muscle deficits in cerebral palsy and early loss of mobility: can we learn something from our elders? Dev Med Child Neurol. 2009; 51(Suppl 4):59-63.

Stackhouse SK, Binder-Macleod SA, Lee SC. Voluntary muscle activation, contractile properties, and fatigability in children with and without cerebral palsy. Muscle Nerve. 2005; 31:594-601.

Yang H, et al. Cerebral palsy in children: movements and postures during early infancy, dependent on preterm vs. full term birth. Early Human Dev [S.l.]. 2012; 88:837-43. In: Diretrizes de atenção à pessoa com paralisia cerebral/Ministério da Saúde, Secretaria de Atenção à Saúde, Departamento de Ações Programáticas Estratégicas. Brasília: Ministério da Saúde; 2013. 80 p.

Método Therapy Taping® em Adulto Pós-Acidente Vascular Cerebral | Função de Alcance do Membro Superior

María Gabriela Maidana, Alejandro G. Caramello

Introdução

A alta incidência de adultos jovens acometidos por acidente vascular cerebral (AVC) com consequente impotência funcional e déficit sensorimotor, em especial nos membros superiores, impele a discussão com toda a equipe interdisciplinar sobre a busca de novos caminhos e estratégias terapêuticas que proporcionem ao paciente maiores conquistas funcionais nas atividades de vida diária. Aproximadamente 85% dos pacientes que sofreram AVC apresentaram disfunção sensorimotora nos membros superiores, persistindo em 55 a 75% além de 3 meses. Para esses pacientes, é necessário discutir um critério de raciocínio clínico durante a avaliação. O tratamento possibilita ao terapeuta desenvolver habilidades específicas para identificar e tratar as alterações motoras que acometem o paciente.

É necessário focar em objetivos claros, reais e possíveis que contribuam para a escolha de recursos terapêuticos específicos e eficientes a fim de promover a recuperação da atividade neuromuscular adequada para a execução de habilidades motoras que, neste momento, apresentam padrões de movimentos alterados durante sua execução. Uma reabilitação inadequada pode acarretar limitações nas atividades de vida diária, bem como na qualidade de vida.

Para o desenvolvimento de um raciocínio apropriado, é necessário considerar o processo de avaliação em ordem sequencial, ou seja, de proximal para distal (de cima para baixo – Figura 8.21).

Durante o tratamento, essa ordem sequencial será desenvolvida no sentido inverso, ou seja, de distal para proximal (de baixo para cima – Figura 8.22), considerando que, para obter o máximo de capacidade funcional em um paciente com dano neurológico, a hipótese de tratamento deverá enquadrar-se nas estratégias de tratamento, o que significa ativar estruturas neuromusculares para alcançar o objetivo traçado.

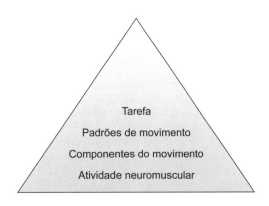

Figura 8.22 Ordem sequencial do processo de tratamento.

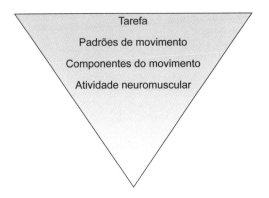

Figura 8.21 Ordem sequencial do processo de avaliação.

Essas pirâmides de bases nos extremos apresentam uma convergência, na qual a habilidade motora que se pretende alcançar necessita de um processo de desenvolvimento integrado com cada um de seus componentes.

O raciocínio para aplicação de bandagem funcional deve obedecer à sequência a seguir.

Avaliação. Deverá ser dinâmica e ativa. É muito importante priorizar as análises observadas na interpretação, que precisará focar no potencial mais relevante de acordo com os interesses funcionais. A partir de então, serão consideradas as interferências, ou seja, as impotências funcionais cruciais dentro das habilidades motoras. Isso possibilitará a identificação e o estabelecimento do melhor caminho para reorganizar a neuroplasticidade para um movimento funcional eficiente, relevante e que seja possível de se alcançar. Este modelo de raciocínio poderá ser utilizado para produzir habilidades no terapeuta e facilitar sua visão durante o tratamento, com base no conhecimento clínico e na experiência de tratamento dos pacientes com alterações neurológicas.

Identificação das interferências. Compreende o desenvolvimento de um potencial de interpretação para identificar claramente quando um movimento funcional se encontra interrompido ou alterado. Poderá ocorrer em qualquer etapa ou fase do tratamento, no início, no meio ou no fim do movimento. Além dos problemas motores, existem vários outros aspectos a serem observados para execução de um bom movimento, tais como: alterações sensoriais, cognitivas, comportamentais e não somente musculoesqueléticas, pois o paciente com afecção neurológica pode apresentar essas disfunções supracitadas.

Hipóteses de trabalho. Este processo começa a desenvolver-se quando a quantidade de informação foi absorvida pelo paciente de acordo com suas capacidades e dificuldades, a fim de traçar um possível caminho terapêutico dentro das propostas estabelecidas necessárias para melhorar seu rendimento alterado. É preciso planejar imediatamente, com recursos eficazes, a maneira mais efetiva de conseguir um rendimento melhor dentro de um movimento diminuído, com padrões alterados, impotência funcional, tônus muscular alterado e cognição; apontar como é o controle global e específico dos segmentos envolvidos.

Comprovação das hipóteses. Uma vez estabelecida a hipótese e inseridos o plano e as estratégias a seguir no tratamento, esse processo deve se refletir quanto ao cumprimento das expectativas depositadas no programa. As necessidades requeridas são fundamentadas segundo o conhecimento e a experiência do terapeuta. Se os resultados mensurados são os esperados para alcançar a hipótese planejada, há que se decidir se o tratamento proposto está surtindo o efeito almejado.

Tratamento. É o processo ativo diretamente entre paciente e terapeuta de acordo com o planejamento sistemático em função da interpretação progressiva e influencia em toda a reorganização da neuroplasticidade. Ele modula os mecanismos neurofisiológicos para controle motor mais eficaz e melhora na recuperação de habilidades motoras, resultando em permanentes intervenções sobre o paciente. Selecionamos o método Therapy Taping® como parte da solução dos problemas que o paciente apresenta. No planejamento das atividades, preparamos um ambiente adequado que nos possibilite mensurar de maneira eficiente o tratamento e as intervenções.

Reavaliação. Talvez seja a parte mais objetiva de nossa intervenção, na qual devemos refletir sobre nossas ações, nossas intervenções e, em especial, sobre as decisões que aplicamos como propostas terapêuticas.

Deve ser mensurada de maneira objetiva e subjetiva devido ao fato de o raciocínio clínico que estipulamos estar implícito tanto nos aspectos de avaliação como no tratamento.

Conclusão. Os programas de reabilitação estão centralizados em nossos pacientes, em indivíduos com capacidades, interesses e muitas dificuldades, sendo estas de extrema importância para planejarmos um raciocínio clínico com base no conhecimento e na experiência que nos possibilitem chegar à mais profunda interpretação. Nosso objetivo é contribuir com muito êxito para o progresso de pacientes com disfunções neurológicas, obtendo melhora em sua qualidade de vida.

Atividade de alcance dos membros superiores

De acordo com as teorias de controle motor, existem dois aspectos importantes a serem observados e analisados quanto à dinâmica funcional do membro superior. São eles:

- Aspectos neurofisiológicos:
  - Ingresso de aferências sensoriais (mecanorreceptores)
  - Sensação
  - Interpretação central das aferências sensoriais
  - Planejamento para a estratégia motora
  - Execução sensorimotora
- Aspectos biomecânicos:
  - Posicionamento, alinhamento global e segmentos
  - Condições fisiológicas do sistema musculoesquelético
  - Relação entre comprimento e tensão muscular
  - Amplitude de movimento articular
  - Tipo de fibra muscular predominante
  - Capacidade de recrutar unidades motoras específicas.

Um aspecto importante a ser mencionado no contexto biomecânico é o desenvolvimento ontogenético e filogenético na evolução estrutural funcional do homem, o que torna possível alcançar mecanismos de endireitamento determinantes para aquisições das habilidades motoras mais seletivas dos membros superiores (Figura 8.23).

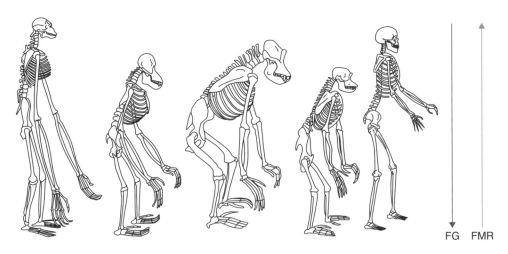

Figura 8.23 Endireitamento do corpo humano. Evolução e melhora das habilidades motoras do membro superior. FG: força da gravidade; FMR: força muscular reativa.

O endireitamento, ou seja, a extensão caudocefálica, deve ser planejado unilateralmente para conferir aos membros superiores as propriedades necessárias para suas capacidades funcionais.

Para obter os mecanismos de endireitamento, o sistema neuromuscular deve exercer força muscular reativa que vença a força de gravidade suficientemente eficaz para sustentar o controle postural e possibilitar aos membros superiores a realização de uma tarefa funcional.

Após uma lesão cerebral, observa-se alta porcentagem de:

- Perda ou diminuição da função
- Diminuição das atividades seletivas
- Perda do déficit de controle postural dinâmico (estabilidade/movimento de tronco)
- Dificuldade em fragmentar os componentes do movimento
- Perda de força para realizar a tarefa requerida
- Perda dos ajustes posturais antecipatórios.

O controle postural deficitário axial do tronco por falta de apoio dos pés (base de suporte) não pode produzir as forças musculares reativas antigravitacionais. Esta é uma importante interferência a ser considerada sobre o movimento seletivo dos membros superiores.

Caso clínico 1

Paciente com acidente vascular cerebral isquêmico (AVCI) em posição sentada 3 meses após a lesão (Figura 8.24A). Verifica-se que apresenta controle postural ineficiente e não consegue realizar um apoio total do pé esquerdo no solo, o que acarretará fraca força muscular reativa antigravitacional e, por conseguinte, maior dificuldade de movimento seletivo do membro superior do lado afetado.

Em comparação, uma boa postura sentada poderia ser referida como apoio total dos pés no solo, flexão de 90° do tornozelo, flexão de 90° dos joelhos e quadris, extensão do tronco sem apoio do mesmo (Figura 8.24B).

Para demandar as funções neurofisiológicas e biomecânicas da função da mão para o movimento de alcance, faz-se necessário boa reação do solo (com o apoio total dos pés) para uma boa força muscular reativa na qual toda a força é transmitida de baixo para cima até que o membro superior possa executar o movimento de alcance de maneira satisfatória. Nota-se que uma boa estabilidade do complexo do ombro para a atividade seletiva do membro superior para o alcance depende, necessariamente, que a tíbia esteja à frente do pé em ângulo menor que 90° do tornozelo, e a região inferior do tronco esteja sobre os quadris em extensão ascendente, fazendo com que o movimento de alcance seja o mais adequado possível (Figura 8.25A). Quando se tem dificuldade de realizar a posição sentada, em que o pé do lado acometido não tem bom apoio e a tíbia se encontra posteriorizada em relação ao pé (Figura 8.25B), o movimento de alcance fica comprometido em toda a sua execução.

110 Bandagem Terapêutica

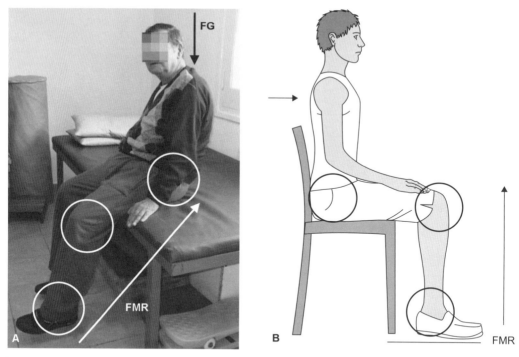

Figura 8.24 A. Paciente sentado com má postura após 3 meses de AVCI. **B.** Exemplo de postura adequada para sentar. FG: força da gravidade; FMR: força muscular reativa. (Esta figura encontra-se reproduzida em cores em gen-io.grupogen.com.br.)

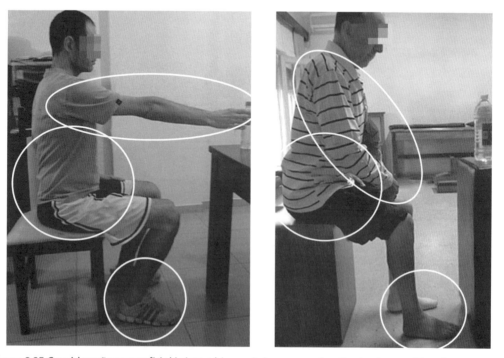

Figura 8.25 Considerações neurofisiológicas e biomecânicas para a função de alcance. (Esta figura encontra-se reproduzida em cores em gen-io.grupogen.com.br.)

A proposta de raciocínio clínico de aplicação de bandagem terapêutica pelo método Therapy Taping® para pacientes com AVC e dificuldades de manter uma boa postura sentada (Figura 8.26A) para realizar o movimento de alcance durante a terapia física é aplicar a bandagem no tornozelo (Figura 8.26B e C) com o objetivo de melhorar o posicionamento do mesmo e sua estabilidade, a fim de que todo o conjunto superior tenha força muscular reativa melhor e o movimento de alcance possa ser trabalhado pelo terapeuta (Figura 8.26D). Nesses casos, a aplicação no tornozelo deve ser mantida até que o paciente obtenha o aprendizado da posição do pé no solo e, assim, seja reavaliada a necessidade de aplicação da bandagem em outra região corporal.

Caso clínico 2

Paciente jovem com AVCI e acometimento no lado direito do corpo foi submetida a um programa de reabilitação em que se aplicaram diferentes técnicas terapêuticas pelo princípio do conceito de neurodesenvolvimento do Método Bobath com atenção em adultos. Na Figura 8.27A, observa-se a paciente sentada, sem apoio nas costas, realizando um movimento analítico de alcance do membro superior direito (membro acometido). Observa-se que ela apresenta a tíbia à frente, o que lhe possibilita boa progressão de carga pela força muscular reativa. Porém, na região do quadril direito, o fêmur se posiciona em rotação externa (devido a plegia), e os músculos do abdome, principalmente os oblíquos que auxiliam o alinhamento do quadril, não apresentam boa contração, o que dificulta também a transmissão da força reativa muscular para a região da escápula e do ombro do lado direito. Devido a esses fatores, na tentativa de elevar o membro superior em flexão, o ombro fica posicionado para trás (retração da escápula) e se eleva por causa da ação excessiva do músculo trapézio superior. Ele fica rodado internamente, levando toda a cadeia do membro superior em má posição e culminando no polegar empalmado, o que dificulta qualquer possibilidade de pegar algum objeto.

Sendo assim, a bandagem terapêutica foi aplicada na região do abdome (oblíquo), para facilitar o quadril e o músculo serrátil anterior (Figura 8.27B), e foi usada técnica excitatória para os músculos serrátil anterior, rotador lateral de ombro, tríceps braquial e o polegar. Todas essas técnicas foram introduzidas ao longo dos processos terapêuticos e, devido ao conceito do controle motor, todo o movimento foi realizado com a adequação do entorno do paciente, que o efetuava com um bastão para obter melhor alinhamento de todos os segmentos do lado acometido e solicitava a visão, a fim de complementar os estímulos desse momento de sua reabilitação.

Conclusão

Para a aplicação do método Therapy Taping® em pacientes adultos com dano neurológico, devem-se considerar os aspectos neurofisiológicos e biomecânicos como uma unidade, na qual a causa e o efeito sobre o controle motor e o controle muscular são aspectos que podem

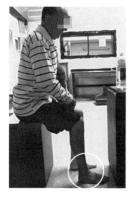
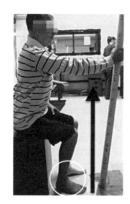
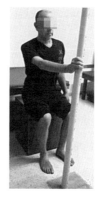
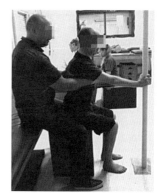

Figura 8.26 Aplicação da bandagem terapêutica no tornozelo para melhor alinhamento da tíbia, posicionamento e estabilidade do tornozelo. (Esta figura encontra-se reproduzida em cores em gen-io.grupogen.com.br.)

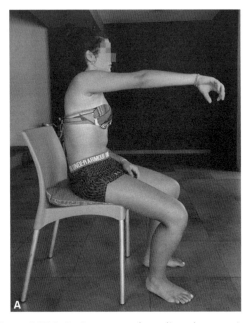 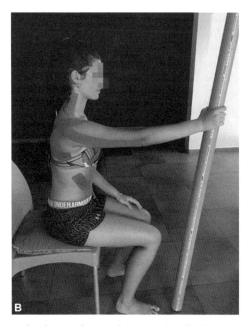

Figura 8.27 **A.** Paciente sentada realizando o movimento de alcance do membro superior direito sem aditamento de bastão. **B.** Paciente sentada realizando o movimento de alcance do membro superior direito com aditamento de um bastão. (Esta figura encontra-se reproduzida em cores em gen-io.grupogen.com.br.)

contribuir para o desenvolvimento do raciocínio adequado, viabilizando estratégias que promovam aprendizagem motora e estimulem a neuroplasticidade.

Bibliografia

Adams RD, Victor M, Ropper AH. Principles of Neurology. New York: McGrawHill; 1977.

Aruin AS. Support-specific modulation of grip force in individuals with hemiparesis. Archives of Physical Medicine and Rehabilitation. 2005; 86(4):768-75.

Bobath B. Adult hemiplegia: evaluation and treatment. 3rd ed. London: Heinemann Medical Books; 1990.

Brooks VB. The neural Basis of Motor control. New York: Oxford University Press; 1986.

Cano-de-la-cuerda R et al. Teorías y modelos de control y aprendizaje motor. Aplicaciones clínicas en neurorrehabilitación. Rev. Neurología. 2012.

Carr J, Shepherd R. Stroke Rehabilitation: Guidelines for Exercise and Training to Optimize Motor Skill. London: butterworth-Heinemann; 2003.

Cirstea CM, Levin MF. Compensatory strategies for reaching in stroke. Brain. 2000; 123:940-953.

Cirstea CM, Ptito A, Levin MF. Feedback and cognition in arm motor skill re-acquisition after stroke. Stroke. 2006; 37:1237-42.

Fearnhead CJ, Eales VF. Arm function after stroke. Can we make a difference. Journal of Physiotherapy. 1999; 55N2.

Goble DJ, Brown SH. Task-dependent asymmetries in the utilization of proprioceptive feedback for goal directed movement. Exp Brain Res. 2007.

Gordon J. A top-down model for neurologic rehabilitation. In: Linking movement science and intervention. Proceedings of the III Step Conference, American Physical Therapy Association, Salt Lake City, Utah: 30-3.

Graham JV, Eustace C, Brock K et al. The bobath concept in contemporary clinical practice. 2009.

Green J, Forster A, Bogle S et al. Physiotherapy for patients with mobility problems more than 1 year after stroke: a randomised controlled trial. Lancet. 2002; 359(9302):199-203.

Guillen G, Buckhart A. Functional mobility. Recognize the impact of impairment on mobility tasks. Stroke Rehabilitation. 2nd ed.

Howle JM. Neurodevelopmental treatment approach: theoretical foundation and principles of clinical practice. USA: Neurodevelopmental Treatment.

Kapandji AI. The physiology of the joints. 6 rd ed. Churchill Livinstone; 2007. v. 1: upper limb.

Langhorne P, Wagenaar RC, Partridge C. Physiotherapy after stroke: More is better? Physiotherapy Research International. 1996; 1:75-88.

Levin MF, Panturin E. Sensorimotor integration for functional recovery and the bobath approach, motor Control. Human Kinetics, Inc. 2011; 15:285-301.

Raine S, Lynch M, Meadow L. Bobath concept: theory and clinical practice in neurological rehabilitation. Wiley-Blackwell; 2009.

Sensorimotor integration for functional recovery and the bobath approach, motor control. Human Kinetics, Inc. 2011; 15:285-301.

Shumway-Cook A, Wollacott MH. Motor control: theory and practical applications. Baltimore: Lippincott Williams & Wilkins; 2000.

Stephane J, Bennisa N, Levinc MF. Hand orientation for grasping and arm joint rotation patterns in healthy subjects and hemiparetic stroke patients.

Sunderland A, Tinson D, Bradley L. Arm function after stroke: an evaluation of grip strength as a measure of recovery and a prognostic indicator. J Neurol Neurosurg Psychiatry. 1989; 52:1267-72.

Trombly CA, Wu CY. Effect of rehabilitation tasks on organization of movement after stroke. American journal of occupational therapy. 1999; 53(4):333-4.

Wade DT, Langton-Hewer R, Wood VA et al. The hemiplegic arm after stroke: measurement and recovery. J Neurol Neurosurg Psychiatry. 1983; 46:521-4.

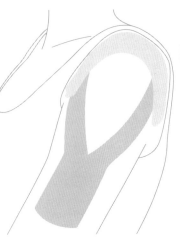

Capítulo 9

Bandagem Terapêutica em Fonoaudiologia

Disfagia e Disfonia | Generalidades
Carlos Manzano Aquiahuatl

Introdução

Neste capítulo abordaremos as diferentes etiologias, o diagnóstico e os tratamentos da disfagia e da disfonia, fornecendo subsídios para o entendimento dos capítulos subsequentes referentes ao uso da bandagem na terapia de voz e na paralisia facial.

Deglutição

A deglutição consiste no transporte de bolo alimentar, líquidos e saliva desde a cavidade oral até o estômago para nutrição. Apresenta duas características:

- Eficácia: compreende a ingestão total de calorias e água necessárias para uma adequada nutrição e hidratação
- Segurança: compreende a ingestão total de calorias e água necessárias, mas sem complicações respiratórias (Velasco et al., 2007).

A representação multifocal da deglutição no córtex cerebral ainda não é específica; porém, em diferentes estudos, tem sido demonstrada a participação da área sensorimotora e da pré-motora, assim como do cíngulo anterior, da ínsula, do opérculo frontal e do córtex parieto-occipital. A deglutição necessita de mais de 25 pares de músculos da cavidade oral, da faringe, da laringe e do esôfago. O padrão sequencial de contração e inibição de cada um deles é controlado pelo centro da deglutição do tronco cerebral, que se encontra na área medular e na protuberância do talo cerebral e distribui-se bilateralmente na formação reticular. Esta rede de neurônios está representada por três componentes funcionais: um aferente, um eferente e um sistema de organização complexo dos interneurônios conhecido como gerador de padrão central (GPC).

O GPC organiza a excitação sequencial dos neurônios motores que controlam os músculos da deglutição, e esses interneurônios se estruturam de maneira temporal, classificados como precoces, tardios e muito tardios (separados em um grupo dorsal e um ventral). Os neurônios dorsais se encontram no núcleo do trato solitário e na formação reticular adjacente, enquanto os ventrais, na formação reticular adjacente do núcleo ambíguo. O desencadeador mais potente da deglutição é a estimulação do nervo laríngeo superior.

Os recentes estudos de imagens funcionais sugerem que o hemisfério esquerdo é mais seletivo para a fase oral, enquanto o direito contribui na fase faríngea e no disparo do reflexo da deglutição (Ickenstein, 2011).

Fases da deglutição

As fases da deglutição são a preparatória oral, a propulsiva oral, a faríngea e a esofágica.

Fase preparatória oral

O bolo alimentar é colocado na língua, e a mastigação inicia-se por meio dos músculos masseter, temporal, pterigóideo medial e lateral, os quais exercem movimento lateral. A língua realiza movimentos de rotação, misturando a saliva no bolo alimentar. Seus músculos intrínsecos são: longitudinais (superior e inferior), transversal e vertical, responsáveis por seu formato. Os músculos extrínsecos são: genioglosso (ponta da língua para frente), hioglosso (língua para baixo e para trás), palatoglosso e estiloglosso (língua para cima e para trás).

A parte inferior da boca é composta por quatro músculos importantes: milo-hióideo, gênio-hióideo, digástrico anterior e estilo-hióideo, os quais participam da abertura ativa da boca e da elevação do osso hioide nas direções cranial e ventral. O palato mole é posicionado para frente, impedindo a entrada de alimentos da orofaringe, pois a via respiratória está aberta; faringe e laringe estão em posição de descanso. No final da fase preparatória, é formado um bolo, que permanece bloqueado na parte medial do palato. Essa fase é voluntária, e sua duração varia de pessoa para pessoa, dependendo do tipo de consistência do alimento.

Fase propulsiva oral

O bolo alimentar é colocado no sulco mediano da língua e pressionado contra o palato mediante contrações sequenciais. Os lábios se fecham e as bochechas se flexionam e tencionam. O bolo é transportado por trás do palato duro na orofaringe. A elevação da ponta da língua por meio de contração dos músculos hioglosso e estiloglosso, que produzem com o palato duro e o mole um impulso do bolo alimentar nas direções cranial e caudal, provoca ligeira pressão negativa no interior da cavidade oral, facilitando o transporte do bolo. O movimento da língua pressiona-o nas valéculas. Esta fase dura menos de 1 segundo.

Fase faríngea

Começa com o disparo de deglutição e um forte movimento para trás da língua, mediado principalmente pelo músculo estiloglosso, viabilizando a expulsão do bolo a partir da cavidade oral. Nos jovens, o disparo do reflexo da deglutição começa quando o bolo alimentar passa pelo arco palatino anterior. Nos idosos, acontece mais na parte posterior, dirigindo-se para a base da língua.

O vedamento velofaríngeo é formado pelos músculos tensor e levantador do véu palatino, enquanto a nasofaringe é fechada pelo músculo constritor faríngeo superior. O peristaltismo faríngeo começa na parte superior com o músculo constritor faríngeo (impulsor de Passavant), o gênio-hióideo e o digástrico, elevando o osso hioide. A contração do músculo tiro-hióideo resulta em um movimento anterossuperior da laringe. O movimento de recuo da língua provoca o fechamento da epiglote, a as cordas vocais se fecham para selar a glote. Temporariamente a respiração para, especialmente durante a expiração, para evitar a inalação de alimentos.

O esfíncter esofágico superior é formado pelo músculo cricofaríngeo, dividido em pars oblíqua e pars fundiformis. A abertura desse esfíncter ocorre em cinco eventos: relaxamento, abertura, alargamento da abertura, colapso e fechamento. O relaxamento é completado pela elevação da laringe, assistida pela contração dos músculos supra-hióideos e pela pressão do bolo alimentar. A abertura do esfíncter superior do esôfago ocorre por meio do movimento anterossuperior do osso hioide e da laringe. O relaxamento e a abertura são eventos independentes, porém coordenados. O alargamento do esfíncter superior do esôfago é regulado pela pressão intrabolo. A língua empurra o bolo para a faringe, realizando um vácuo de sucção para baixo. O esfíncter superior do esôfago entra em colapso quando o bolo alimentar alcança o esôfago e o hioide, e a laringe abaixa. A fase faríngea dura aproximadamente 0,7 segundos.

Fase esofágica

Começa com a contração faríngea do esfíncter esofágico superior, que posteriormente se fecha e regressa a seu estado habitual de contração. O osso hioide e a laringe retornam à posição de repouso, e a nasofaringe se abre para que a respiração possa continuar. O bolo alimentar se move para baixo com um movimento peristáltico e é transportado para o estômago. Isso pode levar até 10 segundos, dependendo da resistência dos alimentos.

Disfagia

Disfagia é a sensação subjetiva de dificuldade da passagem de alimento, líquido ou saliva da boca até o estômago. Pode ser causada por uma alteração orgânica ou funcional que afeta pacientes de todas as idades. Do ponto de vista espacial, é classificada em orofaríngea e esofágica.

A disfagia orofaríngea consiste em alterações na cavidade oral, na faringe, na laringe e no esfíncter esofágico superior, que correspondem a 80% dos casos de disfagia. A esofágica consiste em alterações no corpo esofágico superior, no esfíncter esofágico inferior e nas cárdias, que correspondem a 20% dos casos.

Outra maneira de classificar a disfagia no tocante à etiologia é considerando-se dois grupos: disfagia neurológica e disfagia mecânica. A primeira envolve alterações neurais que coordenam o processo de deglutição; a segunda, alterações estruturais, tais como alterações congênitas, tumores orais, osteófitos cervicais, estenose pós-cirúrgica e radioterapia, que ocasionam mudanças no trânsito do bolo alimentar.

Existem dois sintomas predominantes na disfagia, cuja manifestação é importante no manejo da reabilitação: a penetração e a aspiração. O primeiro consiste na entrada do alimento no vestíbulo laríngeo por cima das cordas vocais. O segundo, na entrada do alimento por baixo das cordas vocais, que pode ser clínica ou silenciosa (Velasco *et al.*, 2007).

Epidemiologia

A incidência global da disfagia em crianças aprimorou a capacitação para o cuidado de recém-nascidos prematuros (< 37 semanas de gestação). Consequentemente, as taxas de sobrevivência melhoraram, e a porcentagem de crianças nascidas prematuramente aumentou em 20% desde 1990 (Kakodkar e Schroeder, 2013).

A prevalência nos transtornos alimentares na população pediátrica é estimada entre 25 e 45% em crianças com desenvolvimento típico e entre 33 e 80% nas portadoras de transtorno de desenvolvimento (Lefton-Greif, 2008).

A disfagia também afeta a população de idade avançada e está associada a atrofia muscular, diminuição da cognição e aumento do risco de aspiração em até 35% nos pacientes com mais de 75 anos de idade (Roden e Altman, 2013). Cinquenta por cento dos indivíduos com problemas vasculares cerebrais podem apresentar disfagia, e 20% desse grupo apresentam aspiração silenciosa. Além disso, 37% deles desenvolverão pneumonia por aspiração (Groher e Crary, 2016).

Etiologia

A etiologia da disfagia é diversa, dependendo de como se classifica. De acordo com uma revisão sistemática, Roden e Altman (2013) integraram as seguintes etiologias por faixa etária:

- 0 a 9 anos: esofagite eosinofílica, esclerose sistêmica, traumatismo cranioencefálico, cisto do ducto tireoglosso, prematuridade, citopatia mitocondrial, paralisia cerebral, cirurgias cardíacas
- 10 a 19 anos: traumatismo cranioencefálico
- 20 a 29 anos: infecções da região do pescoço
- 30 a 39 anos: esofagite eosinofílica, miopatia inflamatória, esclerose múltipla, cisto do ducto tireoglosso, mucosa gástrica heterotópica
- 40 a 49 anos: esofagite eosinofílica, síndrome de Sjögren, mucosa gástrica heterotópica, câncer nasofaríngeo, acalasia, supraglotite aguda (epiglotite), esclerose múltipla, distonia cervical, transtornos linfocíticos, esofagite, esfíncter esofágico superior hiperdinâmico, cirurgia de refluxo, transtornos neurológicos, tetraplegia
- 50 a 59 anos: esofagite eosinofílica, miopatia inflamatória, mucosa gástrica heterotópica, esclerose sistêmica, acalasia, espasmo esofágico difuso, esclerose múltipla, transtornos motores do esôfago não específicos, acidente vascular cerebral, câncer de cabeça e pescoço, doença do refluxo gastroesofágico, cirurgia de refluxo, diabetes tipo I, mucosite, cirurgia de coluna vertebral, paralisia cerebral, transtornos neurológicos, radiação, quimiorradiação, doenças da tireoide
- 60 a 69 anos: acidente vascular cerebral, doença de Parkinson, esclerose lateral amiotrófica, transtornos linfocíticos, esofagite, mucosa gástrica heterotópica, miosite por corpos de inclusão, carcinoma espinocelular de esôfago, câncer anaplásico de tireoide, adenocarcinoma de esôfago, adenocarcinoma da união gastroesofágica, câncer de cabeça e pescoço, laringectomizados, anel de Schatzki (anel esofágico inferior), Alzheimer, divertículo de Zenker, cirurgia cardíaca, estenose esofágica, cirurgia de coluna vertebral, demência frontotemporal, transtornos neurológicos
- 70 a 79 anos: acidente vascular cerebral, doença de Parkinson, Alzheimer, câncer anaplásico de tireoide, acalasia, espasmo esofágico difuso, estenose esofágica, exposição a antipsicóticos
- 80 a 89 anos: Alzheimer, demência frontotemporal.

Disfagias neurogênica e mecânica

Na Tabela 9.1 estão listadas as causas neurológicas pediátricas e não pediátricas da disfagia neurogênica, e, na Tabela 9.2, as causas orofaríngeas e esofágicas da disfagia mecânica.

Quadro clínico

Os sintomas gerais que sugerem um quadro de disfagia são tosse e sensação de afogamento ou cianose no momento de ingerir alimentos sólidos ou líquidos. Na Tabela 9.3 constam os sintomas relacionados com a disfagia por aspiração (Ekberg, 2012).

Em crianças, observam-se sinais clínicos como atraso no desenvolvimento, dificuldades na alimentação, infecções respiratórias recorrentes, rejeição de alimentos, fadiga intensa e nível reduzido de alerta.

Os sintomas diretos de disfagia caracterizam-se por aumento da sensibilidade tátil oral,

Tabela 9.1 Causas da disfagia neurogênica.

Suprabulbares	Encefalopatia hipóxico-isquêmica
	Malformações congênitas do sistema nervoso central
	Encefalopatias congênitas
	Infecções congênitas
	Síndrome opercular bilateral
Bulbares	Encefalopatia hipóxico-isquêmica com participação do tronco cerebral
	Paralisia dos pares cranianos (V, VII, IX, X, XII)
	Hipoplasia pontocerebelar tipo I
	Malformação de Arnold-Chiari
	Tumores do tronco cerebral
	Poliomielite
	Atrofia muscular espinal
	Doença de Fazio-Londe
Nervosas	Neuropatia hipomielinizante congênita
Neuromusculares	Miastenia congênita
	Recém-nascidos de mulheres com miastenia *gravis*
	Botulismo
Musculares	Distrofia miotônica congênita
	Distrofia muscular congênita
	Miopatias congênitas
	Distrofinopatias
	Distrofia muscular oculofaríngea
Variadas	Deglutição incoordenada
	Maturação retardada
	Protrusão de língua

Fonte: Garg, 2003.

Tabela 9.2 Causas da disfagia mecânica.

Orofaríngeas	Doenças inflamatórias
	Tumores malignos no trato superior aerodigestivo/ sequelas depois de quimioterapia, radioterapia ou cirurgia
	Doenças ou cirurgia da coluna cervical
	Intubação prolongada
	Fístula traqueoesofágica
	Divertículo de Zenker
	Bócio
	Enfermidades sistêmicas (escleroderma, amiloidose)
	Doença do enxerto com placa
	Fenda palatina
	Macroglosia
	Micrognatia, síndrome de Pierre Robin
	Anormalidades da articulação temporomandibular
	Anomalias congênitas laríngeas ou faríngeas
	Estomatite
Esofágicas	Doenças obstrutivas esofágicas (tumores, estenose)
	Distúrbios de motilidade (refluxo gastroesofágico, contrações não propulsivas)
	Atresia ou estenose esofágica
	Fístula traqueoesofágica
	Esofagite
Outras	Atresia de coanas
	Anomalias dos grandes vasos
	Síndrome de Moebius
	Síndrome de Prader-Willi
	Síndromes cromossômicas

Fonte: Ekberg, 2012; Garg, 2003.

Tabela 9.3 Sintomas de disfagia por aspiração.

Diretos	Duração prolongada da deglutição
	Dor
	Medo da deglutição
	Trocas de postura
	Ato de evitar certas consistências
	Sialorreia
	Obstrução
	Afogamento
	Tosse
	Vontade de cuspir os alimentos
	Regurgitação
Indiretos	Perda de peso
	Febres recorrentes
	Tosse
	Bronquite/pneumonia
	Mudanças da voz
	Sensação de tumefação
	Acidez estomacal
	Dor torácica não cardiogênica

hipersensibilidade ao toque dentro ou ao redor da boca, intolerâncias a algumas texturas alimentares, prolongamento da duração da amamentação além de 45 min, dificuldade no manejo de consistência líquida, pastosa e sólida.

As fases que envolvem esses sintomas são:

- Fase oral: asfixia, náuseas, excessiva sialorreia, sucção deficiente, empurrão de língua, protrusão de língua, escape de comida da boca devido a falta de controle da língua
- Fase faríngea: náuseas, asfixia com a ingestão de líquidos e alimentos, tosse, salivação, refluxo nasofaríngeo, dificuldade respiratória
- Fase esofágica: sinais de dificuldade respiratória durante a alimentação, tais como padrões da respiração anormais, respiração com esforço e ruidosa, fadiga durante a alimentação (The Joanna Briggs Institute, 2009).

Diagnóstico

O primeiro passo é realizar uma avaliação da deglutição para determinar se existe disfagia orofaríngea ou esofágica.

Avaliação dos sinais respiratórios

Apresentações agudas ou episódicas. Apneia/bradicardia, tosse ou asfixia durante ou depois da alimentação oral, cianose durante a alimentação oral, estridor ou sibilância.

Apresentação crônica (mais de 4 semanas). Congestão nas vias respiratórias superior e inferior, tosse, doenças respiratórias frequentes ou persistentes, sibilância não tratável ou doença da via respiratória reativa, necessidade inesperada de oxigênio suplementar, bronquite ou pneumonia recorrente.

Avaliação instrumental

Método de exploração clínica volume-viscosidade (MECV-V). Utiliza bolos de três viscosidades e três volumes diferentes. Com esse método, pode-se detectar de maneira segura sinais clínicos de disfagia; portanto, é um método "de cabeceira" do paciente tanto no hospital como no ambulatório. O MECV-V consiste em administrar 5, 10 e 20 mℓ de alimento em texturas de néctar, pastosa e líquida. Deve-se observar se há tosse, mudanças vocais, resíduos orais, deglutição fracionada e dificuldade de vedamento labial durante o monitoramento do oxigênio. Diminuição da saturação basal do oxigênio do paciente é um sinal de aspiração (Velasco *et al.*, 2007).

Videofluoroscopia da deglutição. Proporciona informação sobre a doença e possíveis anormalidades patológicas estruturais e possibilita a administração de volumes controlados de uma grande variedade de consistências.

Avaliação fibroendoscópica da deglutição com ou sem prova sensorial (FEES-ST). Avalia a estrutura da nasofaringe, da orofaringe e da laringe durante a fonação e a deglutição com líquidos e sólidos. É adequada para pacientes com alterações do manejo das secreções, falta e cooperação na videofluoroscopia da deglutição ou por disfunção das cordas. A FEES-ST utiliza pulsos de ar que se administram durante a endoscopia flexível. A retroalimentação sensorial intacta durante um mecanismo de deglutição bem coordenado é necessária para evitar os sinais e sintomas da disfagia. As provas sensoriais são úteis na avaliação dos pacientes antes da cirurgia para reconstrução das vias respiratórias, assim como dos pacientes com refluxo gastroesofágico ou transtornos neurológicos em que pode haver aumento do limiar sensorial (Kakodkar e Schroeder, 2013).

Tratamento e reabilitação

O principal objetivo é minimizar e controlar as causas de disfagia. As intervenções clínicas ou cirúrgicas são requeridas para as condições anatômicas, o refluxo gastroesofágico e as condições inflamatórias como esofagite (Lefton-Greif, 2008).

Intenta-se, sobretudo, reduzir o risco de aspiração e otimizar a hidratação e a nutrição. Para isso, pode-se modificar a consistência dos alimentos, a postura e as manobras de deglutição, bem como a motricidade orofacial (Velasco *et al.*, 2007).

A bandagem terapêutica é uma ferramenta disponível para a reabilitação da disfagia, dependendo do grau de afecção da fase da deglutição.

Disfonia

Os sintomas de disfonia são identificados em 23,6% das crianças de 4 a 12 anos e produzidos por doenças inflamatórias, infecciosas, congênitas, traumáticas, neurológicas, iatrogênicas e funcionais (Martins *et al.*, 2012).

Critérios de avaliação da voz

Voz normal

A definição de voz normal com critérios objetivos e absolutos é difícil de conceituar, já que é subjetiva. De acordo com os parâmetros gerais, temos o seguinte:

- Timbre agradável: certa sonoridade musical e ausência de ruído ou atonalidade
- Tom adequado: tom apropriado para a idade e o sexo da pessoa que emite a voz
- Volume apropriado: a voz não deve ser débil nem tão intensa
- Frequência adequada: variações no tom e no volume que ajudam a expressão (Cobeta *et al.*, 2013).

Voz patológica

É o transtorno da voz quando o timbre, o tom, a intensidade e a flexibilidade são diferentes dos observados nas vozes das pessoas de mesma idade e sexo.

Existem diversas formas de classificação da disfonia, mas a maioria não é completa. Uma das mais recentes, segundo Cobeta *et al.* (2013), propõe o que consta na Tabela 9.4.

Avaliação subjetiva da voz pelo próprio paciente

As diversas avaliações subjetivas empreendidas pelo paciente ajudam a determinar a afecção clínica da voz, assim como a evolução da incapacidade vocal. Uma das mais utilizadas é o índice de incapacidade vocal ou Voice Handicap Index (VHI), que quantifica o impacto percebido por uma pessoa afetada por transtorno vocal nos âmbitos da função vocal, da capacidade física e da emocional. Existem mais questionários de avaliações subjetivas, como o Vocal Performance Questionnaire, o Voice-related Quality of Life, o Voice Activity and Participation Profile e o Voice Symptom Scale. É importante realizar as traduções e validações para os diferentes idiomas.

A psicoacústica, ou avaliação perceptual da voz, consiste na apreciação subjetiva da qualidade da voz do sujeito. O sistema GRABS — G (grau), R (rouquidão, áspera), A (astênica, fatigada, cansada), B (soprada, espirrante, aérea), S (tensa) — é um dos mais utilizados.

Cada uma das sessões é avaliada em uma escala de 3 pontos, em que 0 é normal e 3 é grave (Morente e Izquierdo, 2009).

Diagnóstico

Exploração videolaringoestroboscópica. A estroboscopia é um método de exploração que produz uma ilusão óptica pela qual um objeto se move rápida ou lentamente. Pode ser realizada com diversos instrumentos, como telelaringoscópio rígido de 70° ou nasoendoscópio flexível. As características mais importantes a serem avaliadas são fechamento da glote, regularidade ou periodicidade, onda mucosa e simetria.

Exploração aerodinâmica. A avaliação da eficácia fonorrespiratória é necessária na exploração da voz, já que o fluxo de ar produzido pelos pulmões durante a expiração intervém na fonação. Existem medidas, como o tempo máximo de fonação, o índice fonorrespiratório e a proporção de fonação, que, de maneira subjetiva, aferem a eficácia fonorrespiratória (Morente e Izquierdo, 2009). Atualmente, o modo mais objetivo de medir os parâmetros aerodinâmicos é usando a máscara de Rothenberg, com a qual se determina a pressão subglótica, a resistência translaríngea, o fluxo e a pressão supraglótica translaríngea.

120 Bandagem Terapêutica

Tabela 9.4 Classificação das disfonias.

Patologias orgânicas	
Congênitas	Laringomalácia Sinéquias congênitas Ponte mucosa Cisto epidermoide
Adquiridas	Traumáticas • Traumatismo externo • Iatrogênicas: cordas vocais (cicatriz vocal, sinéquias anterior e posterior), cartilagens aritenoides (deslocamento e imobilidade) • Inflamatórias: laringite aguda inflamatória inespecífica (catarral), laringite inflamatória específica bacteriana (tuberculose, difteria), laringite inflamatória específica viral (papilomatose), laringite crônica hiperplásica, laringite crônica hiperplásica com leucoplasia, laringite crônica inflamatória inespecífica (granulomatose de Wegener, sarcoidose), laringite por refluxo faringolaríngeo
Neoplásicas	Tumor benigno Tumor maligno: carcinoma *in situ* e carcinoma infiltrante
Endócrinas (Hernández-López, 2012)	Alterações de origem endócrina no movimento vocal (disfonia mutacional de origem endócrina, hipogonadismo) Alterações vocais secundárias a patologia tireoidiana e paratireoidiana (hipotireoidismo e hipertireoidismo) Neurológicas Paralisia periférica: nervos vago, laríngeo superior e laríngeo inferior (nervo recorrente) Alterações do neurônio motor superior Alterações extrapiramidais: cerebelares, do neurônio motor inferior (disfonia espasmódica), generalizadas (tremor essencial)
Lesões mínimas associadas	
Lesões exsudativas do espaço de Reinke	Nódulos, pólipo vocal, pseudocisto vocal, edema do espaço de Reinke
Cisto subepitelial	Cisto epidérmico, cisto de retenção mucoso
Lesões vasculares vocais	Varizes vocais, ectasias e pólipo hemorrágico
Lesões funcionais	
Habituais	Hiperfunção laríngea, contração isométrica, contração medial de bandas, contrações anteroposteriores e contração esfincteriana
Hipofunção laríngea	Defeito de vedamento, presbifonia e atrofia de cordas
Transtorno da mutação	Puberfonia
Disfonia total	Transtornos de identidade sexual
Psicogênica	
Disfonia psicogênica	Conversão
Movimento vocal paradoxal	–

Fonte: Cobeta *et al.*, 2013.

Análise acústica da voz. Fornece informações dos principais parâmetros acústicos da voz, como frequência fundamental, intensidade, jitter, shimmer e ruído glótico. Os resultados dos parâmetros devem ser comparados com a avaliação clínica e a videolaringoestroboscopia.

A combinação de diferentes ferramentas de diagnóstico de digitalização integrada de voz possibilita o tratamento mais efetivo do paciente.

Tratamento e reabilitação

Existem vários tipos de tratamento clínico, cirúrgico e de reabilitação da disfonia. A bandagem terapêutica, dependendo da etiologia e do comprometimento causado por essa condição, pode ser útil para a reabilitação da voz, como descrito na seção seguinte.

Referências bibliográficas

Cobeta I, Núñez F, Fernández S. Patología de la voz. Barcelona: Marge Medica Books; 2013.

Ekberg O. Dysphagia: diagnosis and treatment. Germany: Springer; 2012.

Garg BP. Dysphagia in children: an overview. Sem in Pediatr Neurol. 2003; 10(4):252-4.

Groher ME, Crary MA. Dysphagia: clinical management in adults and children. 2. ed. Rio de Janeiro: Elsevier; 2016.

Hernández-López X. Endocrinofonías (Parte 1). Artículo de revisión. Rev Mex Com, Aud, Oton Fon. 2012; 1(1):25-9.

Ickenstein GW. Diagnosis and treatment of neurogenic dysphagia. London: UNI-MED SCIENCE; 2011.

Kakodkar K, Schroeder JW. Pediatric dysphagia. Pediatr Clin N Am. 2013; 60:969-77.

Lefton-Greif MA. Pediatric dysphagia. Phys Med Rehab Clin N Am. 2008; 19:837-51.

Martins RHG, Ribeiro CBH, Mello BMZF et al. Dysphonia in children. Journal of Voice. 2012; 26(5).

Morente JCC, Izquierdo AP. Trastornos de la voz: del diagnóstico al tratamiento. Málaga: Ediciones Aljibe; 2009.

Roden DF, Altman KW. Causes of dysphagia among different age groups. A systematic review of the literature. Otolaryngol Clin N Am. 2013; 46:965-87.

The Joanna Briggs Institute. Identification and management of dysphagia in children with neurological impairments. Clinical update. Austr Nurs J. 2009; 11(18).

Velasco MM, Arreola V, Clavé P et al. Abordaje clínico de la disfagia orofaríngea: diagnóstico y tratamiento. Nutr Clín Med. 2007; 1(3):174-202.

Método Therapy Taping® na Disfagia Orofaríngea

Andrea Pereira da Silva

Introdução

Definem-se por disfagia os distúrbios no processo de deglutição que comprometem o transporte do bolo alimentar ou da saliva da boca ao estômago. Podem ocorrer de forma aguda ou crônica, por origem mecânica, neurogênica, em virtude da idade, de transtornos psiquiátricos, ou induzidos por substâncias psicoativas. A disfagia pode ser dividida em dois tipos: esofágica e orofaríngea, sendo a última uma das especialidades clínicas da fonoaudiologia.

Os sinais e sintomas clínicos descritos na literatura (Logemann, 1998; Santini, 2001; Inaoka e Albuquerque, 2014) podem ser manifestados por problemas na captação, no preparo e na ejeção do bolo alimentar, na iniciação da deglutição e na manutenção da harmonia de sua coordenação com a respiração, por dificuldades de mastigação, regurgitação nasal, tosse e/ou engasgos durante e após as refeições, que podem produzir desidratação, desnutrição, pneumonia e outras condições pulmonares.

A fonoaudiologia brasileira iniciou sua atuação quanto à disfagia orofaríngea na década de 1990 e, desde então, tem crescido em estudos e em sua contribuição para a assistência especializada desses pacientes em ambiente domiciliar, clínico e hospitalar. Nesta seção, serão abordados de maneira geral e resumida os aspectos mais frequentes no tocante à avaliação e aos tratamentos fonoaudiológicos propostos ao paciente com disfagia orofaríngea. Além disso, serão discutidas as possibilidades da utilização da bandagem elástica terapêutica no tratamento.

O trabalho fonoaudiológico direcionado ao paciente disfágico visa assistir seu estado de saúde geral, minimizar o risco de aspiração ou penetração laringotraqueal, favorecer uma deglutição sem riscos e/ou complicações e, quando possível, estabelecer uma alimentação via oral de modo seguro.

As intervenções realizadas variarão de acordo com a fisiopatologia da doença de base, a gravidade do caso, a idade, a compreensão e a colaboração do paciente no processo de reabilitação e a adesão da família ou do cuidador.

Durante o tratamento, o fonoaudiólogo buscará recursos que favoreçam o estabelecimento ou a reorganização da sensibilidade oral, dos ajustes neuromusculares necessários para a proteção das vias respiratórias do paciente e para que suas funções de respiração, sucção, mastigação e deglutição sejam as mais funcionais possíveis.

Nos últimos anos, diversos autores (Andrade e Silva, 2012; Faiçal et al., 2012; Silva et al., 2014; Silva e Morini, 2014) têm destacado o método Therapy Taping® – conceito de estimulação tegumentar – como um recurso de estimulação sensorial promissor na prática clínica fonoaudiológica, tendo sido apresentado e discutido em diversas reuniões científicas da área.

Morini (2013), ao definir estimulação tegumentar, expõe que a elasticidade e a força reativa da bandagem aumentam a sensação da área onde a bandagem foi aplicada e provocam, por meio dos mecanorreceptores da pele, um arco neural que produz uma alteração das unidades motoras dos músculos, aumentando ou diminuindo a excitação neuronal.

A compreensão que se tem hoje do método Therapy Taping® em relação aos estímulos sensoriais e à regularidade destes nos ajustes motores e no favorecimento da neuroplasticidade vai ao encontro da visão de reabilitação fonoaudiológica na disfagia, na qual diversas vias motoras e neurológicas precisam ser estimuladas com regularidade para favorecer as funções orais e a resposta de deglutição (Robbins et al., 2008; Martin, 2009; Gonçalves et al., 2013). Dessa maneira, a bandagem aderida na pele por vários dias contribuirá para as respostas dessas vias.

O conhecimento da dinâmica da deglutição, da anatomia e da fisiologia dos músculos envolvidos e a avaliação clínica serão os pontos primordiais para a condução do caso, pois direcionarão os objetivos terapêuticos, as intervenções e técnicas que serão utilizadas e a escolha da área onde será aplicado o estímulo sensorial da bandagem.

Na avaliação fonoaudiológica, principalmente dos pacientes com disfagia orofaríngea neurogênica, é comum observar alterações de posicionamento e de manutenção de postura.

Diversos estudos (Simão et al., 2013; Kraaijenga et al., 2014; Gerszt et al., 2014) apontam estreita relação das habilidades motoras orais e funções do sistema estomatognático com o controle de tronco e cabeça e propõem, em alguns casos, mudanças de postura para facilitar o processo de alimentação.

Desse modo, a aplicação de técnicas na musculatura flexora e/ou extensora cervical, eretora da coluna e adutora da escápula pode colaborar para ajustes motores e alinhamento biomecânico durante a alimentação, otimizando, assim, as funções de mastigação, ejeção do bolo alimentar e excursão hiolaríngea (Figuras 9.1 a 9.3). É importante ressaltar que, ao aplicar essas técnicas, o fonoaudiólogo não invalida ou minimiza o importante papel do fisioterapeuta e do terapeuta ocupacional no trabalho motor do controle de tronco e cervical, mas colabora para a visão e a intervenção globais do paciente.

Durante a avaliação das estruturas morfofuncionais (lábios, língua, bucinador, músculos mastigatórios, palatos duro e mole, mandíbula e laringe), é frequente observar uma série de alterações que comprometem de maneira direta ou indireta as fases da deglutição: fase preparatória de captação, manipulação e preparo do bolo alimentar, fase oral de propulsão posterior do bolo pela língua e o início da deglutição e fase faríngea, em que há a produção da deglutição com elevação do palato mole para fechamento da nasofaringe, contração peristáltica dos constritores faríngeos e fechamento da laringe.

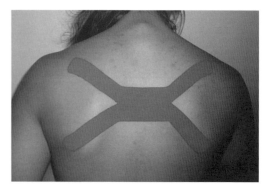

Figura 9.1 Técnica excitatória para adução das escápulas. (Esta figura encontra-se reproduzida em cores em gen-io.grupogen.com.br.)

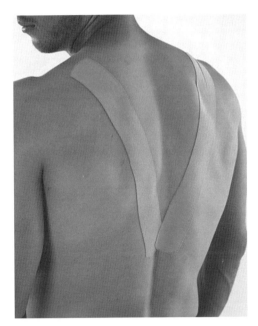

Figura 9.2 Técnica excitatória para fibras ascendentes do trapézio. (Esta figura encontra-se reproduzida em cores em gen-io.grupogen.com.br.)

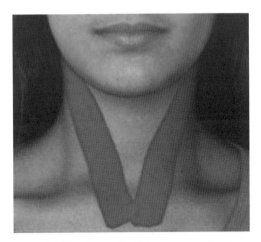

Figura 9.3 Técnica excitatória para o músculo esternocleidomastoide-occipital (ECOM). (Esta figura encontra-se reproduzida em cores em gen-io.grupogen.com.br.)

O trabalho fonoaudiológico descrito na literatura para minimizar essas disfunções (Furkim e Duarte, 2013; Rodrigues *et al.*, 2015) poderá envolver estratégias, desde mudanças dos utensílios usados para a alimentação e das características do alimento (volume, viscosidade, temperatura e sabor), adequação da sensibilidade oral, manobras de deglutição, exercícios para mobilidade e força dos lábios, da língua, da musculatura mastigatória e faríngea, até estimulação elétrica neuromuscular (Guimarães *et al.*, 2010), estimulação de corrente direta transcraniana (Verin e Leroi, 2009) e estimulação magnética transcraniana repetitiva (Conforto *et al.*, 2003), usadas para auxiliar no preparo, na ejeção e na deglutição do bolo alimentar de modo mais seguro.

A bandagem elástica, em casos de alterações nas fases preparatória e oral da deglutição, pode contribuir para a captação do alimento, minimizando o escape extraoral deste e da saliva, aumentando a pressão intraoral mediante o posicionamento dos lábios para a musculatura orbicular da boca e auxiliando na organização do bolo alimentar e na redução de resíduos na cavidade oral, na sucção para o músculo bucinador, no treino mastigatório, no posicionamento da mandíbula para o músculo masseter, no aumento do número de deglutições e na excursão hiolaríngea com a excitação da musculatura supra-hióidea (digástrico posterior e/ou anterior e milo-hióideo) (Figuras 9.4 a 9.7).

Em pacientes com condições cognitivas e motoras de compreender e executar o que lhes é solicitado, e após testada sua eficiência em exames complementares, pode-se utilizar, além

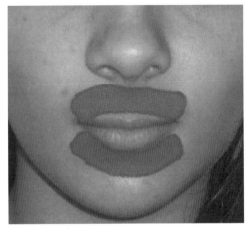

Figura 9.4 Técnica para o músculo orbicular da boca. (Esta figura encontra-se reproduzida em cores em gen-io.grupogen.com.br.)

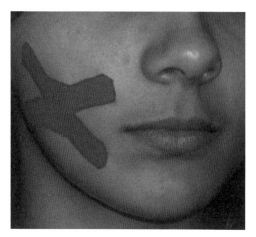

Figura 9.5 Técnica para o músculo bucinador. (Esta figura encontra-se reproduzida em cores em gen-io.grupogen.com.br.)

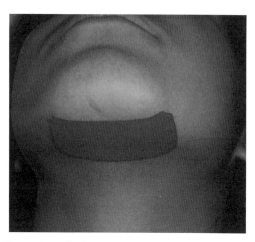

Figura 9.7 Técnica para o músculo milo-hióideo. (Esta figura encontra-se reproduzida em cores em gen-io.grupogen.com.br.)

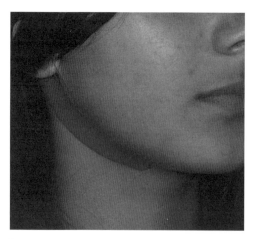

Figura 9.6 Técnica para o músculo digástrico posterior. (Esta figura encontra-se reproduzida em cores em gen-io.grupogen.com.br.)

do trabalho mencionado, uma série de manobras de reabilitação no treino da alimentação via oral para proteção das vias respiratórias e limpeza de resíduos de alimento (Silva, 2007; Solazzo et al., 2012; Rodrigues et al., 2015).

Dentre os diversos tipos de manobra, destacam-se:

- Manobras posturais: cabeça fletida para favorecer o espaço valecular e contribuir na proteção das vias respiratórias; cabeça inclinada para o lado bom com o intuito de promover a descida do alimento pelo melhor lado; cabeça inclinada para trás a fim de facilitar a retropulsão do bolo para a faringe; cabeça virada para o lado comprometido. Quando houver a indicação dessas manobras, o terapeuta poderá aplicar a bandagem a fim de chamar a atenção do indivíduo ao movimento, que deve ser realizado de forma bilateral ou unilateral
- Manobras voluntárias de proteção das vias respiratórias: deglutição supraglótica para promover o fechamento laríngeo; deglutição supraglótica estendida ou *Dump Swallow*, indicada para pacientes com mobilidade reduzida ou diminuição dos volumes linguais por ressecções cirúrgicas de cabeça e pescoço; deglutição superssupraglótica para o fechamento voluntário da via respiratória; manobra de Mendelsohn para melhorar a elevação laríngea, a duração e o grau de abertura do segmento faringoesofágico durante a deglutição. Para o auxílio a essas manobras, técnicas de bandagem que favoreçam o estímulo da musculatura supra-hióidea, principalmente de base de língua, são indicadas
- Manobras voluntárias de limpeza dos recessos faríngeos: intercalar deglutição de sólidos com líquidos para auxiliar na diminuição de resíduos da faringe após a deglutição; deglutição com esforço para aumentar

o movimento posterior de base da língua; deglutições múltiplas com o intuito de reduzir a abertura do segmento faringoesofágico; emissão de fonemas guturais para o movimento de base da língua e da faringe; escarro para auxílio da retirada de resíduo da entrada da via respiratória e/ou seios piriformes; Valsalva modificada para facilitar o movimento do resíduo nos seios piriformes. Novamente as bandagens para estímulo da musculatura supra-hióidea poderão contribuir para o desempenho dos pacientes nessas manobras.

Conclusão

A bandagem elástica tem-se mostrado um instrumento de grande valia nos tratamentos de motricidade oromiofacial e disfagia, pois contribui tanto para o ganho e/ou manutenção das respostas musculares e da propriocepção, mediante a sensação produzida no tegumento, como para a facilitação de respostas funcionais dos pacientes.

É importante ressaltar que, apesar de existirem vários indícios de sua eficiência na prática clínica, faltam estudos que mensurem os resultados pré e pós-intervenção, levando em consideração sua eficácia e efetividade não exclusivamente por parâmetros da biomecânica da deglutição, mas também pela percepção do indivíduo.

Referências bibliográficas

Andrade MCNB, Silva AP. Uso do método Therapy Taping® no tratamento em criança com PC: relato de caso. In: XX Congresso Brasileiro de Fonoaudiologia. Brasília, 2012. Disponível em: http://www.sbfa.org.br/portal/suplementorsbfap. 3292. Acesso em 5 abr. 2015.

Conforto AB, Marie SK, Cohen LG et al. Transcranial magnetic stimulation. Arq Neuropsiquiatr. 2003; 61(1):146-52.

Faiçal ACZ, Santana KAP, Morini Jr. N. A bandagem Therapy Tex® na reabilitação funcional fonoterápica: relato de caso. In: XX Congresso Brasileiro de Fonoaudiologia. Brasília. 2012. Disponível em: http://www.sbfa.org.br/portal/suplementorsbfap. 2913. Acesso em 7 abr. 2015.

Furkim AM, Duarte ST. Reabilitação fonoaudiológica nas paralisias cerebrais: disfagia. In: Barros APB, Dedivitis RA, Sant`Ana RB. Deglutição, voz e fala nas alterações neurológicas. Rio de Janeiro: Dilivros, 2013. p. 277-87.

Gerszt PP, Baltar CR, Santos AED et al. Interferência do tratamento medicamentoso imediato e tardio na doença de Parkinson no gerenciamento da disfagia. Rev. CEFAC. 2014; 16(2):604-19.

Gonçalves ADJB. Associação entre a mobilidade da coluna cervical e a independência funcional nos idosos institucionalizados portadores de disfagia, 2013. Disponível em: http://biblioteca.versila.com/2271198.

Guimarães BTL, Furkim AM, Silva RG. Estimulação neuromuscular na reabilitação da disfagia orofaríngea. Rev Soc Bras Fonoaudiol. 2010; 15:615-21.

Inaoka C, Albuquerque C. Efetividade da intervenção fonoaudiológica na progressão da alimentação por via oral em pacientes com disfagia orofaríngea pós-AVE. Rev. CEFAC. 2014; 16(1):187-96.

Kraaijenga SAC, Van der Molen L, Van den Brekel MWM et al. Current assessment and treatment strategies of dysphagia in head and neck cancer patients: a systematic review of the 2012/13 literature. Curr Op Supp Palliat Care. 2014; 8(2):152-63.

Logemann JA. Evaluation and treatment of swallowing disorders. Texas: Pro-Ed; 1998.

Martin RE. Neuroplasticity and swallowing. Dysph. 2009; 24(2):218-29.

Morini Jr. N. Bandagem terapêutica – conceito de estimulação tegumentar. São Paulo: Roca; 2013.

Robbins J, Butler SG, Daniels SK et al. Swallowing and dysphagia rehabilitation: translating principles of neural plasticity into clinically oriented evidence. Journal of Speech, Language and Hearing Research. 2008; 51(1):276-300.

Rodrigues KA, Machado FR, Chiari BM et al. Swallowing rehabilitation of dysphagic tracheostomized patients under mechanical ventilation in intensive careunits: a disability study. Rev Bras Ter Int. 2015; 27(1):64-71.

Santini CS. Disfagia neurogênica. In: Furkim AM, Santini CS. Disfagias orofaríngeas. 1. reimp. Carapicuíba: Pró-Fono; 2001. p. 19-34.

Silva AP, Escamez NES, Morini Jr. N et al. Método Therapy Taping®: bandagem elástica como recurso terapêutico na clínica fonoaudiológica. Dist da Com. 2014; 26(4).

Silva AP, Morini Jr. N. Método Therapy Taping® (bandagem elástica) – Conceito de estimulação tegumentar. In: Tessitore A, Marchesan IQ, Silva HJ et al. Práticas clínicas em motricidade orofacial. Pinhais: Melo; 2014. p. 153-8.

Silva RGD. A eficácia da reabilitação em disfagia orofaríngea. Pró-Fono Rev Atual Cient. 2007; 19(1):123-30.

Simão SSS, Romero VU, Baraldil K et al. Clinical evaluation of the relationship of posture, breathing and swallowing in chronic-state post-stroke patients: case report. Rev. CEFAC. 2013; 15(5):1371-8.

Solazzo A, Monaco L, Del Vecchio L et al. Investigation of compensatory postures with videofluoromanometry in dysphagia patients. World J Gastroent. 2012; 18(23):2973.

Verin E, Leroi AM. Post stroke dysphagia rehabilitation by repetitive transcranial magnetic stimulation: a non controlled pilot study. Dysph. 2009; 24(2):204-10.

Terapia de Voz
Ana Cristina Zanelli Faiçal, Janaína Pimenta

Introdução

A voz é essencial à fala, já que é a partir dela que são atribuídos parâmetros melódicos fundamentais para definição da intenção e da coerência das palavras em uma comunicação eficiente. A busca pela voz harmoniosa, adequada a cada indivíduo e ao uso que faz dela, tem sido o principal objetivo da fonoaudiologia nessa área.

Desde a década de 1970, a bandagem elástica é utilizada na fisioterapia e no esporte a fim de facilitar a reabilitação ou o condicionamento muscular com maior liberdade de movimento; porém, tem sido pouco explorada pela fonoaudiologia, especialmente no que diz respeito à voz.

A compreensão fisiológica da produção vocal e as inúmeras possibilidades de *outputs* vocais são objetos de estudos, mas ainda com muitos pontos obscuros. Partindo do conceito da biomecânica,* que é o estudo da mecânica dos organismos vivos, ou seja, das forças físicas que agem sobre o corpo desde os ossos até os tecidos e sua mecânica, busca-se maior entendimento do que se pode chamar de biomecânica da voz – forças físicas que se

estabelecem no aparelho fonador com suas inúmeras particularidades e variantes individuais, e do desdobramento desses ajustes motores no *output* vocal.

Deste modo, a partir do mapeamento da biomecânica da voz, seria possível criar possibilidades terapêuticas interessantes, como a utilização da bandagem elástica, objetivando maior consciência corporal e cinestésica ao falante ou cantor, aquisição de novas posturas corporais, assim como de ajustes motores fonatórios propriamente ditos, e até como auxílio à recuperação vocal.

O método Therapy Taping® é uma das ferramentas de tratamento que se podem introduzir nas fonoterapias. Utiliza-se uma bandagem elástica como fonte de estímulos constantes e duradouros sobre a pele do(s) músculo(s) que se deseja tratar. Com a técnica mais adequada, pode-se trabalhar com as necessidades dos pacientes, como o tipo de estímulo de que precisam no momento e as metas e objetivos para utilização da bandagem.

Nesta seção serão abordados aspectos relacionados com o emprego desse recurso na prática clínica do fonoaudiólogo na área da voz.

Bases da terapia vocal

A utilização da bandagem elástica na fonoaudiologia, especialmente na terapia de voz, tem como objetivos principais:

- Aumento da consciência corporal mediante estímulos sensoriais táteis que ativam o córtex somatossensorial e melhoram o controle da postura e do movimento.

---

*Biomecânica é o estudo da *mecânica* dos organismos vivos. É parte da *biofísica*. De acordo com Hatze, apud Susan Hall, é "O estudo da estrutura e da função dos sistemas biológicos utilizando métodos da mecânica". A biomecânica externa estuda as forças físicas que agem sobre os corpos, enquanto a biomecânica interna estuda a mecânica e os aspectos físicos e biofísicos das articulações, dos ossos e dos tecidos do corpo. Fonte: https://pt.wikipedia.org/wiki/Biomecânica. Acesso em 25/02/2015.

Com isso, é possível executar os ajustes corporais e vocais que precedem determinado *output* vocal
- Remodelagem tecidual, uma vez que, com o estímulo tegumentar, pode-se induzir uma nova condição muscular (aprendizado de nova postura e ajuste motor)
- Facilitação dos movimentos corporais e dos refinados ajustes motores fonatórios
- Recuperação tecidual por meio da drenagem, a fim de auxiliar nos processos inflamatórios.

Aumento da consciência corporal

Na prática fonoaudiológica, é fundamental sensibilizar o paciente por meio de estímulos sensoriais auditivos, visuais, táteis, vestibulares e proprioceptivos, para que ele adquira consciência corporal e motora e, com isso, aprenda o novo padrão fonatório mais adequado.

Para tanto, são utilizados recursos como espelhos, imagens, vídeos, jogos, mãos, dentre outros. Quando queremos indicar ao paciente a área do abdome que ele deve contrair durante a expiração, exemplificamos mostrando com a mão – estímulos auditivo e visual – ou pedimos que sinta nele próprio onde e como está realizando esse movimento – estímulos tátil e proprioceptivo. Essa prática pode ser realizada em movimento e em diferentes posições – estímulos vestibular, visual e proprioceptivo.

Todos os estímulos aplicados em terapia são conduzidos até o córtex somatossensorial, onde devem aumentar as possibilidades de interpretação, aprendizado e memória, para que os indivíduos possam utilizá-los em motricidade e obter consciência corporal mais adequada para sua interação com o ambiente (Morini Jr., 2013).

A bandagem elástica é mais um recurso disponível para esse aprendizado. Ela não deve substituir nenhum tipo de tratamento, técnica ou método, mas sim ser agregada a eles após avaliação criteriosa. É por meio do tegumento, constituído pela pele e seus anexos, que a bandagem proporciona estímulos constantes e duradouros por vários dias, tendo como meta a melhora da resposta motora (Figura 9.8) (Morini Jr., 2013; Morini Jr., 2010).

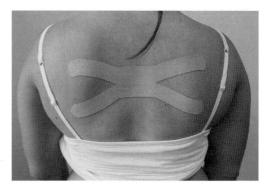

Figura 9.8 Estímulo excitatório para maior consciência da contração do trapézio médio, facilitando especialmente a produção de voz mais potente e metálica. (Esta figura encontra-se reproduzida em cores em gen-io.grupogen.com.br.)

Remodelagem tecidual

A produção da voz se constrói e se estabelece a partir de três pontos básicos:

- Respiração: capacidade do corpo de produzir e controlar o fluxo de ar a partir de movimentos dos músculos respiratórios e da cinta abdominal. A musculatura respiratória é constituída pelo diafragma e pelo músculo intercostal externo, que se contraem durante a inspiração e realizam descontração muscular progressiva durante a expiração na fonação, ao mesmo tempo em que os músculos intercostais internos e a cinta abdominal entram em atividade. Esta última é constituída por vários músculos que participam da dinâmica respiratória e da sustentação da voz, como o músculo transverso. Outros músculos do pescoço, das costas e do abdome também exercem seu papel na função respiratória (Pinho, 1996)
- Postura corporal: pode auxiliar ou dificultar o controle do fluxo de ar, assim como os ajustes fonatórios para a produção vocal
- Contrações musculares: advindas da necessidade de o indivíduo realizar adução glótica, adequada pressurização laríngea e ajustes de trato vocal para a produção da voz. Deve haver equalização dessas contrações musculares para que a qualidade vocal se torne equilibrada e saudável dentro do timbre proposto, evitando que se criem tensões musculares exacerbadas e danosas.

Quando se trata de respiração na fala e no canto, não se pode pensar apenas na capacidade do corpo de produzir o fluxo de ar, mas também no controle a partir dos movimentos dos músculos respiratórios (Pinho, 1996), a fim de pressurizar a laringe de acordo com a característica vocal que se quer alcançar. A destreza para a utilização dessa musculatura está diretamente relacionada com a consciência e a percepção da mesma. A bandagem elástica pode auxiliar nessa percepção, assim como na estimulação da contração (Figuras 9.9 a 9.11).

Existem situações extremas no canto e na fala nas quais há necessidade de maior intensidade ou projeção de voz, como, por exemplo, na interpretação de um ator quando o grito é inevitável. Nesse caso, sem o auxílio da musculatura respiratória e da contração da cinta abdominal, abre-se um grande precedente para danos vocais. Portanto, até que se tenha um bom condicionamento da musculatura respiratória envolvida no processo, todo recurso que auxilie seu funcionamento adequado é importante.

O bom alinhamento postural é fundamental para a otimização da função vocal (Schneider et al., 1997). As posições da cabeça, do pescoço, dos ombros e do tórax são particularmente importantes, pois essas partes do corpo contribuem diretamente para a emissão da voz, agindo sobre a laringe, as pregas vocais, a respiração e as cavidades de ressonância.

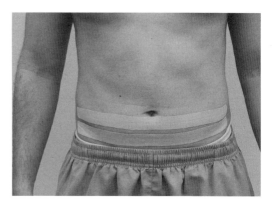

Figura 9.10 Técnica para estimular a pele sobre o músculo transverso do abdome. (Esta figura encontra-se reproduzida em cores em gen-io.grupogen.com.br.)

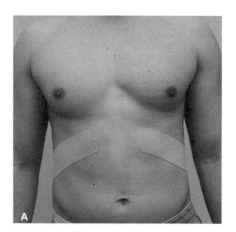

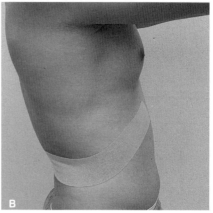

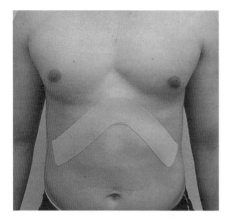

Figura 9.9 Técnica para estimular a pele sobre o diafragma – fibras anterossuperiores. (Esta figura encontra-se reproduzida em cores em gen-io.grupogen.com.br.)

Figura 9.11 Técnica para estimular a pele sobre as costelas. **A.** Visão anterior. **B.** Visão lateral. (Esta figura encontra-se reproduzida em cores em gen-io.grupogen.com.br.)

Isso pode ser verificado no estudo de Jones (1972), em que fora constatado melhora dos harmônicos na análise espectrográfica da voz durante uma tarefa de reposicionamento de cabeça. Entretanto, não apenas essas regiões próximas à laringe apresentam influência na voz. Alterações posturais em regiões corporais distantes das pregas vocais podem causar compensações que influenciam a qualidade da voz, como escolioses, discrepância em comprimento de membros inferiores e desnivelamento pélvico, podendo acarretar desnivelamento no tocante às pregas vocais (Pimenta *et al.*, no prelo). Desse modo, pensando em reposicionamento corporal, a bandagem elástica poderia ser utilizada como auxílio no reequilíbrio postural nos casos em que alguma alteração corporal impede uma postura equilibrada, e isso associado ao uso intenso da voz poderia ocasionar lesão vocal (Figuras 9.12 e 9.13).

Comumente, verifica-se protrusão importante da cabeça em alguns cantores ou profissionais da voz, que, por alguma deficiência

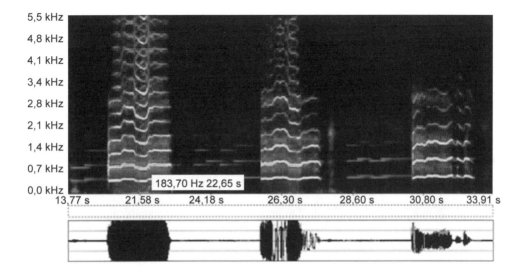

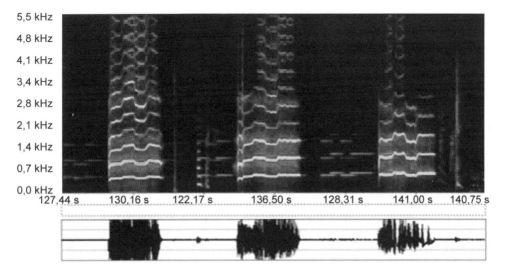

Figura 9.12 Espectrografia de cantor com protrusão de cabeça, emitindo as mesmas notas antes e após técnica de estabilização cervical. (Esta figura encontra-se reproduzida em cores em gen-io.grupogen.com.br.)

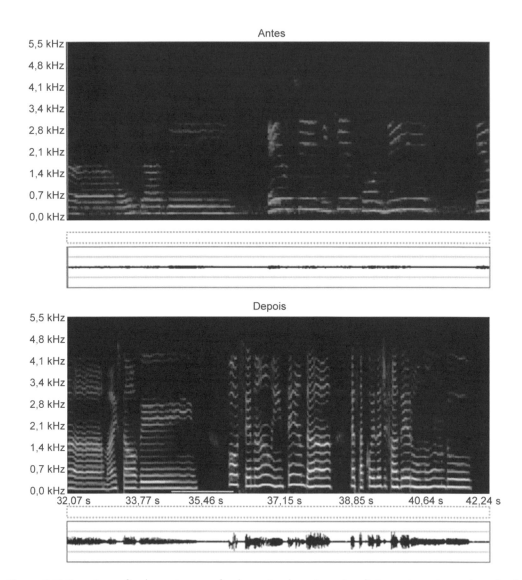

Figura 9.13 Espectrografia de cantor com fenda cantando antes e imediatamente após a colocação da bandagem. Observou-se aumento do número de harmônicos. (Esta figura encontra-se reproduzida em cores em gen-io.grupogen.com.br.)

da técnica e/ou da adução glótica, acabam apresentando ainda mais fadiga vocal, desenvolvendo inclusive danos à voz. A bandagem elástica, nesse caso, poderia fornecer ao profissional uma pista cinestésica para reposicionamento da postura, assim como a sensação de maior conforto para cantar devido ao aumento do número de harmônicos decorrente do reposicionamento da cabeça. Tal ferramenta pode ser o início da reeducação vocal do cantor, que, experimentando um novo ajuste glótico e postural, tem a possibilidade de perceber a realização do desempenho sem tanto esforço e gasto energético.

Mantendo um bom suporte respiratório e postura adequada, ajustes fonatórios a partir de contrações musculares específicas são necessários para que se produza a voz com qualidade desejada. Desse modo, muitas vezes na tentativa de manter um fechamento glótico apropriado diante de tanta demanda, fadiga vocal e até grande pressurização laríngea, podem ocorrer tensões musculares exacerbadas, configurando os casos frequentes de disfonia por tensão musculoesquelética (Figuras 9.14 e 9.15).

Além do diafragma, os músculos de origem nucal (escalenos e esternocleidomastóideos), os espinais e os abdominais participam ativamente da respiração de maior amplitude. Estando esses músculos em posição de encurtamento, inevitavelmente ocorre o bloqueio inspiratório e o aumento da tensão muscular (Souchard, 1989).

Torna-se fundamental o mapeamento da cadeia muscular veemente voltado para a biomecânica vocal dentro desse universo de tensões musculares possíveis, para se obter melhor adução glótica. Para que a bandagem elástica possa ser utilizada com maior precisão, deve-se pensar na musculatura específica causadora ou mantenedora desse desequilíbrio da cadeia muscular.

Facilitação dos movimentos | Input sensorial

São muitos os ajustes motores realizados na fonação, especialmente no canto, e alguns são muito sutis, o que requer treino e condicionamento. Sabendo que, mediante o estímulo tegumentar, são ativadas áreas do córtex somatossensorial e, como consequência, ocorre melhor resposta motora, a bandagem elástica pode ser um facilitador fundamental de tais ajustes. Assim, enquanto o cantor não automatizar as posturas adequadas ao seu estilo, poderá empregar esse recurso a seu favor.

É o que acontece em algumas posturas no canto frequentemente utilizadas de maneira estratégica para se alcançar um ajuste vocal específico. Alguns estilos musicais têm como característica o uso de vozes intensas e com maior *punch* (termo utilizado por vocalistas, originado da língua inglesa, cuja tradução significa "soco". Seu uso está associado à percepção de voz mais metálica e/ou com mais energia). Uma estratégia da qual os cantores sertanejos ou de *rock* habitualmente lançam mão para que consigam tal característica vocal driblando o esforço danoso à voz, especialmente nas notas mais potentes e agudas, é a retroversão pélvica (Figura 9.16). Essa postura facilita o movimento da cinta abdominal a fim de aumentar a pressão intra-abdominal e, consequentemente, o fluxo de ar para a laringe com maior pressurização da mesma.

Junto a essa postura, muitas vezes se observa a movimentação dos ombros para trás e para baixo naqueles momentos em que o cantor necessita manter uma voz com maior *punch*. Para isso, aciona principalmente o trapézio médio e o inferior, com o intuito de estabelecer a pressurização adequada da laringe sem perder os ajustes motores dela, que produziriam tal

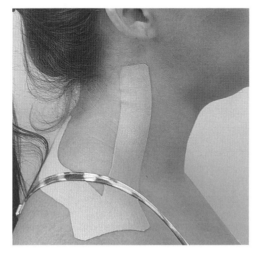

Figura 9.14 Músculo trapézio superior: frequentemente é encontrada tensão exacerbada em casos de disfonia por tensão musculoesquelética (estímulo inibitório). (Esta figura encontra-se reproduzida em cores em gen-io.grupogen.com.br.)

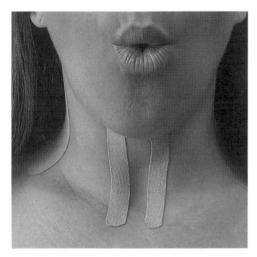

Figura 9.15 Músculos esterno e homo-hióideo – laringe elevada durante esforço fonatório. Estímulo excitatório para que haja abaixamento da laringe. (Esta figura encontra-se reproduzida em cores em gen-io.grupogen.com.br.)

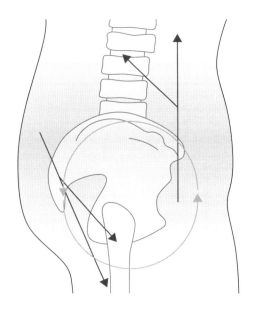

Figura 9.16 Retroversão pélvica. (Esta figura encontra-se reproduzida em cores em gen-io.grupogen.com.br.)

qualidade vocal. Caso contrário, a manutenção da pressurização da laringe para tal ajuste tornar-se-ia insustentável, acarretando movimentos compensatórios e nocivos.

Não se sabe ao certo, dentro dessa visão da biomecânica vocal, qual ajuste seria causa ou consequência, mas o fato é que alguns, como a contração mais ativa do trapézio médio e do inferior, parecem facilitar os sutis movimentos laríngeos. A bandagem elástica pode aumentar a sensibilização para essa musculatura e, consequentemente, sua contração na realização dos ajustes laríngeos.

Recuperação tecidual

Gray e Titze, em 1988, verificaram em um estudo experimental a partir de modelo eficiente de pregas vocais caninas após hiperfonação as consequências histológicas da alta demanda vocal em função do tempo. Observaram que, a partir de 2 horas de hiperfonação, as pregas vocais já revelavam vários prejuízos em sua superfície, extravasamento de líquido extracelular, ruptura de desmossomos e hemidesmossomos, provocando o edema ainda mais importante nos grupos submetidos a maior tempo de hiperfonação. Desse modo, seja por alta demanda ou uso vocal abusivo, lesões celulares com consequentes edemas nas pregas são comuns e alteram a qualidade vocal de muitos indivíduos em graus variados, tornando-se a grande questão entre os profissionais da voz, especialmente entre cantores cujas *performances* vocais poderiam ser prejudicadas por quadros de disfonia.

Todo evento que danifique a estrutura celular ocasiona uma resposta inflamatória direcionada para a defesa do organismo contra substâncias estranhas, a remoção de tecido morto e, então, a cicatrização e a restauração da função tecidual. O processo inflamatório apresenta inúmeras fases até que se dê a cicatrização e a restauração funcionais eficientes. Dentre elas, destaca-se a fase da cicatrização propriamente dita, quando ocorre a remoção suficiente dos detritos lesados e as células mortas são substituídas por células sadias. Os macrófagos recolhem os detritos celulares, e os sistemas circulatório e linfático drenam os resíduos, pequenas partículas de proteínas livres. Quanto mais proteínas permanecerem, maior será a cicatriz. Desse modo, a eficiência da drenagem através dos vasos linfáticos é fundamental e condição determinante para o sucesso da reparação da função tecidual. Quanto melhor é a drenagem nesse período, mais próxima de uma restauração é a cicatriz. Sendo assim, todos os recursos que facilitem a drenagem são válidos para otimizar o processo inflamatório.

Sabe-se que por meio da força elástica da bandagem é desencadeado um arco neural que causa alteração das unidades motoras (aumentando ou inibindo a excitação neuronal). O estímulo constante e duradouro na pele que recobre o músculo possibilita a ativação da estrutura a ele conectada (sistemas circulatório e linfático) (Figura 9.17).

Conclusão

Ao considerar como e onde usar a bandagem para facilitar a produção da voz, é necessário ter em mente as perguntas-chaves já citadas: de que o paciente está precisando no momento? Qual é o objetivo? Qual é a sua meta?

Para que a bandagem seja um recurso eficiente, deve acompanhar o planejamento terapêutico, independentemente da técnica ou do método escolhido. Ela é apenas uma ferramenta para alcançar o objetivo do tratamento,

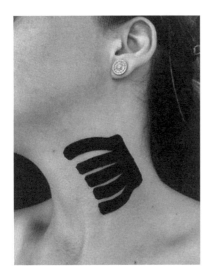

Figura 9.17 Estimulação dos vasos linfáticos do pescoço após *show* de longa duração, a fim de contribuir para a drenagem e, consequentemente, a recuperação tecidual. (Esta figura encontra-se reproduzida em cores em gen-io.grupogen.com.br.)

que deve ser claro e bem definido. O sucesso da utilização desse recurso dependerá do conhecimento do terapeuta em mapear a musculatura e optar pela técnica adequada para o objetivo terapêutico preestabelecido.

A seguir, serão apresentadas algumas sugestões de técnicas básicas de aplicação da bandagem terapêutica de acordo com o método Therapy Taping® buscando melhor resposta motora no tocante a:

- Respiração (estímulo excitatório):
  – Técnica para estimular a pele sobre o músculo transverso abdominal: suporte respiratório e apoio no canto e na voz falada, alta demanda vocal, hipofunção fonatória (p. ex., doenças neurológicas) e incoordenação respiratória. Ver Figura 9.9
  – Técnica para estimular a pele sobre as costelas: usada no canto para apoio e controle respiratório – mobilidade e amplitude das costelas, fala de forte intensidade. Ver Figura 9.11.
  – Técnica para estimular a pele sobre o diafragma – fibras anterossuperiores: necessidade de controle respiratório e fonatório, alta demanda vocal e incoordenação respiratória. Pode ser empregada com a técnica para o músculo transverso abdominal a fim de intensificar o estímulo. Ver Figura 9.10
- Postura corporal:
  – A Figura 9.18 mostra a técnica para estimular a pele sobre as fibras inferiores do músculo trapézio. Em casos de anteriorização de ombros, pode ser combinada com a técnica de estabilização da cervical, uso da voz em forte intensidade. Estímulo excitatório
  – Técnica para estimular a pele sobre os músculos adutores da escápula: controle respiratório e projeção vocal. Estímulo excitatório. Ver Figura 9.8
  – A Figura 9.19 indica a técnica para estimulação da pele sobre as fibras do músculo trapézio médio e estabilização cervical: alívio da tensão muscular na região cervical e da dor, além de correção da postura de cabeça
- Contrações musculares:
  – A Figura 9.20 mostra a técnica para estabilização da cervical e ajuste postural. Pode ser usada para estabilizar a laringe, em casos de anteriorização da cabeça e dor
  – A Figura 9.21 mostra a técnica para estimular a pele sobre o músculo esternocleido-occipitomastóideo: alívio da tensão muscular e da dor
  – Técnica para estimular a pele sobre os músculos esterno e homo-hióideo: abaixamento de laringe, tensão fonatória. Ver Figura 9.15.

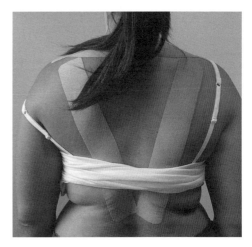

Figura 9.18 Técnica excitatória para as fibras do músculo trapézio inferior. (Esta figura encontra-se reproduzida em cores em gen-io.grupogen.com.br.)

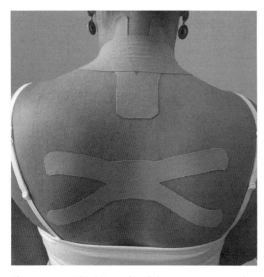

Figura 9.19 Técnica excitatória para os músculos adutores de escápula. (Esta figura encontra-se reproduzida em cores em gen-io.grupogen.com.br.)

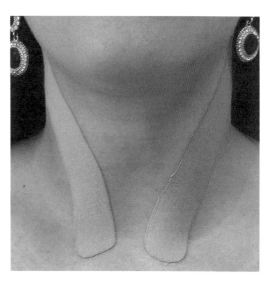

Figura 9.21 Técnica excitatória para o músculo esternocleido-occipitalmastóideo (ECOM). (Esta figura encontra-se reproduzida em cores em gen-io.grupogen.com.br.)

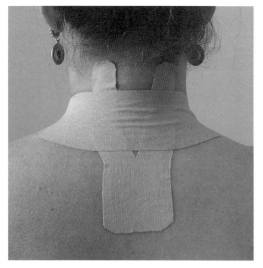

Figura 9.20 Técnica para região cervical. (Esta figura encontra-se reproduzida em cores em gen-io.grupogen.com.br.)

Referências bibliográficas

Gray S, Titze I. Histologic investigation of hyperphonated canine vocal cords. Ann Otol Rhinol Larygol. 1988; 381-8.

Jones FP. Voice production as a function of head balance in singers. J Psychol. 1972; 82:209-15.

Morini Jr. N. Bandagem terapêutica. In: Cury VCR, Brandão MB. Reabilitação em paralisia cerebral. Rio de Janeiro: Medbook; 2010.

Morini Jr. N. Bandagem terapêutica. São Paulo: Roca; 2013.

Pimenta J et al. Avaliação do cantor: biomecânica do canto. In: Cesar MA, Maksud SS. Fundamentos e práticas em fonoaudiologia. Rio de Janeiro: Revinter. v. 2. No Prelo.

Pinho SMR. Comportamento da musculatura respiratória no paciente com disfonia hipercinética. In: Marchesan IQ, Zorzi J, Gomes ID. Tópicos em fonoaudiologia. São Paulo: Lovise; 1996. v. 3.

Schneider CM, Dennehy CA, Saxon KG. Exercise physiology principles applied to vocal performance: The improvement of postural alignment. J voice. 1997; 11(3):332-7.

Souchard PE. Respiração. São Paulo: Summus Editorial; 1989.

Método Therapy Taping® na Paralisia Facial Periférica
Marcela Bonin

Introdução

Segundo Sir Charles Bell, a expressão facial dos seres humanos é fascinante, porque pode servir para demonstrar os sentimentos de várias categorias, desde os mais baixos e de prazer animal até as mais fortes e gentis emoções do espírito (Testa, 1997).

A mímica facial é a arte de imitar, exprimir os pensamentos por meio dos gestos e da expressão fisionômica. É como nos apresentamos ao mundo, já que por meio dela expressamos nossas emoções e ideias. Essa comunicação não verbal exibida pela face tem importante função para o desenvolvimento do indivíduo, pois, ao mesmo tempo em que os traços e expressões faciais estão envolvidos no processo comunicativo, são essenciais para a individualização deste. Sendo assim, a paralisia é uma situação de impacto para o paciente, uma vez que promove repercussão emocional, estética e funcional marcante para ele (Silva et al., 2010; Bernardes e Jesus, 2011; Tessitore et al., 2008).

Para compreender o prognóstico da evolução da paralisia facial e adotar a melhor estratégia terapêutica, é necessário compreender a evolução da doença e suas fases, as características anatômicas da musculatura facial, conhecer os sistemas de avaliação apropriados e confiáveis da musculatura em repouso, o movimento voluntário, identificar a existência de sincinesias e saber utilizar programas específicos de reabilitação facial.

Nesta seção, com base no sistema de avaliação da face paralisada descrito por Chevalier, será proposto um protocolo de tratamento utilizando a técnica de bandagem elástica no programa de reabilitação da musculatura facial (Figura 9.22).

Anatomia e funções musculares

Os músculos da face caracterizam-se por manter conexões íntimas com a pele, na qual se inserem diretamente por feixes isolados. Localizam-se nas camadas da fáscia subcutânea e originam-se da fáscia ou dos ossos da face e do crânio, infiltrando-se na pele (Tessitore et al., 2008; Fouquet e Lazarini, 2006).

Não existem tendões como na musculatura esquelética. Eles apresentam função esfinctérica e dilatadora das estruturas que os circundam, ou seja, são responsáveis pela movimentação dos orifícios da boca, dos olhos e do nariz. Além disso, exibem algumas particularidades:

- Estão agrupados ao redor dos orifícios da face
- Apresentam uma inserção óssea fixa e uma inserção subcutânea profunda móvel
- São constritores ou dilatadores. O músculo orbicular da boca é constritor, enquanto todos os demais são dilatadores (músculo levantador do lábio superior, levantador comum do lábio superior e da asa do nariz, levantador do ângulo da boca, zigomático menor, zigomático maior, risório, bucinador, abaixador do ângulo da boca, abaixador do lábio inferior, mental e platisma)
- Exteriorizam as funções mentais
- Desempenham um papel essencial na mímica facial e na expressão da face
- Todos são inervados pelo nervo facial, exceto o músculo levantador da pálpebra superior, inervado pelo nervo oculomotor
- Têm a possibilidade de regenerar-se em 4 anos
- A gravidade não exerce nenhuma ação sobre esses músculos (Chevalier, 2003; Tessitore et al., 2008; Chevalier et al., 2006; VanSwearingen, 2008).

Conhecer a anatomia e a neurofisiologia musculares possibilita compreender os fenômenos de desenervação e atrofia dos músculos faciais, o que é importante para definir a melhor técnica e novas estratégias de atuação no processo de reabilitação.

136 Bandagem Terapêutica

Protocolo de tratamento da paralisia facial periférica – Método Therapy Taping®

Nome: _____
Idade: _____
Sexo: _____
HD: _____
HMA: _____
Tratamentos anteriores:
( ) Crioterapia
( ) *Biofeedback*
( ) Reeducação muscular
( ) Eletroestimulação
( ) Outros _____

Fase flácida	Data	Data	Data	Reavaliação
Abolição de rugas frontais				
Queda da extremidade da sobrancelha				
Desvio do nariz em vírgula para o lado sadio				
Abolição do sulco nasolabial				
Desvio e depressão da comissura labial				
Sinal de Charles Bell				
Lábio inferior desabado				
Lábio superior desabado				
Bochecha deprimida em saco				

Sugestões de técnicas	Data	Data	Data	Reavaliação
Músculo occipitofrontal				
Palpebral				
Músculo orbicular do olho				
Músculo orbicular da boca				
Músculo elevador do lábio superior e asa do nariz				

Sequelas de hipertonia	Data	Data	Data	Reavaliação
Elevação anormal da ponta da sobrancelha				
Acentuação do sulco nasolabial				
Atração da comissura labial para cima e para fora				
Olho paralisado menor				
Mento atrofiado				

Sugestões de técnica	Data	Data	Data	Reavaliação
Musculo occipitofrontal				
Músculo elevador do lábio superior e da asa do nariz				
Músculo depressor do lábio inferior				
Músculo orbicular da boca				
Músculo risório				
Músculo zigomático maior				
Músculo zigomático menor				
Músculo mentual				

Observações: _____
_____
_____

Figura 9.22 Protocolo de tratamento utilizando a técnica de bandagem elástica no programa de reabilitação da musculatura facial.

As fibras desses músculos são planas, finas e mal delimitadas. A maioria é desprovida de aponeurose e é dependente, como nos demais músculos esqueléticos, dos neurotransmissores liberados na junção neuromuscular. Essas fibras têm características particulares quanto à distribuição das placas motoras. Quanto menor a fibra muscular, menor a quantidade de unidades motoras. Músculos com pequena quantidade de unidades motoras são específicos para movimentos finos, delicados e precisos, como os da musculatura facial (Tessitore *et al.*, 2008).

As fibras musculares têm estruturas adaptadas ao tipo de contração muscular exigido. Essa característica e o potencial de resistência à fadiga muscular que os músculos orofaciais apresentam possibilitam a reflexão sobre como se deve solicitar essa musculatura. No estudo realizado por Quintal *et al.* (2001), observou-se que o sorriso é o movimento mais resistente à fadiga, sendo particularmente menos afetado que a elevação das sobrancelhas e a protrusão labial.

Quando ocorre a interrupção da inervação do músculo, as fibras musculares degeneram-se, causando atrofia muscular. O músculo, então, será reduzido a um quarto do volume normal de 6 meses a 2 anos, e suas fibras serão substituídas por tecido fibroso. Quanto mais prolongado for o tempo de paralisia, maior será a quantidade de tecido fibroso. O músculo depende da fibra nervosa para suas funções; por isso, a integridade do nervo e a do músculo são fundamentais. O toque diretamente na fibra muscular busca manter o tônus muscular e ativa receptores relacionados com a percepção sensorial, a qual não foi comprometida na paralisia facial periférica (PFP). Ativa-se a musculatura respeitando a ação do músculo estimulado com intenção de induzir o movimento (Tessitore *et al.*, 2009; Tessitore *et al.*, 2008).

A função primária do nervo facial é a inervação motora dos músculos da expressão facial. É composto por duas raízes distintas: o nervo facial próprio (raiz motora) e o nervo intermédio (raiz sensorial). As raízes emergem do tronco encefálico na borda inferior da ponte, seguindo até o meato acústico interno, e seguem para a parte petrosa do osso temporal, onde cursam dentro de um canal ósseo, emergindo pelo forame estilomastóideo. Em sua localização extratemporal, entram na glândula parótida e começam a dividir-se em ramos temporofacial e cervicofacial, terminando como uma verdadeira rede na musculatura da face; a partir daí, dividem-se em pequenos ramos: temporal, zigomático, mandibular, bucal e cervical (Lazarini *et al.*, 2002; Bernardes e Jesus, 2011) (Figura 9.23).

Grande parte do trajeto das raízes do nervo facial ocorre dentro do canal de Falópio, canal ósseo que limita a expansão do nervo durante uma reação inflamatória ao mesmo tempo em que o protege em diferentes processos traumáticos, infecciosos tumorais e vasculares. Sua porção extrapetrosa inerva a musculatura da mímica facial, além dos músculos platisma, estilo-hióideo e digástrico posterior (Fouquet e Lazarini, 2006; Quintal *et al.*, 2001).

Paralisia facial periférica

A PFP caracteriza-se pela interrupção, temporária ou não, dos movimentos da musculatura facial, com assimetria da face tanto no repouso como durante o movimento. Além do comprometimento dos movimentos faciais, pode estar associada a desorganização do complexo orofacial, dificultando funções como comer, beber e falar (Tessitore *et al.*, 2009; Formiga e Furtado, 2009; Silva *et al.*, 2010; Quintal *et al.*, 2001).

O indivíduo com PFP não apresenta somente o acometimento físico, mas também o psicológico, com sentimento de perda da personalidade e da identidade. É uma situação de desconforto para o paciente, haja vista que a beleza e a estética estão cada vez mais valorizadas na sociedade atual (Chevalier, 2003; Chevalier *et al.*, 2006; Santos e Guedes, 2012).

A paralisia facial ocorre pela interrupção do fluxo nervoso de qualquer um dos segmentos do nervo facial ao longo do seu trajeto do núcleo até a junção neuromuscular (Matos, 2011; Formiga e Furtado, 2009; Chevalier *et al.*, 2006). Esse trajeto de aproximadamente 35 mm, desde a ponte até a musculatura da mímica facial, fica sujeito a processos compressivos e infecciosos de natureza variada, que interrompem seu influxo nervoso e acarretam o bloqueio de suas funções (Silva *et al.*, 2010; Fouquet e Lazarini, 2006). Estudos demonstram que a paralisia de Bell ou idiopática é o diagnóstico mais frequente, seguida por traumatismos, tumores e herpes-zóster. Outras causas conhecidas são as congênitas e as síndromes (Formiga e Furtado, 2009; Silva *et al.*, 2010; Hohman *et al.*, 2014).

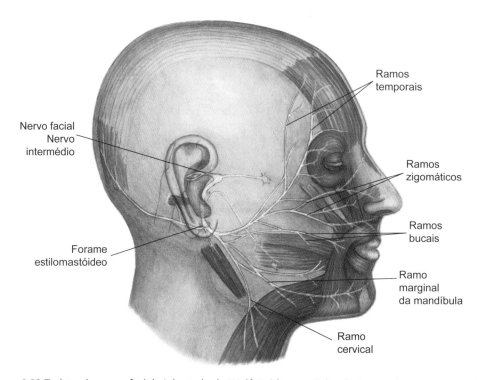

Figura 9.23 Trajeto do nervo facial. Adaptada de Wolf-Heidegger. Atlas de Anatomia Humana. 6 ed. v. 2. 2006.

A paralisia facial periférica evolui da fase aguda flácida para a fase pseudoflácida (em recuperação) e, finalmente, para a fase tardia, em que se observam sequelas (Chevalier, 2003; Chevalier et al., 1987; Chevalier et al., 2006). A fase inicial é denominada flácida porque se observa flacidez da musculatura em repouso, com incapacidade parcial ou total para realizar os movimentos mímicos e esfincterianos da face (Silva et al., 2010).

Na fase inicial da paralisia, a musculatura encontra-se bastante flácida, caracterizada por pouco ou nenhum movimento voluntário e sinais clínicos como: eliminação das rugas frontais, rebaixamento da ponta da sobrancelha, nariz desviado em vírgula para o lado sadio, eliminação do sulco nasolabial, depressão da comissura labial, lábios superior e inferior descaídos e bochecha flácida pendendo em saco (Chevalier, 2003; Matos, 2011; Fouquet e Lazarini, 2006). No processo de regeneração do nervo facial, quando os músculos começam a apresentar algum movimento, o paciente pode evoluir progressivamente para a recuperação total da movimentação, sem sincinesias (Silva et al., 2010).

Na fase tardia da paralisia, quando os músculos sofrem desenervação grave por degeneração importante de fibras, são observadas sequelas como contraturas e sincinesias. Nota-se também enrijecimento dos movimentos e pronunciamento das linhas de expressão no repouso, caracterizado por rugas na testa do lado afetado, olhos mais estreitos ou contraídos do lado comprometido, rima nasolabial mais acentuada, filtro labial desviado para o lado da lesão e comissura labial elevada do lado comprometido, evidenciando contraturas. As sincinesias são movimentos involuntários que aparecem associados a movimentos voluntários somente no lado afetado (Bernardes e Jesus, 2011; Fouquet e Lazarini, 2006).

O tempo de recuperação da paralisia facial periférica é indeterminado. A recuperação dos movimentos faciais pode ser total ou parcial dependendo do grau de lesão, da etiologia, da idade do paciente e de como o tratamento é conduzido pelo profissional envolvido, determinando o curso do processo de reabilitação (Tessitore *et al.*, 2009; Silva *et al.*, 2010).

Os sistemas clínicos utilizados para avaliar a paralisia facial devem ser a base do tratamento, e este tem de ser capaz de avaliar a face em repouso durante o movimento voluntário, considerando a amplitude do movimento e as sincinesias. A partir desse ponto, será escolhido o melhor método de tratamento.

Dentre as abordagens terapêuticas existentes, podem ser citadas as seguintes:

- Farmacoterapia, preconizada pela American Academy of Neurology
- Reeducação muscular, que é uma abordagem conservadora. Estudos revelam melhora quanto aos prejuízos funcionais a partir de um programa específico de técnicas e exercícios (Matos, 2011; Brach e VanSwearingen, 1999; Touch *et al.*, 2008). Ela visa facilitar a atividade muscular em padrões funcionais de movimento e expressões faciais e suprimir a atividade muscular anormal que interfere na função facial. Os tratamentos são ajustados aos sinais e sintomas de disfunção neuromuscular de cada paciente. Promove melhora da simetria facial, expressão e comunicação. Dentre as técnicas envolvidas nesse processo, destacam-se:
  - Técnica de estimulação: realizada por vibrações curtas e mantidas sobre a massa do músculo comprometido com as polpas digitais
  - Técnica de suporte passivo: realização do movimento desejado com auxílio de três dedos, enquanto o paciente tenta manter a contração
  - Treino de mímica facial: treino de uso e controle de um músculo ou grupo muscular isoladamente. Dá-se a instrução para a prática do movimento desejado enquanto o paciente olha para o espelho, ou utiliza-se a eletromiografia de superfície
  - Técnicas de relaxamento: massagens suaves e movimentos circulares realizados na parte externa e na região endobucal; importantes para evitar contraturas
  - Técnica de facilitação neuromuscular: utiliza os princípios do reflexo de estiramento e da resistência para promover a atividade e aumentar a força muscular

- *Biofeedback*: técnica que utiliza referências visuais ou auditivas para fornecer ao paciente informações sobre sua *performance* motora e sobre a qualidade do movimento, além de auxiliar a controlar a ativação seletiva dos músculos faciais durante os exercícios
- Terapia-espelho: é um método de *feedback* que tem sido muito utilizado em algumas fases do tratamento, igualmente eficaz ao *biofeedback* com eletromiografia
- Termoterapia: o calor superficial visa manter a vascularização e as trocas celulares, promovendo relaxamento muscular. Deve estar associada às massagens
- Crioterapia: estimula os pontos motores na fase flácida para obtenção de contração muscular
- Eletroterapia: técnica bastante controversa na literatura. O uso de corrente galvânica e a estimulação elétrica de alta voltagem aceleram o retorno da contração muscular. Esse método não apresenta evidência sólida e metodologicamente aceitável para demonstrar sua eficácia. Em uma revisão Cochrane, quase todos os estudos falharam ao evidenciar diferença estatisticamente favorável ao uso da técnica
- Laserterapia: apresentada como técnica coadjuvante à terapia convencional. Seu uso pretende induzir o metabolismo do tecido nervoso a produzir proteínas favoráveis a seu crescimento.

Estudos mostram resultados positivos, como simetria e mobilidade facial, quando aplicadas as técnicas apresentadas. Contudo, a motivação do paciente é fundamental para o sucesso do tratamento.

De acordo com Touch *et al.* (2008), é necessário desenvolver ensaios para investigar parâmetros adequados na prescrição do tratamento para o paciente portador da PFP.

Avaliação clínica

Na avaliação do paciente com paralisia facial periférica, é necessário estabelecer parâmetros classificatórios para o grau de comprometimento. A determinação clínica precisa dos movimentos faciais constitui parte importante para o tratamento de indivíduos com lesão do nervo facial.

A avaliação clínica do grau da paralisia facial é um dado subjetivo e que difere de examinador para examinador. Alguns sistemas de avaliação vêm sendo utilizados, e essa diversidade de classificações evidencia dificuldade de utilização e ausência de fidedignidade em atender todas as necessidades no seu uso clínico (Fouquet e Lazarini, 2006).

Dentre os instrumentos de avaliação conhecidos, podem ser citados a escala de House-Brackmann, o sistema de graduação facial de Sunnybrook (FGS), o sistema de graduação facial de Sydney, o sistema de graduação facial de Yanagihara e a Avaliação Clínica da Função Muscular de Chevalier. Outros métodos de avaliação também são descritos na literatura.

Algumas dessas escalas avaliam a função muscular global; entretanto, outras avaliam as funções musculares faciais por regiões, tanto quantitativa como qualitativamente, proporcionando maior objetividade na avaliação da paralisia.

A escala de House-Brackmann é amplamente aceita e padronizada pelo Comitê de Doenças do Nervo Facial da American Academy of Otolaryngology — Head and Neck Surgery (Fouquet e Lazarini, 2006).

Essa proposta avalia a recuperação do nervo facial dividindo-a em seis graus, sendo I para a função normal e simétrica e VI para a ausência de movimentos com assimetria e perda de tônus (paralisia). São avaliadas quatro regiões faciais em repouso e durante os movimentos voluntários (testa, olho, terço médio e boca) (Tabela 9.5) (Stodulski *et al.*, 2014; House e Brackmann, 1985).

Outra proposta de avaliação recente é a utilização do sistema de graduação facial de Sunnybrook (FGS), com graduação variando de 0 (ausência de movimento) a 100 pontos (movimento normal), possibilitando a análise de sincinesia e sequelas (Figura 9.24) (Fouquet e Lazarini, 2006; Coulson *et al.*, 2005; Brach e VanSwearingen, 1999; Yanagihara *et al.*, 2014).

Tabela 9.5 Classificação da paralisia facial segundo a escala de House-Brackmann (American Academy of Otolaryngology).

Grau	Descrição	Geral	Em repouso	Em movimento
I	Normal	Função facial normal em todas as áreas	–	–
II	Disfunção leve	Leve fraqueza notável apenas à inspeção próxima; pode haver sincinesia muito discreta	Simetria e tônus normais	Testa: função boa a moderada Olho: fechamento completo com mínimo esforço Boca: leve assimetria
III	Disfunção moderada	Diferença óbvia, mas não desfigurante entre os dois blocos: sincinesia e/ou espasmo hemifacial notáveis, mas não graves	Simetria e tônus normais	Testa: movimento moderado a leve Olho: fechamento completo com esforço Boca: levemente fraca com máximo esforço
IV	Disfunção moderadamente importante	Fraqueza óbvia e/ou assimetria desfigurante	Simetria e tônus normais	Testa: nenhum movimento Olho: fechamento incompleto Boca: assimetria com máximo esforço
V	Disfunção importante	Apenas uma movimentação discretamente perceptível	Assimetria	Testa: nenhum movimento Olho: fechamento incompleto Boca: movimento discreto
VI	Paralisia total	Nenhum movimento	–	–

Fonte: Fouquet e Lazarini, 2006.

Simetria de repouso		Simetria do movimento voluntário (SMV)							Movimento sincronizado				
Comparado com o lado normal		Grau de excursão do músculo comparado com o lado normal							Avaliar o grau de contração muscular involuntária associada a cada expressão				
			Incapaz de iniciar o movimento	Esboço de movimento	Inicia um movimento suave	Movimento incompleto	Movimento completo			Nenhum	Suave	Moderado	Severo
Olhos (escolha somente uma)		Expressão padrão											
Normal	0	Enrugamento da testa	1	2	3	4	5	[ ]	Enrugamento da testa	0	1	2	3	[ ]
Limitado	1	Fechamento suave dos olhos	1	2	3	4	5	[ ]	Fechamento suave dos olhos	0	1	2	3	[ ]
Grande	1	Sorriso de boca aberta (zig/ris)	1	2	3	4	5	[ ]	Sorriso de boca aberta	0	1	2	3	[ ]
Cirurgia de pálpebra	1	Franzir os lábios	1	2	3	4	5	[ ]	Franzir os lábios	0	1	2	3	[ ]
Dobra nasolabial (verificar)		Rosnar	1	2	3	4	5	[ ]	Rosnar	0	1	2	3	[ ]
Normal	0		Assimetria grossa	Assimetria severa	Assimetria moderada	Assimetria suave	Simetria normal						
Ausente	2							Total [ ]					Total [ ]
Menos pronunciada	1												
Mais pronunciada	1												
Boca													
Normal	0												
Comissura caída	1												
Comissura puxada (cima/fora)	1												
Total [ ] Total × 5 [ ]		Pontos de movimentos voluntários (PMV) Total × 4 [ ]							Pontuação de movimento sincronizado = [ ]				

Pontos da simetria de repouso

PMV [ ]	−	Pontos da simetria de repouso [ ]	−	Pontos de sincronização [ ]	=	Pontuação composta [ ]

Nome do paciente _____

Data _____

Figura 9.24 Proposta de avaliação clínica de paralisia facial periférica segundo o sistema de graduação facial de Sunnybrook (FGS). Traduzida e adaptada de http://sunnybrook.ca/uploads/FacialGradingSystem.pdf.

Nesse sistema, o avaliador é capaz de avaliar a face em repouso (simetria), a atividade motora voluntária (expressões faciais — movimentos simétricos) e a movimentação involuntária (sincinesias) (Ross *et al.*, 1996).

Documentação fotográfica também é recomendada, visto que possibilita a diferenciação precisa das alterações que o paciente sofre durante a evolução da doença, viabilizando a mensuração objetiva das que podem ser observadas. Recomenda-se o registro de cinco situações da mímica facial: repouso, elevação dos supercílios, fechamento ocular, sorriso e assobio (Tessitore *et al.*, 2009; Fouquet e Lazarini, 2006).

O sistema de graduação facial de Yanagihara, descrito em 1976, avalia 10 aspectos distintos da função dos músculos faciais, incluindo repouso e nove ações separadas enquanto executadas, pontuando-os de 0 a 4, sendo o valor máximo 40 pontos (0, paralisia completa; 40, função normal). É um sistema amplamente utilizado em estudos japoneses (Coulson *et al.*, 2005; Yanagihara *et al.*, 2014).

O sistema de graduação facial de Sydney baseia-se no ramo anatômico relevante do nervo facial que fornece cada movimento, diferenciando-se do sistema de Sunnybrook, que realiza movimentos padronizados e apresenta pontuação geral de sincinesia para o rosto todo (Coulson *et al.*, 2005).

Chevalier *et al.* (1987) propuseram uma avaliação da mímica facial em repouso e em movimento, classificando a mobilidade da musculatura da face em uma escala de 0 a 4, em que 0 corresponde a ausência de contração, e 4, a movimento amplo sincrônico e simétrico. Além disso, avaliam-se tônus e sincinesias (Chevalier, 2003; Chevalier *et al.*, 1987; Chevalier *et al.*, 2006) (Tabela 9.6).

Com base no protocolo de avaliação da função muscular descrito por Chevalier, sugerimos um tratamento utilizando a bandagem elástica nas fases flácida e de sequelas da PFP. Para cada fase é proposta uma ou mais técnicas específicas para a disfunção apresentada. Essas estratégias auxiliam na melhora de força muscular, manutenção do tônus e relaxamento da musculatura hipertônica.

A técnica utiliza as referências sensoriais e visuais, fornecendo sensação ao paciente sobre sua *performance* motora. Para escolhê-la, após realizar a anamnese do paciente, deve-se avaliá-lo no repouso e em função muscular. Para melhor acompanhamento de sua evolução, além da avaliação de força muscular, tônus e sincinesias, é necessário realizar documentação fotográfica.

As trocas devem ocorrem uma a duas vezes na semana, por um período de 3 meses, de acordo com a evolução de cada paciente.

Tabela 9.6 Avaliação da mímica facial em repouso e em movimento.

Avaliação dos sinais clínicos			
Fase flácida inicial em repouso	0	−1	−2
Abolição de rugas frontais			
Queda da extremidade da sobrancelha			
Desvio do nariz em vírgula para o lado sadio			
Eliminação do sulco nasolabial			
Desvio e depressão da comissura labial			
Lábio inferior descaído			
Lábio superior descaído			
Bochecha pendendo em saco			
Classificação: tônus normal (0), alteração parcial hipotônica (−1) ou total atônica (−2)			
Avaliação da existência de hipertonias			
Sequelas de hipertonia	+1	+2	+3
Elevação anormal da ponta da sobrancelha			
Acentuação do sulco nasolabial			
Atração da comissura labial para cima e para fora			
Classificação: hipertonia moderada (+1); hipertonia grave (+2); contratura (+3)			

(continua)

Tabela 9.6 Avaliação da mímica facial em repouso e em movimento. (*continuação*)

Avaliação da existência de sincinesias			
Sincinesias	+1	+2	+3
Boca/olho (motilidade do orbicular da boca com participação do fechamento ocular)			
Olho/boca (motilidade do orbicular dos olhos com atração da comissura labial para cima e para fora)			
Frontal/boca (motilidade do frontal com atração da comissura labial para cima e para fora)			
Classificação: ausência de sincinesia (0); inibição voluntária da sincinesia (+1); inibição da sincinesia por pressão digital (+2); sincinesia incontrolável (+3)			
Avaliação da função muscular			
Músculo	Data	Data	Data
Occipitofrontal			
Corrugador do supercílio			
Piramidal (prócero)			
Orbicular dos olhos			
Elevador do lábio superior			
Depressor do lábio inferior			
Orbicular dos lábios			
Risório			
Zigomático maior			
Zigomático menor			
Bucinador			
Mento			
Platisma			
Classificação: Grau 0: a contração não é visível a olho nu; nenhuma contração palpável Grau 1: pequena mobilidade da pele Grau 2: a pele move-se mais. Percebem-se levemente as rugas, mas o músculo entra em fadiga após algumas repetições Grau 3: a pele move-se mais claramente. O número de rugas aumenta, assim como sua profundidade. Após algumas repetições do movimento, percebe-se diferença de sincronia entre o lado saudável e o lado com alteração Grau 4: o movimento é efetuado de maneira ampla, sincrônica e simétrica em relação ao lado sadio			

Fonte: Chevalier, 1987.

Conclusão

Os estudos apresentados anteriormente demonstram os resultados da utilização da bandagem elástica Therapy Taping® no tratamento da PFP, estabelecendo-a como mais uma possibilidade terapêutica a ser considerada na reabilitação da paralisia facial.

Referências bibliográficas

Bernardes DFF, Jesus LB. Caracterização funcional da mímica facial na paralisia facial em trauma de face: relato de caso clínico. Rev CEFAC. São Paulo; 2011.

Brach JS, VanSwearingen JM. Physical therapy for facial paralysis: A tailored treatment approach. Phys Ther. 1999; 79(4).

Chevalier AM. Rééducation des paralysies faciales centrales et périphériques. Kinésithérapie Médecine physique-Réadaptation. In: Encyclopédie Médico-Chirurgicale. Paris: Editions Scientifiques et Médicales Elsevier; 2003. 26-463-B-10, 15 p.

Chevalier AM et al. Avaliação clínica da função muscular. São Paulo: Manole; 1987.

Chevalier AM et al. Évaluation clinique de la fonction musculaire. 5. ed. Paris: Editions Maloine; 2006.

Coulson SE et al. Reliability of the "Sydney", "Sunnybrook", and "House Brackmann" facial grading systems to assess voluntary movement and synkinesis after facial nerve paralysis. Otolaryngol Head Neck Surg. 2005; 132(4).

Formiga CKMR, Furtado RM. Prognóstico e tratamento fisioterapêutico da criança com paralisia facial periférica idiopática: relato de caso. Rev Mov. 2009; 2(4).

Fouquet ML, Lazarini PR. Paralisia facial: avaliação, tratamento, reabilitação. São Paulo: Lovise; 2006.

Hohman MH et al. Etiology, diagnosis and management of facial palsy: 2000 patients at a facial nerve center. Laryng. 2014.

House JW, Brackmann DE. Facial nerve grading system. Otolaryngol Head Neck Surg. 1985. 93(2):146-7.

Lazarini PR et al. Paralisia facial periférica por comprometimento do tronco cerebral – a propósito de um caso clínico. Rev Bras Otorr. 2002; 68(1).

Matos C. Paralisia facial – O papel da medicina física e reabilitação. Acta Med Port. 2011; 24(S4):907-14.

Quintal M et al. Quantificação da paralisia facial com paquímetro digital. Rev CEFAC, São Paulo. 2001; 6(2):170-6.

Ross et al. Development of a sensitive clinical facial grading system. Otolaryngol Head Neck Surg. 1996; 114:380-6.

Santos RMM, Guedes ZCF. Estudo da qualidade de vida em indivíduos com paralisia facial periférica crônica adquirida. Rev CEFAC. 2012; 14(4): 626-34.

Silva MFF et al. Conteúdos psíquicos e efeitos sociais associados à paralisia facial periférica: abordagem fonoaudiológica. Dissertação de Mestrado. São Paulo: PUC; 2010.

Stodulski et al. Facial nerve grading after parotidectomy. Head and Neck. 2014.

Tessitore A, Paschoal JR, Pfeilsticker LN. Aspectos neurofisiológicos da musculatura facial visando à reabilitação na paralisia facial. Rev CEFAC. São Paulo. 2008; 10(1):68-75.

Tessitore A, Paschoal JR, Pfeilsticker LN. Avaliação de um protocolo da reabilitação orofacial na paralisia facial periférica. Rev CEFAC. 2009; 11(Supl 3):432-40.

Testa JRG. Paralisia facial: diagnóstico e tratamento. RBM-ORL. 1997; 4(5).

Touch RL et al. Efectividad del tratamiento de fisioterapia en la parálisis facial periférica. Revisión sistemática. Rev Neurol. 2008; 46(12):714-18.

VanSwearingen J. Facial rehabiliation: A neuromuscular reeducation, patient centered approach. Fac Plast Surg. 2008; 24(2).

Yanagihara N et al. Yanagihara facial nerve grading system. Otolaryngol Neur. 2014; 35(9):1669-72.

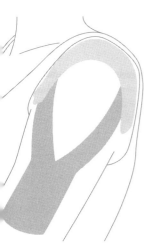

Capítulo 10

Bandagem Terapêutica em Ortopedia

Método Therapy Taping® nas Lesões Esportivas
André Luciano Pinto, Bruno Cimatti, Gustavo Bonugli

Introdução

Durante os processos terapêuticos, o objetivo é sempre encontrar a função, o posicionamento e a técnica mais eficazes para reabilitar os indivíduos com comprometimento do sistema locomotor. O que deve ser proporcionado a eles são diferentes tipos de estímulos, com o envolvimento de toda a equipe durante esse processo, visando ao desenvolvimento neuropsicomotor para que os indivíduos se relacionem melhor com o ambiente.

Controlar a dor envolve fornecer ao atleta compreensão clara dos fatores que provocam essa sensação. Desse modo, o fisioterapeuta busca esse controle gradualmente desenvolvendo estratégias para normalizar e otimizar os padrões de movimento, juntamente com o retorno aos treinos físicos específicos do esporte. Atentar também para fatores estressores psicossociais e estilo de vida pouco saudável (p. ex., noites mal dormidas, não cumprimento do período de recuperação) faz parte desse processo, especialmente quando o componente biopsicossocial predomina.

Morini (2013) destaca que o objetivo dessa técnica é realizar um arco neural por meio dos mecanorreceptores, causando alteração do comportamento das unidades motoras dos músculos e aumentando ou diminuindo a excitação neuronal, mediante as forças mecânicas impostas pela elasticidade e a força reativa da bandagem.

A disseminação da prática esportiva aumenta a cada hora em todo o mundo, seja para manter ou melhorar o condicionamento físico, promover saúde e qualidade de vida, além de alto desempenho em atletas profissionais. Com isso, as lesões também aumentam em decorrência da falta de acompanhamento de profissionais especializados, bem como do treinamento em excesso.

As pesquisas evoluem dia a dia, as técnicas de reabilitação acompanham os estudos e a cada momento se renovam. Neste capítulo serão destacadas as principais regiões acometidas por lesões no esporte e sua relação com a aplicabilidade do método Therapy Taping®.

Lesões na coluna vertebral

Disfunções da coluna vertebral afetam 80% de todas as pessoas em algum momento da vida. Entre os atletas, essa taxa varia de 1 a 30%, dependendo da modalidade praticada. Lesões desse tipo são observadas com mais frequência nos lutadores, jogadores de futebol, levantadores de peso e ginastas. Lombalgia em atletas é uma queixa comum. Estudos têm mostrado que atletas adultos sofrem com isso e têm sua função limitada. Quando se analisa os que apresentam alta *performance*, constata-se que a lombalgia é uma das causas mais comuns de abandono de competição, assim como de disfunções ao longo da vida. Ela também pode se manifestar em atletas de elite jovens; afinal, um atleta tem que se dedicar exaustivamente ao treino para se destacar, o que pode suscitar maior estresse físico quando comparado à população geral de mesma idade.

As principais lesões da coluna que acometem esses indivíduos são as de tecidos moles: distensões, contraturas e contusões (DeLee e Drez, 1994). O diagnóstico é realizado com anamnese, exame físico e radiológico.

Micheli e Allison (1999) verificaram, por meio de uma revisão sistemática, que as lesões na região lombar têm sido cada vez mais frequentes nos atletas jovens de diversas modalidades, como dança, ginástica e patinação artística.

Vital *et al.* (2007) buscaram identificar as principais lesões traumato-ortopédicas nos atletas paraolímpicos e observaram que as musculotendíneas são as mais prevalentes: 54,5% das lesões no halterofilismo acometem a coluna vertebral.

Outro tipo de lesão nesse grupo são as dos discos intervertebrais, divididas em degeneração discal, hérnias de disco e lesão traumática do disco intervertebral (Cohen e Wajchenberg, 2008).

A degeneração discal está relacionada com a perda de água e das propriedades viscoelásticas do disco intervertebral. Ela ocasiona incapacidade para absorver impactos e, consequentemente, instabilidade da coluna lombar. Para compensar essa instabilidade, ocorrem dois fenômenos importantes relacionados com a dor: inicialmente, contratura da musculatura paravertebral, na tentativa de eliminar a instabilidade local, e, a longo prazo, degeneração discal. A instabilidade pode desencadear o processo degenerativo das articulações facetárias e a produção de osteófitos para estabilizar a região (Cohen e Wajchenberg, 2008).

Já as fraturas da coluna vertebral são raras nos atletas devido à grande proteção muscular, principalmente na região lombar. A energia necessária para causar fratura vertebral deve ser intensa e geralmente está relacionada com os esportes de alta velocidade, como o automobilismo, o motociclismo e os de inverno (Cohen e Wajchenberg, 2008).

Em recente pesquisa publicada pelo Journal of Orthopaedic & Sports Physical Therapy (JOSPT) em 2015, Hagen *et al.* avaliaram a resistência da musculatura extensora do tronco em pacientes com lombalgia de pelo menos 30 dias sem irradiação abaixo do joelho, bandeiras vermelhas, cirurgia anterior e não gestantes, em um intervalo de 18 a 60 anos e média de 44 anos de idade.

O estudo analisou três grupos: sem bandagem, com bandagem rígida e com bandagem elástica na musculatura paravertebral. O *endurance* era avaliado mediante a manutenção da posição horizontal do tronco utilizando o teste de Biering-Sørensen (Biering-Sørensen, 1984). Foi um ensaio clínico randomizado (ECR) controlado cruzado.

Os resultados indicaram que houve diferença estatística significativa em relação ao *endurance* somente entre os grupos com bandagem elástica e sem bandagem, o que não ocorreu entre os grupos sem bandagem e com bandagem rígida. Essa diferença foi pequena, e o autor afirma que o estudo não sustenta os achados; porém, quando se fala de alto rendimento, por menor que seja a diferença, ela pode ser o ajuste que faltava para alcançar o melhor resultado. Outra pequena diferença encontrada após o estudo foi que o grupo sem bandagem apresentou escala visual analógica da dor (EVA) = 2, enquanto o grupo com bandagem elástica, EVA = 0.

Esse foi um estudo realizado em pacientes sintomáticos em condições muito diferentes das de atletas profissionais e amadores, porém levando em conta que a prática esportiva está sedimentada em decorrência do aumento da atividade física pela população geral. Tal fenômeno é observado pela quantidade de academias, frequência das corridas de rua, grupos de ciclismos e campeonatos de esportes coletivos organizados por clubes e agremiações.

Associando essa discussão ao esporte profissional, é patente a evolução da ciência desportiva aliada à alta especificidade de cada modalidade, seja no treinamento, na prevenção, na recuperação e nos períodos de competição (temporada e pré-temporada). Por meio desse paralelo, sugere-se que resultados com essas populações possam ser transportados para a prática clínica, que busca pautar-se na ciência para indicar condutas ao profissional.

Sabe-se que um dos recursos terapêuticos mais utilizados pelo fisioterapeuta do esporte são as bandagens. Os atendimentos em quadra e a reabilitação em curtos períodos fazem parte de sua prática cotidiana; portanto, a busca pela reabilitação efetiva, segura e rápida torna-se a meta. Além disso, o profissional sofre a consequência das cobranças externas de atletas, da comissão técnica e dos patrocinadores.

De acordo com o estudo apresentado, diferenças mínimas no *endurance* e na intensidade da dor podem fornecer subsídios para melhor desempenho do atleta. O método Therapy Taping®, mediante o conceito da estimulação tegumentar desenvolvido por Morini, afirma que os estímulos aferentes sobre o tegumento e seus mecanorreceptores produzem alterações nas sensações de conforto, redução da dor e estabilidade, em concordância com o que observamos na prática diária da fisioterapia ortopédica e do esporte nos consultórios. Mesmo as afirmações de que somente ocorre o efeito placebo são válidas, já que a eficácia deste foi comprovada cientificamente. Em geral, pode-se observar a busca do resultado somente no âmbito fisiológico; porém, o efeito psicológico deve ser extremamente considerado, em especial quando se trabalha com atletas de alto rendimento.

No esporte, a bandagem elástica torna-se uma ferramenta de aplicação imediata, simples (quando o profissional é habilitado pelo método Therapy Taping®) e de resultados satisfatórios para os atletas. Como as metas são a melhora da *performance* e da função na atividade, qualquer facilitador adicional é de grande valia. Dessa maneira, vale lembrar que as variáveis psicológicas, como motivação e expectativa, e sua interação com variáveis fisiológicas talvez sejam fatores significativos para o sucesso ou o fracasso dos atletas; afinal, as expectativas deles em relação aos seus resultados e ao *status* terapêutico funcional diferem muito das da população em geral.

Um gesto esportivo bem executado devido a sensação de conforto, redução da dor e estabilidade respalda o objetivo que o fisioterapeuta do esporte busca, amparado pela bandagem elástica e por todos os outros recursos, como a eletrotermofototerapia, a cinesioterapia e a terapia manual. Esta última inclui técnicas de mobilização e manipulação, dispositivos instrumentais auxiliares, bandagem rígida, acupuntura etc. Esses mesmos recursos darão o suporte para a intervenção imediata que se observa nos serviços prestados nas competições esportivas de pequeno e grande porte, tanto nos atendimentos em quadra quanto nos multicentros/ambulatórios de reabilitação do evento.

Devido à alta resistência da cola e à inalteração e restrição do movimento, a bandagem elástica torna-se um auxiliar ímpar para o atleta no momento do jogo. Quando é aplicada, proporciona aumento dos estímulos sensoriais, acarretando melhor *performance.*

A aplicação do método Therapy Taping® é ferramenta importante no tratamento das afecções da coluna vertebral. Será utilizada como exemplo neste capítulo a cervicalgia tensional em ciclistas e triatletas, pois o mau posicionamento de regulagem e adaptações na bicicleta sobrecarrega a coluna cervical, o que pode piorar o quadro de dor. Nesses casos, as bandagens elásticas são empregadas com o objetivo de promover um estímulo inibitório na pele do músculo trapézio, nas fibras superiores, fazendo com que a sensação de dor diminua.

A cada ano, os métodos de regulagem dos ciclistas evoluem. Atualmente utiliza-se o Retül Bike, no qual o atleta é monitorado por eletrodos em pontos articulares específicos, e o avaliador especialista tem uma visão 3D de seu mecanismo de pedalada, minimizando, assim, possíveis lesões decorrentes da modalidade.

Para os quadros de instabilidade, aplica-se uma "clivagem", por exemplo, na região lombar, possibilitando o trabalho com a mecânica de cada indivíduo e analisando as principais deficiências e possíveis compensações. Assim que o quadro de dor regride, diversas terapias são associadas para que o atleta retorne o mais breve possível a sua atividade.

Lesões nos ombros

Dor no ombro é uma condição musculoesquelética frequente, com prevalência variando de 7 a 36%, e a segunda causa de disfunção musculoesquelética, superada somente pela lombalgia. É observada em diversas modalidades que exigem grande mobilidade de membros superiores ou movimentos repetitivos. São mais suscetíveis a esse tipo de lesão praticantes de voleibol, handebol, tênis, natação e beisebol (arremessadores). Exame físico, testes funcionais, exames complementares e avaliação multidisciplinar são indispensáveis para um resultado satisfatório (Cohen *et al.*, 2008).

A sobrecarga em praticantes de beisebol estressa as estruturas estabilizadoras dinâmicas capsuloligamentares, e o movimento do arremesso pode exceder a capacidade adaptativa do ombro de dissipar a energia cinética produzida durante o movimento, resultando em um processo inflamatório local. A contínua sobrecarga pode provocar lesões microtraumáticas intrassubstanciais, ocasionando lesões estruturais dos tendões e consequente disfunção do manguito rotador, que é o estabilizador dinâmico da articulação glenoumeral. Essa disfunção é considerada uma das principais causas de dor no ombro; portanto, acomete frequentemente praticantes de atividade física que envolva a elevação do braço acima da cabeça (Cohen *et al.*, 2008).

Os principais sintomas da síndrome do impacto incluem dor na região do ombro (irradiando com frequência ao longo do braço, ipsolateral) e amplitude de movimento restrita que impede as atividades de vida diária. Sem tratamento adequado, os sintomas podem durar vários meses ou mais, tendendo à cronicidade. O tratamento conservador dessa síndrome consiste em uma gama de procedimentos, como exercícios terapêuticos, eletrotermofototerapia, acupuntura, manipulação, mobilização e bandagens.

No tratamento das lesões do manguito rotador, utiliza-se um programa de exercícios terapêuticos supervisionados. No estudo de Simsek *et al.* (2013), os autores compararam dois grupos de exercícios terapêuticos, em que um deles recebeu intervenção com bandagem elástica. Observaram que o grupo que realizou exercícios e usou a bandagem obteve melhores resultados em relação a dor, função e amplitude de movimento.

Djordjevic *et al.* (2012) realizaram trabalho em que pacientes com síndrome do impacto foram tratados com bandagem elástica e técnica de mobilização com movimento para glenoumeral desenvolvida por Brian Mulligan. Observaram, então, que, quando ambas as técnicas eram empregadas, os resultados eram melhores do que somente com a técnica de mobilização.

Em 2013, Oliveira *et al.* descreveram o efeito da bandagem elástica sobre a dor e a discinesia escapular em atletas com síndrome do impacto no ombro. Em seu estudo, destacaram que a discinesia escapular é definida por alterações na posição e no movimento da escápula e resulta do desequilíbrio na ativação entre os músculos estabilizadores escapulares, principalmente o serrátil anterior e o trapézio inferior. Essas alterações prejudicam o ritmo escapuloumeral e podem contribuir para o surgimento de condições dolorosas no ombro, como, por exemplo, a síndrome do impacto do ombro (SIO). Os autores concluíram que a aplicação de bandagem elástica apresenta melhora da discinesia e dos escores de dor, podendo ser utilizada como medida terapêutica complementar durante a reabilitação de indivíduos com a SIO.

Em estudo publicado por Littlewood *et al.* (2013), os autores buscaram contextualizar a tendinopatia no ombro relacionando-a com os estímulos que ela produz no sistema nervoso central (SNC). Concluíram que o processo começa a ser percebido no tecido descondicionado a partir de um episódio de excesso de uso ou de carga, seguido pela leitura do SNC, que o considerará um possível dano provocador de um processo doloroso. Caso seja feita a intervenção adequada, a resposta poderá ser diferente. Desse modo, caberá ao terapeuta estruturar um programa que possibilite ao SNC uma nova leitura desses estímulos, facilitando a função.

Acredita-se que a utilização da bandagem elástica promova melhora na sensação de estabilidade, favorecendo um suporte mecânico na realização do movimento. Sendo assim, o atleta realiza-o de maneira mais consciente. A técnica recomendada é a aplicação em Y. Dependendo do estímulo e da área que se queira atingir, é possível realizar também a técnica em I com clivagem.

O tratamento das disfunções de ombro é de grande complexidade; a abordagem primordial é sempre minimizar o quadro de dor e, após esse alívio, empreender o reforço muscular. Para isso, são indicados exercícios isométricos e isotônicos, todavia respeitando o limite individual. Eles podem viabilizar um resultado mais eficaz, em contraste com as abordagens existentes.

O método Therapy Taping® auxiliará nessas disfunções tanto na fase aguda quanto na crônica. É uma técnica complementar ao tratamento, que otimizará os resultados.

Lesões nos joelhos

A articulação do joelho é uma das mais complexas do corpo humano. Devido a sua localização anatômica, é particularmente vulnerável aos traumas, principalmente nos esportes. É muito dependente dos músculos e ligamentos que a compõem. Apresenta pouca estabilidade e, ao mesmo tempo, muita flexibilidade. O conhecimento da anatomia, dos testes funcionais e dos exames complementares torna-se fundamental para realizar as correções necessárias ao melhor desempenho da função articular (Sobotta, 2006).

Quando se aplica a bandagem sobre a pele, os mecanorreceptores são responsáveis por levar essa informação tátil, por via aferente, até o córtex sensorial primário. Este, por sua vez, discrimina o tamanho, a textura ou a forma dos objetos. Outra área do córtex cerebral, a associativa somatossensorial, analisa as informações da área sensorial primária e do tálamo e proporciona estereognosia e memória do ambiente tátil e espacial (Matsunaga *et al.*, 1998).

Sendo assim, Bonfim *et al.* (2000) investigaram o efeito de informação sensorial adicional na propriocepção e no equilíbrio de indivíduos com lesão de ligamento cruzado anterior (LCA). Eles avaliaram 28 pacientes com joelhos sadios e 28 com lesão unilateral de LCA. A propriocepção foi avaliada por meio do limiar para detecção de movimento passivo da articulação do joelho nas posições de 15° e 45°, para as direções de flexão e de extensão. O equilíbrio foi avaliado em posição unipodal sem visão, sobre uma plataforma de força, e investigado por meio da amplitude e da velocidade média de oscilação do centro de pressão. As condições de informação sensorial utilizadas foram: informação normal, bandagem infrapatelar e faixa infrapatelar.

Os autores concluíram que os indivíduos com lesão unilateral de LCA apresentam um prejuízo na detecção de movimento passivo da articulação do joelho e no controle postural. No entanto, a utilização de informação sensorial adicional, como a bandagem ou a faixa infrapatelar, propicia melhora na detecção desse movimento e no desempenho do sistema de controle postural em indivíduos com esse tipo de lesão. Tais resultados são bastante animadores, pois indicam que o fornecimento de fontes adicionais de informação sensorial pode ser decisivo em pessoas que apresentem algum comprometimento na aquisição de estímulos sensoriais. Vale lembrar que foi utilizada bandagem rígida para a realização do estudo.

Uma doença comum que acomete inúmeros atletas amadores e profissionais é a tendinite patelar. Também conhecida como "joelho de saltador", instala-se, na maioria das vezes, na inserção proximal do ligamento da patela ao nível do polo inferior. Geralmente se manifesta em corredores de longa distância e em jogadores de voleibol, basquete e futebol. O excesso de treinamento é um ponto ressaltado por diversos autores. Desvios angulares e rotacionais dos membros inferiores podem ser considerados como fatores de risco.

A tendinite ocorre por sobrecarga crônica no tendão; as fibras tendíneas anteriores são as mais prejudicadas, devido ao seu comprimento e à disposição anatômica. Porém, no geral, as posteriores são as mais acometidas, pois, conforme estudos recentes, elas sofrem sobrecarga de determinados graus de flexão. Na história clínica, o paciente relata piora da dor após algum tempo de atividade física e com o aumento da intensidade.

Blazina (1973) classifica a tendinite patelar de acordo com a sintomatologia em cinco estágios:

- Estágio I: dor somente após atividade intensa, sem comprometer a *performance*
- Estágio II: dor no início e depois de atividade esportiva, mas ainda com nível satisfatório
- Estágio III: dor durante atividade esportiva, com maior dificuldade em manter nível satisfatório
- Estágio IV: dor durante atividade esportiva, incapaz de manter a *performance* e o nível satisfatório
- Estágio V: dor durante atividades diárias, incapaz de praticar esportes.

O tratamento da tendinite patelar é prolongado, pois, em geral, a intensidade de treinamento fica reduzida. Contudo, o paciente que realiza repouso absoluto ou imobilização pode sofrer atrofia e desorganização das fibras de colágeno.

A aplicação do método Therapy Taping® nos quadros de tendinite patelar é largamente utilizada. Pode-se inserir bandagem em I ou Y e realizar clivagem no ponto de maior dor avaliado.

Devido à complexidade de lesões que podem acometer a articulação do joelho, inúmeras doenças tendem a apresentar instabilidade, dor e tumefação. Nesses casos, sugerimos outro modo de aplicação das bandagens elásticas: inserimos tanto no sentido proximal da articulação e da pele do músculo quadríceps quanto no sentido distal da articulação. Em casos de pós-operatório, reforçamos que as bandagens deverão ser trocadas a cada sessão e, se o paciente apresentar tumefação significativa, optamos pelas técnicas avançadas desse método.

A prevenção de qualquer lesão é discutida largamente por diversos treinadores, médicos e fisioterapeutas. O trabalho de recuperação pós-treino incluindo crioterapia, compressão pneumática intermitente e manutenção de alongamento é fundamental para os que buscam *performance* e para os atletas amadores que almejam bons resultados. Além das técnicas citadas anteriormente, frisamos que o uso das bandagens também é essencial na prevenção de lesão, pois, pelo tempo de estimulação e pela discussão de forças que a bandagem promove, o resultado final é um relaxamento substancial de toda a cadeia submetida ao tratamento. A Figura 10.1 ilustra um exemplo de técnica que utilizamos para os pacientes portadores de tendinopatia patelar.

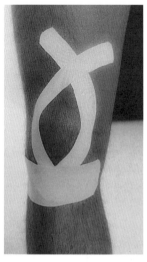

Figura 10.1 Técnica com bandagem para pacientes portadores de tendinopatia patelar. (Esta figura encontra-se reproduzida em cores em gen-io.grupogen.com.br.)

Em recente revisão sistemática e meta-análise do efeito das bandagens elástica e rígida no tratamento da dor femoropatelar, concluiu-se que ambas aliviam a dor, melhoram a contratura muscular e aceleram o processo de retorno do atleta. Por meio de estímulos de mecanorreceptores cutâneos, elas melhoram a propriocepção do joelho e ocasionam um pequeno aumento do espaço subcutâneo, resultando em um provável aumento da circulação sanguínea local. Em relação à correção do alinhamento patelar, a bandagem rígida foi mais eficiente; porém, a elástica apresentou resultados superiores no tocante à função motora e à propriocepção. Por fim, constatou-se que ambos os tipos de bandagem melhoram a atividade muscular, a função motora e a qualidade de vida, benefícios que podem contribuir para o alívio da dor. Contudo, são necessários estudos mais aprofundados para elucidar os mecanismos que a reduzem (Chang *et al.*, 2015).

Lesões por corrida

Correr é uma maneira eficaz de exercitar grandes grupos musculares, e seu efeito sobre a saúde e a prevenção de doenças cardiovasculares é comprovado. No entanto, é uma atividade que pode causar danos. Lesões por corrida são comuns, embora sejam 2 a 2,5 vezes menos frequentes que as causadas por outros esportes. Sua taxa total de incidência é de 37 a 56% ao ano, e a incidência de todas as lesões por corrida varia de 3,6 a 5,5 casos por 1.000 h de corrida. Para atletas profissionais, a variação é de 2,5 a 5,8 lesões por 1.000 h de corrida, dependendo da modalidade.

Fatores extrínsecos contribuem para 60 a 80% das lesões relatadas em corredores. Os mais comuns são: erros de treinamento, como aumento da distância e da intensidade sem periodização adequada; terreno de corrida, com várias subidas e descidas, sobrecarregando todas as articulações dos membros inferiores; calçados inadequados; e escolha equivocada da técnica, que deve ser diferenciada entre as inúmeras modalidades desse esporte.

As lesões por corrida podem envolver a maioria dos tecidos corporais, incluindo músculos, tendões, fáscia, ossos, bolsas, nervos e cartilagens. As estruturas mais acometidas por uso excessivo são músculo e fáscia (27,2%), tendão e inserção muscular (21,6%). A Tabela 10.1 elenca as lesões mais comuns (Peterson, 2002).

Tabela 10.1 Lesões comuns provocadas pela corrida.

Estrutura	Homens %	Mulheres %
Dor patelofemoral	24,3	29,6
Lesão tibial por estresse	7,2	11,4
Atrito do trato iliotibial	7,2	7,9
Fascite plantar	5,2	4,0
Tendinite patelar	5,1	3,1
Tendinite do calcâneo	4,7	2,7
Síndrome do estresse metatarsiano	3,1	3,8

Modificada com permissão de MacIntyre JG *et al.*, 1991.

Lesões de tornozelo e pé

Lesões no pé e no tornozelo são comuns, pois ambos estão envolvidos diretamente com a locomoção e a estabilidade. Nessa região, predominam vetores de tensão, compressão e cisalhamento capazes de produzir movimentos complexos com diferentes características de aceleração, desaceleração e rotações (Nery e Alloza, 1997).

O tipo de modalidade, a intensidade e a duração da atividade são fundamentais para entender o mecanismo de lesão. Sendo assim, a prevenção torna-se fundamental na orientação do atleta (Nery e Alloza, 1997).

No geral, em esportes de contato, modalidades em que a corrida predomina e nos que exigem permanência na mesma postura, como o balé, as lesões costumam ser mais frequentes em virtude da sobrecarga da estrutura tendínea, que muitas vezes supera a capacidade fisiológica de recuperação e manutenção da integridade dos tecidos adjacentes (Nery e Alloza, 1997).

As queixas tornam-se maiores a cada dia, devido ao aumento da demanda e do esforço a que os atletas são submetidos. Por vezes, as condições de treinamento não são adequadas a ponto de minimizar possíveis lesões (Nery e Alloza, 1997).

Vários exames complementares são fundamentais quando se discute sobre prevenção de lesão. Pode-se citar a baropodometria, na qual o atleta é submetido a diversos testes estáticos e dinâmicos a fim de observar a real descarga de peso e possíveis compensações durante a marcha e a corrida (Nery e Alloza, 1997).

A utilização da bandagem elástica nos portadores de afecções no tornozelo e no pé variará de acordo com cada objetivo. Por exemplo, nos pacientes que apresentam entorses seguidas de tumefação, aplicamos a técnica de tratamento avançada para estimular a drenagem linfática. Nos que têm lesão crônica, como fascite plantar, posicionamos a bandagem a fim de proporcionar um estímulo inibitório na pele da planta do pé. Nos pacientes que apresentam algum tipo de dor, podemos posicionar a bandagem com o objetivo de melhorar a sensação de estabilidade, fazendo com que o atleta retorne a sua atividade o mais breve possível (Morini, 2013).

Meurer *et al.* (2010) pesquisaram sobre análise da influência da bandagem funcional de tornozelo no tempo de reação do músculo fibular longo em indivíduos saudáveis. Analisaram oito indivíduos fisicamente ativos, sem histórias prévias de lesões de tornozelo e com resultados negativos aos testes de instabilidade articular de tornozelo. Utilizaram a bandagem funcional de tornozelo tipo bota fechada para realizar o teste, uma plataforma capaz de inclinar 30° no plano frontal, simulando a entorse lateral do tornozelo, e um eletromiógrafo de oito canais para aquisições dos sinais eletromiográficos (EMG), que foram coletados com o sinal da plataforma (sincronismo). A coleta dos dados foi realizada em dois momentos: primeiro sem a bandagem e logo após com a bandagem. Os autores concluíram que houve diminuição no tempo de reação do músculo fibular longo de indivíduos sadios com o uso da bandagem funcional de tornozelo quando submetidos à inclinação lateral súbita. Essa melhora do tempo de reação muscular se deve ao íntimo contato da bandagem com os receptores cutâneos do tornozelo, aumentando a ativação do reflexo fibular com consequente ganho proprioceptivo e, assim, otimizando a habilidade dos indivíduos em responder a situações súbitas de entorses.

Ho *et al.* (2015) analisaram os saltos verticais de pacientes com instabilidade funcional do tornozelo e concluíram que ocorreram efeitos benéficos, como diminuição no momento de flexão plantar e aumento do pico da força de reação ao solo vertical, recursos que resultariam em melhora proprioceptiva e redução do risco de uma entorse lateral do tornozelo, sendo uma alternativa de intervenção útil na reabilitação dos atletas.

Caso clínico

O paciente F. L., 36 anos, foi vítima de atropelamento durante treino de ciclismo em 4/12/2011, no preparatório para a prova Ironman. É uma competição de triatlo que consiste em 3,8 km de natação, 180 km de ciclismo e 42 km de corrida, com data agendada para 27/5/2012.

O atleta sofreu significativa luxação no ombro direito e fratura em 1/3 distal do osso rádio do antebraço esquerdo (Figura 10.2). Em 8/12/2011, foi submetido a cirurgia com os seguintes procedimentos: Mumford total, Weaver Dunn, reparo do ligamento coracoclavicular e amarra da clavícula com duas âncoras.

Tínhamos um grande desafio, já que o objetivo era a realização da prova: respeitar as fases de tratamento e de cicatrização, e manter o programa de condicionamento físico. As limitações eram inúmeras, pois o paciente estava impossibilitado de nadar, pedalar e correr; sendo assim, realizava caminhada diariamente e exercícios de musculação para membros inferiores sob supervisão, e sua alimentação controlada era fundamental para que não ocorresse ganho de peso.

Para controle da dor, realizamos sessões diárias de acupuntura, *laser* acupuntura, eletroacupuntura, crioterapia, aplicação de bandagem

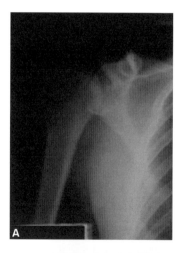
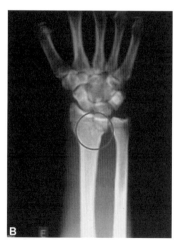
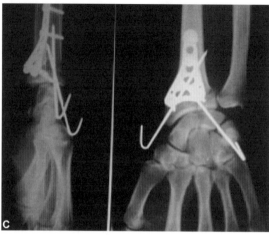

Figura 10.2 **A.** Luxação. **B.** Radiografia da fratura de punho. **C.** Pós-operatório.

elástica (Figura 10.3), além das medicações prescritas para analgesia.

A amplitude de movimento (ADM) era trabalhada de acordo com o limiar de dor, respeitando ao máximo o processo de cicatrização. Orientamos a utilização de órtese (tipoia) para conservação de energia a fim de evitar esforços desnecessários. À medida que o processo de cicatrização foi se estabelecendo, encaminhamos o paciente para sessões de hidroterapia (Figura 10.4) com dois objetivos principais: aumentar a ADM e melhorar a força muscular.

A aplicação de bandagem elástica nessa fase de tratamento visava principalmente ao estímulo excitatório, já que o quadro de dor não era limitante para as sessões de fisioterapia e atividades de vida diária.

A partir de então, foram feitos alguns ajustes na bicicleta, posicionando o paciente de modo mais conservador para evitar maior descarga de peso na articulação do ombro. Exercícios educativos de corrida foram fundamentais para que o atleta suportasse o desconforto durante os 42 km da prova. Em meados de abril, iniciamos com a natação e adaptamos diversos exercícios, visto que a realização do movimento completo de braçada ainda era algo a ser conquistado. Trabalhar na amplitude máxima da articulação deixava-o receoso e apreensivo. A cada treino, as distâncias foram aumentando, e as dores o atrapalhavam cada vez menos.

No final do mês de abril, o paciente já realizava os exercícios com maior confiança, e os ajustes finais para a prova foram realizados nos dias subsequentes.

No dia 26/5/2012, na cidade de Florianópolis, sede do Ironman Brasil, aplicamos a bandagem elástica com estímulo inibitório em região de ombro (Figura 10.5) e punho e o encaminhamos à prova.

Depois de muito esforço, muita fé e muita dedicação, o objetivo foi alcançado em um tempo muito melhor do que o esperado, totalizando 10:19:43 s de prova.

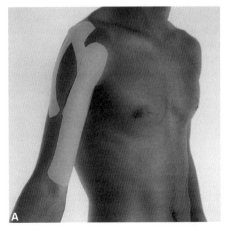

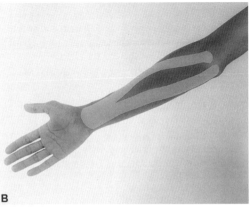

Figura 10.3 A. Aplicação de bandagem no ombro. B. Aplicação de bandagem no punho de paciente após cirurgia. (Esta figura encontra-se reproduzida em cores em gen-io.grupogen.com.br.)

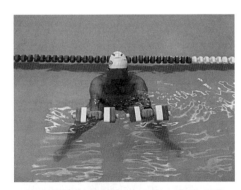

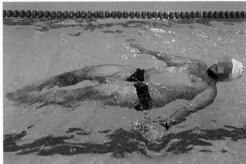

Figura 10.4 Exercícios de reabilitação na piscina. (Esta figura encontra-se reproduzida em cores em gen-io.grupogen.com.br.)

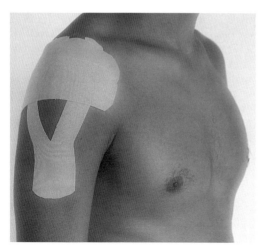

Figura 10.5 Técnica de aplicação de bandagem no ombro de paciente atleta profissional de triatlo. (Esta figura encontra-se reproduzida em cores em gen-io.grupogen.com.br.)

Referências bibliográficas

Biering-Sørensen F. Physical measurements as risk indicators for low-back trouble over a one-year period. Spine (Phila Pa 1976). 1984; 9: 106-19.

Blazina ME, Karlan RK, Jobe FW et al. Jumper's Knee. Orthop. Clin. North AM. 1973; (4)665-78.

Bonfim TR, Paccola CAJ. Propriocepção após a reconstrução do ligamento cruzado anterior usando ligamento patelar homólogo e autólogo. Rev Bras Ortop. 2000; vol. 35(6).

Chang WD, Chen FC, Lee CL et al. Effects of Kinesio Taping versus McConnell Taping for patellofemoral pain syndrome: a systematic review and meta-analysis. E B Compl Alt Med. 2015; 471208.

Cohen M, Wajchenberg M. Medicina do esporte, lesões da coluna vertebral. São Paulo: Manole; 2008.

DeLee JC, Drez DJ. Orthopaedic sports medicine – principles and pratice. Philadelphia: Saunders; 1994.

Djordjevic OC, Vukicevic D, Katunac L et al. Mobilization with movement and kinesiotaping compared with a supervised exercise program for painful shoulder: results of a clinical trial. Journal of Manipulative and Physiological Therapeutics. Elsevier; 2012; 35(6):454-63

Hagen L, Hebert JJ, Dekanich J, Koppenhaver S. The effect of elastic therapeutic taping on back extensor muscle endurance in patients with low back pain: a randomized, controlled, crossover trial. J Orthop Sports Phys Ther. 2015; 45(3):215-9.

Ho YH, Lin CF, Chang CH et al. Effect of ankle kinesio taping on vertical jump with run-up and countermovement jump in athletes with ankle functional instability. J Phys Ther Sci. 2015 Jul; 27(7):2087-90.

Littlewood C, Malliaras P, Bateman M et al.. The central nervous system – An additional consideration in "rotator cuff tendinopathy" and a potential basis for understanding response to loaded therapeutic exercise. Manual Therapy. Elsevier; 2013; 18(6):468-72.

MacIntyre JG, Taunton JE, Clement DB et al. Running injuries: a clinical survey of 4,173 cases. Clin J Sports Med. 1991; 1.

Matsunaga K, Uozumi T, Tsuji S et al. Sympathetic skin responses recorded from non-palmar and non-plantar skin sites: their role in the evaluation of thermal sweating. Elec Clin Neur. 1998 Sep; 108(5): 482-9.

Meurer MC, Pacheco AM, Pacheco I, Silva MF. Análise da influência da bandagem funcional de tornozelo no tempo de reação do fibular longo em sujeitos saudáveis. Rev Bras Med Esporte. 2010; 16(3).

Micheli LJ, Allison G. Division of Sports Medicine, Children's Hospital, Boston, MA. Rev Bras Med Esp. 1999; 5(2).

Morini N. Bandagem terapêutica, conceito de estimulação tegumentar. São Paulo: Roca; 2013.

Nery CAS, Alloza JFM, Laurino CFS et al. Avaliação da força muscular isocinética do pé e tornozelo após tratamento cirúrgico das lesões do tendão de Aquiles, utilizando a transferência do tendão fibular curto. Rev Bras Ortop. 1997; 32(7):503-12.

Oliveira VMA, Batista LSP, Pitangui ACR et al. Effectiveness of Kinesio Taping in pain and scapular dyskinesis in athletes with shoulder impingement syndrome. Rev Dor. 2013; 14(1):27-30.

Peterson L, Renstrom P. Lesões do Esporte: prevenção e tratamento. 1ed. Manole, 2002.

Simsek HH, Balki S, Keklik SS et al. Does kinesio taping in addi- tion to exercise therapy improve the outcomes in subacromial impingement syndrome? A randomized, double-blind, controlled clinical trial. Acta Orthop Traumatol Turc. 2013; 47:104-10.

Sobotta J. Atlas de anatomia humana. 22. ed. Rio de Janeiro: Guanabara Koogan; 2006.

Vital R, Silva HGPV, Sousa RPA et al. Lesões traumato-ortopédicas nos atletas paraolímpicos. Rev Bras Med Esp. 2007; 13(3).

Efeitos Imediatos da Bandagem Terapêutica na Dor e na Funcionalidade de Pacientes com Osteoartrite de Joelho

José Carlos Baldocchi Pontin, Jaqueline Aparecida Pinto, Nelson Morini Jr., Therezinha Rosane Chamlian

Introdução

A osteoartrite (OA), forma mais comum de alteração musculoesquelética, é uma doença crônica degenerativa de progressão lenta que afeta as articulações, principalmente as de sustentação de peso, cuja maior incidência é no joelho (Rezende *et al.*, 2013; Heijink *et al.*, 2012; Helmark *et al.*, 2010).

Segundo a Organização Mundial da Saúde (OMS), a OA é a quarta afecção mais incapacitante entre as mulheres e a oitava entre os homens, considerada uma importante questão de saúde pública. Sua alta prevalência está diretamente relacionada com o aumento da expectativa de vida, afetando cerca de 50% da população com idade acima de 65 anos e 85% com idade acima de 75 anos (Dillon *et al.*, 2006).

Essa afecção articular ocorre inicialmente quando as estruturas que protegem a articulação falham, acarretando mobilidade excessiva decorrente do aumento da instabilidade articular. Frequentemente há dor e limitação funcional, além da diminuição de força muscular, em especial do músculo quadríceps femoral (Richmond *et al.*, 2013; Petterson *et al.*, 2008; Fitzgerald *et al.*, 2004).

Acredita-se que a fraqueza do quadríceps ou o déficit na ativação dessa musculatura pela dor e pelo edema derivados do processo inflamatório sejam fatores determinantes para a dor, a função e a degradação da cartilagem articular nesses pacientes (Petterson *et al.*, 2008).

Associado às intervenções farmacológicas, o tratamento conservador com base na fisioterapia vem sendo frequentemente utilizado com o objetivo de reduzir os efeitos colaterais e estimular os mecanismos de reparação do tecido acometido, podendo ter efeito a curto e médio prazos em pacientes com OA de joelho (Nilsen *et al.*, 2004).

A abordagem fisioterapêutica visa diminuir o quadro álgico e restaurar a amplitude de movimento mediante técnicas da terapia manual, fortalecimento muscular e exercícios aeróbicos.

Há evidências de que exercícios aeróbicos proporcionam aumento da força muscular, diminuição da dor e rigidez articular (Petterson *et al.*, 2008), bem como aumento do conteúdo de glicosaminoglicanas na cartilagem (Nilsen *et al.*, 2004). Na intervenção fisioterapêutica, além dos exercícios, vários outros recursos são associados no tratamento de pacientes com OA, como eletrotermofototerapia, hidroterapia, bandagem funcional ou bandagem elástica (Jansen *et al.*, 2011; Fransen *et al.*, 2003).

A bandagem elástica melhora a propriocepção e a estabilidade mecânica por meio da via aferente de estímulos ligamentares, capsulares e musculares, otimizando o desempenho da musculatura devido à sincronização da contração da unidade motora, o que proporciona, desse modo, maior estabilidade articular e segurança ao paciente durante a realização de atividades funcionais (Aminaka e Gribble, 2005; Kase e Wallis, 2002).

Kase e Wallis (2002) propuseram que a tração sobre a pele imediatamente abaixo da bandagem elástica otimiza a transmissão neural com os mecanorreceptores, efeito reflexo sobre o SNC. Porém, não se sabe cientificamente os efeitos imediatos da aplicação da bandagem elástica nesse perfil de pacientes.

Dessa maneira, o presente estudo visa avaliar o efeito imediato da aplicação da bandagem elástica na dor e na função de pacientes com OA de joelho.

Métodos

Após aprovação do estudo pelo comitê de ética da Associação de Assistência à Criança Deficiente (AACD), parecer nº 962.038 e CAAE 36389914.6.0000.0085, os pacientes com OA de joelho que estavam na fila de espera para realizar o tratamento fisioterapêutico foram convidados a fazer parte do mesmo. Foi entregue a eles o termo de consentimento livre e esclarecido, no qual estão contidas as informações referentes ao estudo. Os que aceitaram participar foram convocados para comparecer no setor de fisioterapia da instituição a fim de serem submetidos a avaliação inicial.

Procedimentos

Na avaliação inicial, foram obtidos dos prontuários dos pacientes dados como sexo, idade, índice de massa corporal (IMC), tempo de diagnóstico da OA de joelho e lado mais doloroso. Os pacientes também responderam ao questionário WOMAC, que contém 17 questões em relação ao grau de dificuldade para realizar atividades da vida diária, a fim de avaliar a função física do paciente. A pontuação individual para os 17 itens é somada para gerar uma pontuação que pode variar de 0 a 68. Quanto maior o escore, pior a função. A bandagem utilizada foi da marca Therapy Tex® (Figura 10.6), composta por algodão, elastano e cola adesiva de acrílico, aplicada por um mesmo profissional treinado e familiarizado com a técnica (examinador 1). A bandagem "A" foi aplicada da metade da coxa, circundando a patela, até a tuberosidade da tíbia. A bandagem "B" foi aplicada a partir da tuberosidade da tíbia, circundando a patela, até o terço distal da coxa, sobrepondo-se à bandagem "A", segundo preconizado pelo método Therapy Taping® para a sensação de estabilidade articular.

Os pacientes foram orientados a relatar qualquer evento adverso, como alergias, irritações na pele ou desconforto causado pela aplicação da bandagem. Inicialmente realizaram quatro testes funcionais: teste *timed up and go* (TUG), *stair climb test*, *40 m (4 × 10 m) fast paced walk test* e *30-second chair stand test* sem a aplicação das bandagens. Dois dias depois, a bandagem foi aplicada, e os testes, novamente realizados. Também foram feitos testes com uma aplicação sem tensão, que consistiu na aplicação da mesma bandagem, porém sem tensioná-la, composta de uma fita única que partiu do terço distal da coxa, recobriu a patela superiormente e fixou-se na tuberosidade tibial. A EVA de dor foi empregada durante a realização dos testes funcionais. Um segundo examinador (examinador 2) realizou-os em dias alternados, com intervalo de 48 h entre um teste e outro, em ambiente isolado, sem a presença de outras pessoas e sem influência do ambiente externo.

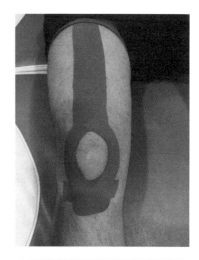

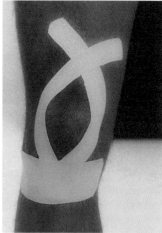

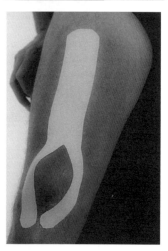

Figura 10.6 Aplicação de bandagem Therapy Tex® para estabilidade da articulação do joelho. (Esta figura encontra-se reproduzida em cores em gen-io.grupogen.com.br.)

Critérios

Foram incluídos no estudo pacientes com diagnóstico de OA de joelho fundamentado na classificação radiográfica de Kellgren e Lawrence (1957) e de acordo com os critérios do American College of Rheumatology (ACR) a seguir:

- Avaliação clínica e física (dor nos joelhos e três dos seguintes: acima de 50 anos de idade, menos que 30 min de rigidez articular matinal, fragilidade óssea, calor articular)
- Avaliação clínica, física e radiográfica (dor nos joelhos e um dos seguintes: 50 anos de idade, menos que 30 min de rigidez articular matinal, crepitação ao movimento ativo e existência de osteófitos)
- Avaliação clínica, física e laboratorial (dor nos joelhos e cinco dos seguintes: 50 anos de idade, menos que 30 min de rigidez articular matinal, fragilidade óssea, alargamento ósseo, calor articular, crepitação ao movimento ativo, fator reumatoide < 1:40, sinal de OA no líquido sinovial).

Foram excluídos os indivíduos com doenças sistêmicas não controladas ou sem condições clínicas necessárias para a realização dos testes, déficit cognitivo e neurológico, obesidade mórbida, os que usaram anti-inflamatórios nos últimos 6 meses e pacientes submetidos ao tratamento cirúrgico para osteoartrite do joelho (OAJ), como artroscopia e outras técnicas invasivas (injeções na articulação e punção).

Desfechos

Dor

A dor foi mensurada durante a realização dos quatro testes funcionais por meio da EVA, que é uma linha horizontal de 10 cm graduada de 0 a 10, na qual 0 significa ausência de dor e 10 significa o nível mais alto de dor possível (Hawker *et al.*, 2011).

Função

30-second chair stand test

O *30-second chair stand test* avalia a capacidade do paciente de desenvolver essa atividade funcional e serve como parâmetro para avaliação de força muscular de membros inferiores e equilíbrio dinâmico. Nesse teste, o paciente foi orientado a sentar e levantar de uma cadeira de 45 cm quantas vezes conseguisse em um intervalo de 30 segundos. Da posição sentada, o paciente se levantou e realizou a extensão completa de quadril e de joelhos (Gill e McBurney, 2008).

Stair climb test

Esse teste é realizado para verificar se o paciente é capaz de subir e descer um lance de escadas. Também serve como parâmetro para avaliar a força muscular de membros inferiores e o equilíbrio. O paciente foi posicionado à frente de um lance de escadas (com 9 degraus de 20 cm cada) e um corrimão, caso fosse necessário utilizá-lo, e foi orientado a subir e descer com iluminação adequada e livre de influências externas o mais rápido possível, porém de maneira confortável e segura. O tempo gasto para desempenhar a atividade foi registrado com um cronômetro (Wright *et al.*, 2011; Gill e McBurney, 2008).

40 m fast paced walk test

Esse teste avalia a capacidade do indivíduo de caminhar em velocidade rápida por um curto trajeto e a mudança de direção durante a caminhada. Os pacientes foram orientados a caminhar o mais rápido possível dentro de um limite de segurança por uma linha reta de 10 m (indicada com um cone) e retornar à posição inicial 2 vezes, totalizando 40 m de caminhada. O tempo gasto foi registrado com um cronômetro (French *et al.*, 2010).

Teste timed up and go

O TUG é um teste com método simples e de baixo custo desenvolvido para avaliar a mobilidade funcional do paciente em atividades do dia a dia. É composto pelos seguintes movimentos: levantar da cadeira, andar 3 m, dar a volta e sentar novamente. O tempo gasto para realizar a sequência do movimento foi registrado com um cronômetro. Considerou-se o melhor tempo de três tentativas.

Análise estatística

Os dados quantitativos foram descritos em médias e desvio padrão ou em medianas e intervalos interquartis, de acordo com a distribuição de cada variável. Para a comparação entre os tratamentos quanto à escala visual de dor e ao desempenho funcional pelo teste 30 segundos, foi utilizado o teste não paramétrico de Friedman. As comparações quanto aos tempos obtidos nos demais testes foram analisadas por análise de variância (ANOVA) com medidas repetidas, seguida pelo método de comparações múltiplas de Bonferroni para localizar as diferenças. Foi adotado o nível de significância de 0,05. O programa utilizado foi o SPSS para windows, versão 19.

Resultados

Foram incluídos no estudo 15 pacientes com OA de joelho. A Tabela 10.2 lista as características demográficas dos participantes. Nenhum efeito adverso foi relatado por eles.

A Figura 10.7 mostra a EVA de dor relatada pelo paciente durante a realização das quatro atividades funcionais nas três situações diferentes: sem bandagem, com bandagem sem tensão e com bandagem pelo método Therapy Taping®. Embora a aplicação tenha proporcionado diminuição do nível de dor durante as quatro atividades, houve diferença estatisticamente significativa apenas no teste *fast paced* (p = 0,041 na comparação entre com e sem bandagem). Entretanto, nos outros três testes, houve tendência a melhor desempenho com bandagem quando comparada aos resultados sem bandagem (p = 0,081 para o 30 s, p = 0,085 para o *stair* e p = 0,067 para o TUG).

Confome a Tabela 10.3, pode-se observar que a aplicação da bandagem proporcionou melhora estatisticamente significativa (p < 0,05) em três dos quatro testes realizados; porém, no *fast paced walk*, também houve melhora, apesar de discreta.

Discussão

A OA de joelho é a principal causa de dor e incapacidade em idosos. Estima-se que em 2020 seja a quarta maior causa de incapacidade no mundo, o que a torna um problema de saúde pública (Fernandes, 2003). Os principais sintomas são dor, rigidez, edema, instabilidade e fraqueza muscular, que podem ser controlados com o tratamento conservador de modo eficiente, tendo a fisioterapia como peça importante no tratamento multidisciplinar (Thomas et al., 2009; Jansen et al., 2011).

Esse estudo mostrou que a aplicação da bandagem elástica proporcionou alívio da dor e melhora da função em pacientes com OA de joelho,

Tabela 10.2 Características clínicas dos pacientes (média e desvio padrão).

Idade (média/anos)	62,57 ± 10,57
Mulheres	13 (86,7%)
Homens	2 (13,3%)
IMC	26,11 ± 3,23
Lado acometido (D)	12 (80%)
Lado acometido (E)	3 (20%)
WOMAC – dor	13,47 ± 3,38
WOMAC – rigidez	6,47 ± 1,06
WOMAC – função	43,47 ± 10,68
WOMAC – total	63,4 ± 13,69

IMC: índice de massa corporal; D: direito; E: esquerdo.

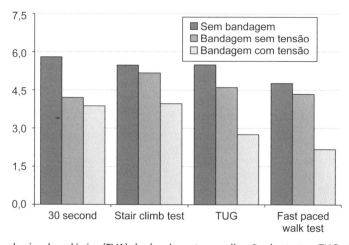

Figura 10.7 Média escala visual analógica (EVA) de dor durante a realização dos testes. TUG: time up and go.

Tabela 10.3 Comparação do desempenho funcional entre as três condições testadas.

Teste	Tratamento			Valor p para comparação entre os três tratamentos
	Sem bandagem	Bandagem sem tensão	Bandagem com tensão	
30 seconds*	9 (6 a 10)#	9 (7 a 10)#	11 (8 a 12)	< 0,001
Stair climb¥	26,6 (10,8)#	22,7 (6,7)	20,1 (7,1)	0,015
TUG¥	10,4 (3,6)	10,5 (3,2)#	9,8 (3,2)	0,018
Fast paced¥	37,4 (12,4)	35,8 (8,5)	36,2 (9,2)	0,410

#p < 0,05 quando comparado com o tratamento com bandagem. *Mediana (intervalo interquartil). ¥Média (desvio padrão).

os quais relataram maior estabilidade durante a realização dos testes com a bandagem; não houve casos de alergia ou intolerância ao uso.

A diminuição do nível de dor pode ser explicada pela maior sensação de estabilidade e pela pressão da pele exercida pela bandagem nos receptores, principalmente os corpúsculos de Ruffini. Eles enviam informação não nociceptiva, ajudando a regular a nocicepção durante a realização dos testes, além de exercerem o efeito de leve compressão na região da gordura infrapatelar, que geralmente se encontra edemaciada e dolorosa nos pacientes com OA de joelho.

O tecido adiposo infrapatelar é bastante sensível à dor e geralmente se apresenta edemaciado em pacientes com OA de joelho. A aplicação da bandagem, mediante compressão e diminuição desses tecidos moles, pode produzir alívio da dor e limitar a expansão do edema (Hinman *et al.*, 2003a).

Estudos que analisaram a efetividade da bandagem na OA de joelho obtiveram melhor resposta na intensidade da dor tanto imediatamente como após 3 e 6 semanas de tratamento quando comparados a grupos-controle. Um estudo conduzido por Hinman *et al.* (2003b) analisou a influência da bandagem no controle sensorimotor do quadríceps de pacientes com OA e não encontrou diferença a curto prazo nem após 3 semanas de aplicação contínua da bandagem, resultados contrários ao estudo de Kaya *et al.* (2010), que analisou a bandagem em pacientes com síndrome patelofemoral e constatou melhora na dor, na força e na ativação muscular.

Foram encontrados apenas dois estudos em que a intervenção consistiu somente na aplicação de bandagens (inclusive placebo), sem associação a um programa de exercícios que avaliasse os efeitos da bandagem na OAJ.

Um estudo com metodologia semelhante ao presente estudo, realizado por Hinman *et al.* em 2003, testou os efeitos da bandagem no alívio da dor e na melhora da função durante quatro atividades funcionais e verificou que a aplicação da bandagem proporcionou diminuição significativa da dor em três das quatro atividades quando comparada à aplicação placebo e à avaliação sem bandagem, dados semelhantes ao presente estudo, em que os pacientes que usaram a bandagem tiveram melhora clínica da dor em todos os testes funcionais. Em relação à melhora da função, no estudo de Hinman foi observada melhora estatisticamente significativa somente durante o *stair climb test*. No presente estudo, a aplicação da bandagem acarretou melhor desempenho em três dos quatro testes funcionais realizados (com exceção do *fast paced walk test*).

Outro estudo, conduzido por Cushnaghan *et al.* em 1994, testou três maneiras diferentes de aplicação da bandagem rígida em pacientes com OA de joelho (aplicação neutra, lateralizando a patela e medializando a patela). Estes foram orientados a permanecer 4 dias consecutivos com a bandagem e 3 dias sem. Todos os pacientes foram submetidos às três técnicas de aplicação e verificou-se que a aplicação medializando a patela diminuiu a dor em 25% em relação às outras duas técnicas. Esse fato pode ser explicado devido ao melhor posicionamento da patela na tróclea, proporcionado pela aplicação da bandagem, mas vale ressaltar que a bandagem utilizada foi a rígida, que visa corrigir alterações biomecânicas, limitando o deslocamento da patela para mantê-la alinhada na tróclea. As bandagens abordadas no presente estudo não limitam o movimento e objetivam a melhora da estabilidade mediante a percepção e a ativação musculares.

Em comparação com os demais estudos, é importante notar algumas diferenças metodológicas. Aqueles se utilizaram de bandagens rígidas que corrigem mecanicamente as deformidades da patela, produzindo deslocamento medial e inclinação anteroposterior. No presente estudo, foram utilizadas bandagens elásticas, que conferem ao paciente a sensação de estabilidade sem restrição de movimentos.

Por tratar-se de um estudo piloto, estão previstos aperfeiçoamentos futuros. O número reduzido de indivíduos influenciou no poder estatístico do estudo; entretanto, a aplicação das bandagens foi aceita pelos pacientes sem reações adversas. Pesquisas nessa área são consideradas promissoras por enfatizar o uso de recursos de baixo custo no tratamento da disfunção provocada pela OA, incluindo a utilização de bandagens cuja eficácia ainda precisa ser demonstrada por meio da análise sistemática de um número maior de ensaios clínicos de boa qualidade metodológica, ainda preliminares e incipientes na literatura (Thomas *et al.*, 2009)

Conclusão

A aplicação da bandagem elástica Therapy Tex® diminuiu o nível de dor e contribuiu para o desempenho das atividades funcionais dos pacientes com OAJ.

Referências bibliográficas

Aminaka N, Gribble PA. A systematic review of the effects of therapeutic taping on patellofemoral pain syndrome. Journal of Athletic Training. 2005; 40(4):341-51.

Cushnaghan J, McCarthy C, Dieppe P. Taping the patella medially: a new treatment for osteoarthritis of the knee joint? BMJ. 1994; 308(6931):753-5.

Dillon CF, Rasch EK, Gu Q et al. Prevalence of knee osteoarthritis in the United States: arthritis data from the Third National Health and Nutrition Examination Survey 1991-94. J Rheumatol. 2006; 33(11):2271-9.

Fernandes MI. Tradução e validação do questionário de qualidade de vida específico para osteoartrite WOMAC (Western Ontario and McMaster Universities) para a língua portuguesa [tese]. São Paulo, 2003. 103 p. Universidade Federal de São Paulo – Escola Paulista de Medicina – Reumatologia.

Fitzgerald GK, Piva SR, Irrgang JJ et al. Quadriceps activation failure as a moderator of the relationship between quadriceps strength and physical function in individuals with knee osteoarthritis. Art Rheumatol. 2004; 51(1):40-8.

Fransen M, McConnell S, Bell M. Exercise for osteoarthritis of the hip or knee. Cochrane database syst. rev. 2003; (3):CD004286. Epub 2003/08/15.

French HP, Fitzpatrick M, FitzGerald O. Responsiveness of physical function outcomes following physiotherapy intervention for osteoarthritis of the knee: an outcome comparison study. Phys. 2011; 97(4):302-8. Epub 2010 May.

Gill S, McBurney H. Reliability of performance-based measures in people awaiting joint replacement surgery of the hip or knee. Phys Res Int. 2008; 13(3):141-52.

Hawker GA, Mian S, Kendzerska T et al. Measures of adult pain. Art C Res. 2011; 63(11):240-52.

Heijink A, Gomoll AH, Madry H et al. Biomechanical considerations in the pathogenesis of osteoarthritis of the knee. Knee surgery, sports traumatology, arthroscopy. Offic J ESSKA. 2012; 20(3): 423-35.

Helmark IC, Mikkelsen UR, Børglum J et al. Exercise increases interleukin-10 levels both intra-articularly and perissynovially in patients with knee osteoarthritis: a randomized controlled trial. Art Res Ther. 2010; 12(4):R126.

Hinman RS, Bennell KL, Crossley KM et al. Immediate effects of adhesive tape on pain and disability in individuals with knee osteoarthritis. Rheumatol. 2003; 42(7):865-9.

Hinman RS, Crossley KM, McConnell J et al. Does the application of tape influence quadriceps sensorimotor function in knee osteoarthritis? Rheumatol. 2003; 43(3):331-6.

Jansen MJ, Viechtbauer W, Lenssen AF et al. Strength training alone, exercise therapy alone, and exercise therapy with passive manual mobilisation each reduce pain and disability in people with knee osteoarthritis: a systematic review. J Phys. 2011; 57(1):11-20. Epub 2011/03/16.

Kase K, Wallis J. The latest kinesio taping method. Ski-J. 2002.

Kaya D, Callaghan MJ, Ozkan H et al. The effect of an exercise program in conjunction with short-period patellar taping on pain, electromyogram activity, and muscle strength in patellofemoral pain syndrome. S Health. 2010; 2(5):410-6.

Kellgren JH, Lawrence JS. Radiological assessment of osteoarthrosis. Ann Rheumatol Dis. 1957; 16(4):494-501.

Mizner RL, Petterson SC, Clements KE et al. Measuring functional improvement after total knee arthroplasty requires both performance-based and patient-report assessments. A longitudinal analysis of outcomes. J Art. 2011; 26(5):728-37.

Nilsen EM, Bjordal JM, Holm I, et al. Norwegian Research Centre for Health Services. Effect of physiotherapy for knee osteoarthritis, limited to electrotherapy and exercise therapy. Health Technol Asses Rep. 2004; 1-104.

Petterson SC, Barrance P, Buchanan T et al. Mechanisms underlying quadriceps weakness in knee osteoarthritis. Med Sci Sports Exerc. 2008; 40(3): 422-7.

Rezende MU, Campos GC, Pailo AF. Conceitos atuais em osteoartrite. Acta Ortop Bras. 2013; 21(2): 120-2. Disponível em: http://www.scielo.br/aob.

Richmond SA, Fukuchi RK, Ezzat A et al. Are joint injury, sport activity, physical activity, obesity, or occupational activities predictors for osteoarthritis? A systematic review. J Orthop Sports Phys Ther 2013; 43(8):515-24.

Stratford PW, Kennedy DM, Riddle DL. New study design evaluated the validity of measures to assess change after hip or knee arthroplasty. J Clin Epidemiol. 2009; 62(3):347-52.

Thomas A, Eichenberger G, Kempton C et al. Recommendations for the treatment of knee osteoarthritis, using various therapy techniques, based on categorizations of a literature review. J Ger Phys Ther. 2009; 32(1):33-8.

Uthman AO, van der Windt DA, Jordan JL et al. Exercise for lower limb osteoarthritis: systematic review incorporating trial sequential analysis and network meta-analysis. BMJ. 2013; 347:f5555.

Wright AA, Cook CE, Baxter GD et al. A comparison of 3 methodological approaches to defining major clinically important improvement of 4 performance measures in patients with hip osteoarthritis. J Orthop Sports Phys Ther. 2011; 41:319-27. Epub 2011/02/22.

Método Therapy Taping® na Potência do Salto Vertical dos Atletas de Voleibol Masculino Infantojuvenil

Cléssius Ferreira Santos, Eduardo Vidotti

Introdução

O voleibol brasileiro masculino e feminino tem apresentado grandes resultados internacionais nas categorias infantojuvenil e juvenil. Assim, é muito importante investigar cientificamente os efeitos da prática sistematizada desse esporte nas categorias de base para oferecer subsídios à evolução de métodos de treinamento cada vez mais específicos, bem como proporcionar informações mais detalhadas sobre o funcionamento e as adaptações observadas no organismo do atleta (Campos *et al.*, 2010).

O método Therapy Taping® se baseia na estimulação tegumentar e na força reativa, de modo que os receptores da pele informam ao SNC os estímulos decorrentes da ação mecânica originada pela bandagem elástica, que, após o devido processamento, envia respostas ao respectivo segmento corporal, capaz de inibir (relaxar) ou otimizar a contração muscular dependendo da técnica aplicada.

Alguns fundamentos do voleibol são dependentes da altura de alcance em que as ações técnicas são realizadas, e a capacidade de salto influencia e determina esse desempenho, especialmente na execução do saque, do ataque e do bloqueio. Nesse caso, é notória a importância das características antropométricas do atleta, principalmente a estatura e a envergadura. As situações de ataque e de bloqueio durante um jogo perfazem 45% de todas as ações, e 80% dos pontos obtidos em partidas internacionais também decorrem desses dois fundamentos (Voigt e Vetter, 2003). Em vista dessa importância, vários estudos vêm sendo realizados determinando a capacidade de salto vertical em atletas de voleibol em todas as categorias (Marchetti e Ceschini, 2009).

Para avaliar os efeitos específicos de certas intervenções ou o monitoramento do treinamento, o salto com contramovimento (SCM) tem sido comumente utilizado. Também têm sido utilizados diversos protocolos e equipamentos para avaliar a *performance* durante o salto vertical, entre eles o tapete de contato. Este apresenta relativo baixo custo e é acessível a treinadores e pesquisadores quando comparado às plataformas de força, as quais são extensivamente empregadas e consideradas o padrão-ouro para medidas de força. Embora essas plataformas sejam consideradas o principal parâmetro para as medidas de algumas variáveis do SCM, elas requerem ajustes laboratoriais, alto custo e suporte técnico.

Dessa maneira, os testes no tapete de contato constituem valiosa alternativa para a avaliação de atletas (Marchetti e Ceschini, 2009).

Nesse contexto, o objetivo do presente trabalho foi avaliar o efeito do treinamento físico com e sem aplicação da bandagem elástica (método Therapy Taping®) na *performance* do salto vertical em atletas da seleção brasileira infantojuvenil de voleibol.

Métodos

Trata-se de um estudo-piloto, do tipo ensaio clínico randomizado, realizado no mês de abril de 2013, na cidade de Saquarema – Rio de Janeiro, no Centro de Desenvolvimento de Voleibol da Seleção Brasileira.

A amostra foi constituída por 12 atletas da seleção brasileira infantojuvenil de voleibol com os seguintes critérios de inclusão: idade entre 17 e 18 anos e ausência de lesões ou queixas musculoesqueléticas que limitassem o teste de salto vertical. A amostra foi dividida em dois grupos: grupo-controle (GC) e grupo-intervenção (GI). Ambos foram avaliados no início e no final do período da intervenção. Todos os envolvidos aceitaram participar do estudo e assinaram o termo de consentimento livre e esclarecido.

Procedimentos

Após a aleatorização, deu-se início à avaliação pré-intervenção, realizada pelo mesmo avaliador, no mesmo período do dia (manhã), por meio da plataforma computadorizada Multisprint (Figura 10.8), com duas placas de contato e um *software* específico acoplado a um computador para análise das seguintes variáveis: velocidade média, tempos parciais e totais, potência e altura de saltos verticais (em centímetros). Vale ressaltar que, para o presente estudo, apenas a última variável foi utilizada como desfecho.

Foi estabelecido o protocolo de dispor paralelamente as placas fixadas no solo com fita adesiva, com distância correspondente à largura dos ombros do avaliado (Figura 10.9). O teste utilizado foi o SCM. O paciente parte da posição ortostática, com extensão total do joelho, evolui para um agachamento e termina em uma contração concêntrica dos músculos quadríceps, gastrocnêmios e glúteos, com auxílio dos membros superiores para alcançar o máximo

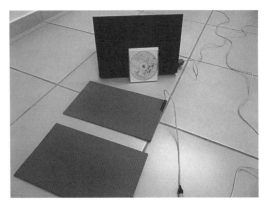

Figura 10.8 Multisprint. (Esta figura encontra-se reproduzida em cores em gen-io.grupogen.com.br.)

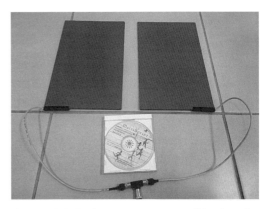

Figura 10.9 Equipamento para medida do salto vertical. (Esta figura encontra-se reproduzida em cores em gen-io.grupogen.com.br.)

de altura vertical. A transição da primeira fase (descendente e excêntrica) para a posterior (ascendente e concêntrica) deve ocorrer de modo contínuo e o mais rápido possível.

O SCM foi realizado com os membros superiores livres nas posições bipodal (Figura 10.10) e unipodal (Figura 10.11), com o membro inferior dominante e não dominante. Os atletas deveriam alcançar a maior altura possível e não flexionar o quadril e/ou o joelho depois da decolagem até o contato novamente das placas (aterrisagem). Foram solicitados três saltos e coletado o melhor resultado de cada atleta.

Intervenção

Após o procedimento de avaliação e formação dos grupos, iniciou-se o programa de intervenção. O GC foi submetido a uma rotina de

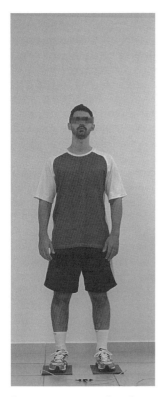 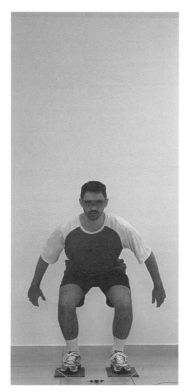 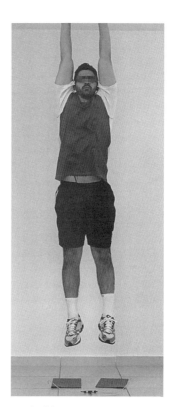

Figura 10.10 Teste de salto vertical bipodal. (Esta figura encontra-se reproduzida em cores em gen-io.grupogen.com.br.)

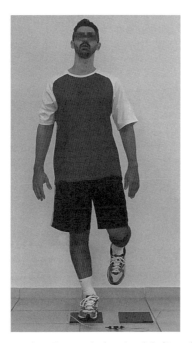 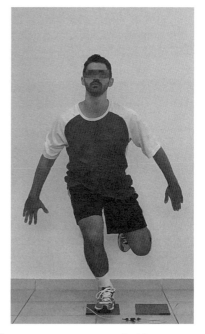

Figura 10.11 Teste de salto vertical unipodal. (Esta figura encontra-se reproduzida em cores em gen-io.grupogen.com.br.)

treinamento físico envolvendo flexibilidade, fortalecimento muscular e treino tático e técnico em uma frequência de 2 vezes/dia, 3 h por período, durante 10 dias. O GI foi submetido a uma rotina idêntica à do GC, associando a aplicação da bandagem elástica (Therapy Taping®), que consiste em tecido 100% algodão e microfios de elastano, caracterizada por ser fina, porosa, sem adição de medicamento, expansível apenas no sentido longitunial e com cola adesiva acrílica. Foi aplicada bandagem funcional elástica Therapy Tex® bilateralmente na região quadricipital e do tríceps sural com objetivo de estímulo tegumentar para potencialização da ação dos músculos supracitados, com o ponto fixo no terço superior da bandagem (região da origem dos músculos). O GC permaneceu os 10 dias de treinamento com a bandagem, trocada a cada 3 dias (Figura 10.12).

Análise estatística

Para a análise estatística, utilizou-se o *software* GraphPad Prism 5.0. Os dados foram descritos em mediana e intervalo interquartílico [25 a 75%], com valores mínimo e máximo de cada variável. Os dados também foram expressos em formato de gráficos ponto a ponto, que possibilitam a visualização do comportamento das variáveis em cada indivíduo do estudo. Para a comparação intragrupos, utilizou-se o teste de Wilcoxon. O nível de significância estatístico adotado foi de 5% ($p < 0,05$).

Resultados

Foram admitidos no estudo 12 atletas que atenderam os critérios de elegibilidade, 6 no GI e 6 no GC. Os dados referentes à *performance* do salto no período pré e pós-intervenção do GC e do GI estão registrados na Tabela 10.4.

No GC não foram observadas diferenças estatisticamente significativas. No GI foi observada diferença estatisticamente significativa apenas para os valores pré e pós-intervenção do salto unipodal com o membro não dominante. Para os saltos na posição unipodal com o membro dominante e bipodal, não foram observadas diferenças significativas, apesar de ter sido notada tendência substancial para o salto em posição bipodal.

Para análise individual e minuciosa do desempenho no salto dos atletas, estão dispostos a seguir os gráficos correspondentes às posições bipodal e unipodal com o membro não dominante tanto do GC quanto do GI (Figura 10.13).

Discussão

O presente estudo revelou que os atletas do GI que realizaram o salto contramovimento unipodal utilizando o membro não dominante e com auxílio dos membros superiores tiveram resultados estatisticamente significativos em relação ao aumento na altura dos saltos.

Huang *et al.* (2011) sugerem a aplicação do taping elástico (Kinesio Taping®) no tríceps sural com o objetivo de melhorar o desempenho das extremidades inferiores durante o

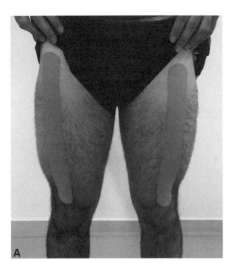
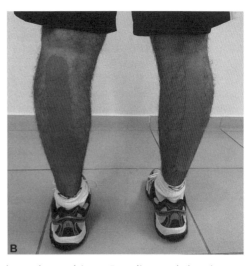

Figura 10.12 A. Aplicação de bandagem para estimulação do quadríceps. **B.** Aplicação de bandagem para estimulação do tríceps sural. (Esta figura encontra-se reproduzida em cores em gen-io.grupogen.com.br.)

Tabela 10.4 *Performance* do salto pré e pós-intervenção no grupo-controle e no grupo-intervenção.

Exercício	Grupo-controle (n = 6)			Grupo-intervenção (n = 6)		
	Pré	Pós	p	Pré	Pós	p
Contramovimento bipodal (cm)	44,30 [30,23 a 48,03]	45,70 [39,83 a 54,43]	0,44	42,00 [36,30 a 49,83]	49,20 [44,63 a 53,63]	0,06
Contramovimento unipodal com membro dominante (cm)	21,65 [17,15 a 27,15]	21,10 [14,95 a 26,33]	0,84	19,55 [17,05 a 21,98]	18,00 [15,33 a 21,83]	0,56
Contramovimento unipodal com membro não dominante (cm)	20,65 [15,83 a 22,43]	21,36 [17,45 a 24,08]	0,22	23,50 [17,58 a 23,05]	25,30 [24,13 a 27,40]	0,03*

*Diferença estatisticamente significativa.

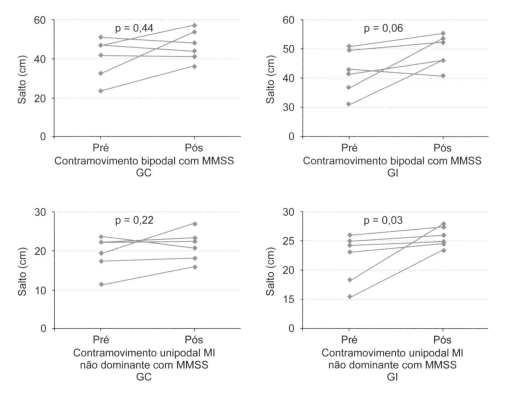

Figura 10.13 Posições bipodal e unipodal com o membro não dominante do grupo-controle (GC) e do grupo-intervenção (GI). MMSS: membros superiores; MI: membros inferiores.

salto vertical de altura máxima, com base em estudo envolvendo 31 adultos saudáveis (19 homens e 12 mulheres com média de idade, peso corporal e altura para 25,3 ± 3,8 anos, 64,1 ± 6,2 kg e 169,4 ± 7,3 cm, respectivamente), no qual todos os participantes realizaram testes de saltos verticais com e sem a utilização de duas bandagens (Kinesio e placebo). O objetivo desse estudo foi investigar o efeito do taping elástico no tríceps sural durante um salto vertical de altura máxima, examinando a força de reação do solo vertical, a altura do salto e a atividade elétrica (eletromiografia) dos músculos gastrocnêmio medial, tibial anterior e sóleo. Como resultados, a força de reação vertical do solo aumentou quando os participantes saltaram com aplicação da fita Kinesio, apesar de a altura do salto permanecer constante. No entanto, no momento da utilização da fita placebo, a altura do salto diminuiu e não houve diferença na força de reação vertical do solo. Os autores atribuem o aumento da produção de força máxima durante a fase concêntrica ao aumento da facilitação neural do músculo.

Tem sido sugerido que a altura do desempenho do salto vertical pode ser melhorada por causa do aumento da força muscular do gastrocnêmio medial. Segundo os autores, a coordenação e o sincronismo dos movimentos segmentares também podem ter influenciado bastante na realização do salto vertical. A transferência de energia mecânica dos segmentos proximais aos distais da perna no salto envolve muitos grupos musculares e articulações. Portanto, a altura do salto inalterada no momento da utilização da fita Kinesio pode ser em virtude da falta de estimulação do quadril e dos extensores do joelho, pois estes determinam um alcance relevante do salto, não podendo ser caracterizado apenas pela ativação dos músculos do tornozelo (Huang *et al.*, 2011).

Sendo assim, o estudo descrito configurou a base metodológica para o presente estudo, de modo que a opção foi a utilização do Therapy Taping® de maneira simultânea em todo o membro inferior (região do tríceps sural e do quadríceps) para a realização do teste do salto vertical e durante os 10 dias de treinamento.

Vithoulka *et al.* (2010), em estudo com mulheres saudáveis não atletas com o objetivo de investigar o efeito da Kinesio Taping® na força do quadríceps no exercício isocinético concêntrico e excêntrico máximo, utilizaram como métodos três diferentes grupos de análise da região quadricipital (sem taping, taping placebo e Kinesio Taping®) e realizaram os testes de força concêntrica e excêntrica isocinética para os extensores e flexores do joelho dos três grupos. Como resultados, obtiveram melhora significativa da força excêntrica no grupo com aplicação do Kinesio Taping®. Concluíram que a aplicação do taping sobre a superfície anterior da coxa, na direção das fáscias do vasto medial, do lateral e do reto femoral, poderia aumentar a força muscular excêntrica (isocinético excêntrico pico de torque) em adultos saudáveis. Os autores consideram que essa estimulação tátil parece interagir com o controle cinético no SNC. Além disso, a fáscia desempenha um papel importante como transmissor de força na postura humana em relação ao movimento. Geralmente é vista como passiva, transmitindo tensão mecânica gerada por atividade muscular ou forças externas; no entanto, há alguns indícios de que ela talvez seja capaz de contrair de modo suave e ativo e influenciar a dinâmica musculoesquelética.

O presente estudo também encontra apoio científico no artigo supracitado, uma vez que o salto tem um componente de excentricidade muito importante.

Como limitações do nosso estudo, há que se considerar o tamanho e a característica de conveniência da amostra, que pode ter sido sujeita a um viés de seleção, além de um possível erro tipo II. Apesar de a plataforma de força ser o método padrão-ouro, foi utilizado o tapete de contato (Multisprint) para avaliar o salto vertical mediante um sistema indireto de força muscular dos membros inferiores. Entretanto, vale registrar que é um método fácil, rápido e preciso, que viabiliza a percepção da evolução da *performance* do salto em atletas. Ensaios clínicos aleatórios e estudos de seguimento (com *follow-up*) devem ser realizados por seu rigor metodológico e por conferirem altos níveis de evidência científica.

Conclusão

Após um programa de treinamento físico de curta duração (10 dias) em associação à utilização de Therapy Taping®, houve melhora do desempenho (força de explosão/potência) do salto vertical em apoio unipodal em atletas infantojuvenis de voleibol.

Referências bibliográficas

Campos FAD, Daros LB, Oncken P, et al. Adaptação na capacidade de salto vertical em jovens atletas de voleibol. Rev Bras Pres Fis Exerc. 2010; 4(19): 85-93. Versão eletrônica Periódico do Instituto Brasileiro de Pesquisa e Ensino em Fisiologia do Exercício. Disponível em: www.ibpefex.com.br/ www.rbpfex.com.br.

Huang CHSIEH, Tsung-hsun LU, Szu-Ching SU. Effect of the Kinesio tape to muscle activity and vertical jump performance in healthy inactive people. BioM Eng OnLine. 2011; 10:70. DOI: 10.1186/1475-925X-10 a 70. The electronic version of this article is the complete one and can be found online at: http://www.biomedical-engineering-online.com/content/10/1/70.

Marchetti PH, Ceschini FL. Validação do tapete de contato na mensuração da altura do salto em jogadores de basquete de elite. Rev Bras Ciên Saúde. 2009; VII:(21).

Vithoulka I, Benekab A, Malliou P et al. The effects of Kinesio-Taping on quadriceps strength during isokinetic exercise in healthy non athlete women. Iso Exerc Scien. 2010; 18:1-6.

Voigt H Vetter K. The value of strength-diagnostic for the structure of jump training in volleyball. European Journal of Sport Science. 2003; (3)1-10.

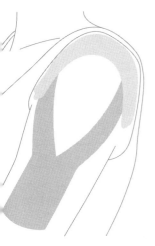

Capítulo 11

Bandagem Terapêutica e Sistema Estomatognático

Método Therapy Taping® Associado à Reabilitação Biofotônica Orofacial
Rosane de Fátima Zanirato Lizarelli

Introdução

A inovação e a busca por diferentes terapias são inerentes ao homem. Com a possibilidade de novas tecnologias nas áreas da saúde, novas ideias surgem, e foi assim que surgiram as primeiras fontes de luz *laser* (luz amplificada por emissão estimulada de radiação) e LED (diodos emissores de luz), no final da década de 1950. As primeiras aplicações da biofotônica, utilizando a fototerapia, quando as fontes de luz emitem em baixa intensidade, deram-se nas civilizações antigas (p. ex., os egípcios), quando os pacientes com disfunções dermatológicas, como vitiligo, aplicavam extrato de plantas e, em seguida, eram expostos ao sol (Szeimmies *et al.*, 2001). Essa ideia foi retomada somente em 1958, aplicada em recém-nascidos prematuros do Rochford General Hospital, em Essex, Inglaterra, quando novamente a luz do sol foi empregada com o objetivo de minimizar os níveis de bilirrubina, confirmando a ação reequilibrante de luz em baixas intensidades (Colvero *et al.*, 2005).

Muitos são os tratamentos preconizados e utilizados para retardar ou amenizar as alterações causadas pelo envelhecimento, dentre eles essas novas fontes de luz, que, nas áreas da saúde, foram denominadas biofotônica. Por fontes de luz entendem-se os sistemas à base de *laser*, LED ou mesmo luz intensa pulsada (LIP).

No cenário odontológico, orofacial e orofuncional, o uso de fontes à base de sistemas *lasers* teve seu início há mais de 40 anos (Goldman *et al.*, 1964; Karu, 1987; Hibst e Keller, 1989). No entanto, somente mais recentemente foram agregados às fontes de luz os sistemas à base de LED, os quais apresentam eficiência semelhante (Muñoz *et al.*, 2013; Paolillo *et al.*, 2013; Lim *et al.*, 2012) em procedimentos que se destinam ao diagnóstico óptico mais apurado, compreendendo tratamentos ultraconservadores e seletivos (biomodulação das respostas fisiológicas e nanocirurgias) até os utilizados com o propósito de fotoativação de biomateriais (p. ex., géis clareadores, resinas compostas restauradoras, controle microbiológico com terapia fotodinâmica e dermocosméticos).

Atualmente, vários são os profissionais que podem utilizar a biofotônica em seus tratamentos, como cirurgiões-dentistas, médicos, fisioterapeutas e esteticistas, desde que tenham a capacitação mínima necessária. Então, tratamentos mais eficientes pela combinação de diferentes terapias, como, por exemplo, cinesioterapias (ativa, passiva), eletroterapias e bandagens elásticas, associadas à biofotônica, têm demonstrado resultados importantes e satisfatórios na clínica e estão começando a ser estudados de modo acadêmico e padronizado, o que possibilita vislumbrar um futuro bastante promissor e nada invasivo para terapias de reabilitação funcional da região orofacial.

A reabilitação biofotônica orofacial trata das disfunções do sistema estomatognático empregando fontes de luz *laser* e LED. O método Therapy Taping® foi desenvolvido pelo fisioterapeuta e professor Nelson Morini Jr. utilizando o produto Therapy Tex®, um tipo de bandagem elástica funcional, com base no conceito de estimulação tegumentar, já estabelecida como modalidade terapêutica coadjuvante às técnicas convencionais.

O sistema estomatognático é composto pelas regiões oral e facial da porção cabeça e pescoço. Constitui-se de estruturas estáticas (ou passivas) e dinâmicas (ativas) que, equilibradas, responsabilizam-se pelo funcionamento harmônico da face e são controladas pelo sistema nervoso central (SNC) (Tanigute, 1998).

As estruturas envolvidas nesse sistema são ossos e cartilagens da estrutura de suporte, músculos estriados e elementos neurais, que delimitam as cavidades corporais, sendo as estáticas representadas por arcos osteodentários, maxila, mandíbula, articulação temporomandibular, ossos do crânio e hioide. As dinâmicas compõem-se pelas unidades neuromusculares que mobilizam as estruturas estáticas (González, 2000; Jotz *et al.*, 2009). As estruturas estáticas e dinâmicas, controladas pelo SNC, desempenham as funções de deglutição, mastigação, fala, respiração e fonação, e, frente à sua desestruturação, há um desequilíbrio generalizado (Bianchini, 1993).

O sistema estomatognático pode entrar em colapso devido a hábitos parafuncionais, enfermidades (p. ex., perdas dentais, fraturas), envelhecimento natural (senescência) ou patológico (senilidade), infecções e lesões tumorais, tensão e estresses descontrolados, e obesidade. Então, o uso da biofotônica curativa (tratamentos com fontes de luz) associado ou não a outras terapias pode acelerar reações fisiológicas naturais, devolver a homeostase celular e retardar os processos que disfuncionam o sistema estomatognático.

Independentemente da causa que leve o complexo orofacial a sua disfunção, torna-se cada dia mais premente a busca pelo bem-estar e pela manutenção da jovialidade estética. Muito tem sido oferecido pelos cirurgiões-dentistas em termos de tratamentos reabilitadores estéticos e funcionais, como modificação de forma e cor de elementos dentais, gengivas e lábios, em diferentes níveis de complexidade

(cirúrgicos e não cirúrgicos, com restaurações em resina ou próteses puras em porcelana, com ortopedia funcional dos maxilares ou ortodontia e, mais recentemente, com preenchimentos exógenos, micropigmentações labiais e *peelings* gengivais a *laser*); porém, sempre há o que se inovar em terapias menos invasivas e mais eficientes.

Frente ao envelhecimento fisiológico, a pele se modifica, tornando-se mais seca e perdendo a elasticidade (fibras de colágeno e elastina), mostrando-se mais fina e perdendo gordura, apresentando superfície com aparência menos lisa (rugas) e menos firme (sulcos faciais acentuados – nasogeniano, mentual e lábio marginal, além de bochecha caída) e ainda exibindo manchas. Tais características comprometem a definição da mandíbula, uma vez que possibilitam a continuidade da face para o pescoço, determinando um perfil desagradável. As alterações da pele podem ser ainda mais agravadas com o envelhecimento de outras estruturas do sistema estomatognático, como os tecidos duros. A perda óssea contínua (diminuição da atividade de formação/reabsorção óssea) é uma das alterações causadas pelo envelhecimento, incluindo-se entre os ossos do corpo humano a maxila e a mandíbula, e é maior em indivíduos desdentados (Sicher e Dubrul, 1975). É observado também que o processo de porosidade das corticais ósseas aumenta e atinge a cortical da mandíbula (Brunetti e Montenegro, 2002). Segundo Budtz-Jorgensen (1999), nos indivíduos jovens e dentados, a largura média da cortical e o conteúdo mineral da mandíbula geralmente são menores na mulher que no homem, e, como a perda óssea é constante em ambos os sexos, essa diferença permanece a mesma nas idades mais avançadas, ou seja, a mulher perde mais tecido ósseo que o homem.

Pacientes com algumas regiões orais desdentadas são muito comuns nos dias de hoje, e isso determina face ainda menos estética e irregular em seus contornos, já que falta o suporte adequado para os sistemas muscular e tegumentar, provocando, a longo prazo, disfunções neuromusculares importantes.

Então, alterações também estão relacionadas com o sistema neuromuscular. De acordo com Drumond e Yenn. (1995), há perda da resistência e da tonicidade dos músculos em virtude do decréscimo no volume, na consistência e na velocidade em que a tensão muscular pode ser desenvolvida e liberada, além da perda lenta e progressiva da inervação, tornando os períodos de contração maiores e as respostas mais lentas. Esse fenômeno geralmente tem sido verificado após os 45 anos de idade.

Desse modo, não basta corrigir as perdas dentárias com implantes e próteses e reinserir o paciente no convívio social. É preciso uma "fisioterapia orofacial", ou seja, uma reabilitação orofuncional utilizando diferentes abordagens terapêuticas, readaptando todo o sistema estomatognático.

A musculatura orofacial é delicada e apresenta um entrelaçamento de seus músculos capaz de possibilitar que a ação de um reflita em todos os demais. Tal reverberação normalmente é branda, mas pode sofrer influência direta tanto dos componentes intraorais (dentes, ossos e gengiva) quanto dos extraorais (sistema tegumentar). Em relação ao sistema estomatognático, o decréscimo da potência muscular, evidente nos músculos massetéricos especialmente quando há perda de alguns dentes ou mesmo de todos e, assim, perda de massa e tonicidade muscular, acaba envolvendo pele, tecido conjuntivo e osso, por estarem interligados, produzindo as características rugas faciais dos idosos. É comum perceber neles dor miofacial e espasmo muscular, que podem limitar o movimento da mandíbula sem que haja, necessariamente, um problema específico na articulação temporomandibular (ATM).

Com o envelhecimento natural, a face sofre alterações que se tornam visíveis, apresentando marcas, sulcos e flacidez tissular e muscular já aos 30 anos de idade. Isso se deve, principalmente, à perda em quantidade e qualidade do colágeno e da elastina, proteínas funcionais importantes para todos os tecidos. No sistema tegumentar (pele = epiderme, derme e anexos), o envelhecimento causa modificações histológicas, sendo as rítides, ou rugas faciais, os sinais que marcam o início do declínio da juventude para as mulheres, o que as leva em busca de tratamentos que possam reverter esse quadro clínico ou mesmo retardar todo esse processo fisiológico.

As rugas podem ser desencadeadas pela alteração nas fibras elásticas e pela diminuição da espessura da pele e do tecido subcutâneo, decorrentes do processo de envelhecimento, ou pela ação dos músculos da mímica ou da gravidade sobre a pele flácida. Podem ocorrer em toda a superfície cutânea, sobretudo nas áreas do corpo que ficam descobertas a maior parte do tempo, como face e mãos, o que demonstra a importância dos raios solares em seu agravamento. A sequência de alterações e a velocidade com que se apresentam são variáveis em cada indivíduo. Fatores ambientais e relacionados com o estilo de vida (tabagismo, álcool, exposição solar, alterações nos níveis de estrogênio) podem acelerar seu desenvolvimento. As rugas são classificadas em três tipos:

- Dinâmicas: decorrentes da ação repetida dos músculos faciais sobre uma pele que perdeu a elasticidade ou a capacidade de recuperar sua forma. Localizam-se em cima do nariz, horizontal ou verticalmente, na testa, no canto externo dos olhos e no lábio superior. Surgem mais cedo em pessoas com grande expressividade da mímica facial
- Estáticas: são produtos do envelhecimento da pele e mais comuns ao redor dos olhos, da testa e dos lábios. Aparecem quando a face está em repouso, sem que haja qualquer expressão forçada
- Mistas: a este grupo pertence o sulco nasogeniano (depressão que vai da lateral do nariz ao canto externo da boca). São provocadas pela ação muscular somada à ação da gravidade (Colunista Portal Educação, 2015).

Dessa maneira, com o conhecimento isolado e o associado das novas modalidades terapêuticas, tanto das bandagens elásticas funcionais (método Therapy Taping®) quanto das fontes de luz operando em baixa e média intensidades (biofotônica orofacial/orofuncional), é possível atuar em todos os tipos de rítides ou rugas anteriormente citados, além de melhorar os tônus muscular e tissular de todo o sistema estomatognático. Trata-se de um programa de tratamento cujos protocolos clínicos são simples, seguros e de fácil reprodutibilidade.

Bandagens elásticas funcionais para a região orofacial

As bandagens elásticas funcionais pelo método Therapy Taping® constituem-se em modalidade terapêutica que complementa a fisioterapia convencional. A essência dessa nova proposta é a indução muscular por um estímulo em nível tegumentar, ou seja, diretamente sobre a pele que recobre o músculo a ser tratado.

Essa proposta se torna viável, uma vez que o sistema tegumentar (pele), constituído pela epiderme (mais externa), pela derme (imediatamente abaixo) e pelos anexos cutâneos têm grande número de receptores mecânicos (mecanorreceptores). Estes, então, podem ser estimulados externamente pela aplicação ou instalação (colagem) de bandagens elásticas, que se mostram, portanto, uma técnica não invasiva. Tal técnica indutora utilizará a propriocepção dos mecanorreceptores da pele, fazendo a estimulação por pressão e sensibilidade e produzindo resposta muscular, por meio de um arco reflexo pelo SNC.

Por ser uma técnica recente, a literatura científica ainda busca explorar todas as suas facetas mediante testes confiáveis, tais como eletromiografia, força volumétrica voluntária máxima, goniometria e pressão limite para dor (PPT, do inglês *pressure pain threshold*) (Slupik *et al.*, 2007; Gómez-Soriano *et al.*, 2014; Youngsook, 2014; Gusella *et al.*, 2014), a fim de, então, estabelecer esse procedimento como eficiente para reabilitação. Hoje, porém, na prática clínica, já é possível observar seus efeitos imediatos e mediatos, o que a torna também uma modalidade de tratamento muito segura e simples.

A aplicabilidade clínica da bandagem é muito ampla e pode ser usada no tratamento de disfunções musculoesqueléticas agudas e crônicas em todas as regiões do corpo.

Nas regiões de pescoço e face, a aplicação deve ser mais suave, com menos tensão, considerando a dimensão dos músculos envolvidos. Fonoaudiólogos já vêm utilizando esse recurso e, na odontologia, é uma terapia bastante recente e inovadora para amenizar, por exemplo, a força do músculo masseter em um paciente com apertamento dental, utilizando o estímulo inibitório. Por outro lado, em casos de paralisia facial, as bandagens podem ser aplicadas com o estímulo excitatório, reabilitando as respostas neuromusculares (Morini Jr., 2013).

As bandagens elásticas funcionais podem também ser utilizadas nas regiões de face, pescoço e colo para amenizar as dores orofaciais (Youngsook, 2014). Por meio delas, o tônus muscular diminui, e a dor é aliviada pela indução ao relaxamento muscular mediante o estímulo físico dos receptores aferentes cutâneos, mostrando-se efetivas para otimizar a capacidade reparadora fisiológica natural dos tecidos imediatamente abaixo da pele estimulada (MacGregor *et al.*, 2005; Kase *et al.*, 1998).

Devem ser tomados alguns cuidados com a bandagem para que não seja colocada sobre lesões expostas e feridas. Como qualquer outra técnica de tratamento, somente será eficaz quando precedida por avaliação criteriosa por meio do raciocínio clínico e de reavaliações contínuas.

Biofotônica orofuncional | Fototerapia para o sistema estomatognático orofacial

Biofotônica é o uso de fontes de luz nas áreas da saúde com a finalidade de diagnóstico e tratamento. Considerando procedimentos não invasivos, a fototerapia é a área da biofotônica em que essas fontes são empregadas em baixa ou média intensidade.

Fontes de luz, *laser* e LED em baixa intensidade para tais objetivos têm sido estudadas desde meados dos anos 1960, tão logo surgiram os primeiros equipamentos para uso experimental e clínico. Pesquisas mais recentes conseguiram comprovar a capacidade de organelas celulares absorverem, de maneira seletiva, comprimentos de onda diferentes, viabilizando um resultado fotoquímico e fotofísico favorável ao reequilíbrio fisiológico.

A fototerapia, termo que engloba todas as fontes de luz que modulam respostas fisiológicas sistêmicas, tem se revelado uma opção eficiente no alívio de dores agudas e crônicas, na drenagem de processos inflamatórios e no reparo tecidual. Empregando protocolos e doses mais elevadas e controladas, é também capaz de melhorar a qualidade de tecidos em reparo, evitando queloides e cicatrizes aparentes, clareando manchas na pele, em mucosas e superfícies dentais, promovendo o controle microbiológico e tumoral de regiões afetadas por infecções ou por mitoses descontroladas e recuperando funções celulares danificadas pelo tempo.

Enfim, a fototerapia pode contribuir não apenas para evitar e tratar enfermidades instaladas, trazendo saúde ao paciente, mas também para valorizar a estética e a beleza e promover satisfação pessoal a ele.

Lasers e LED em baixa intensidade podem ser utilizados por profissionais capacitados em estética, em qualquer área da saúde, com curso de habilitação em fototerapia. As fontes mais empregadas no momento e suas funções são *laser* e LED vermelhos (de 600 a 700 nm), *laser* e LED infravermelhos próximos (de 700 a 904 nm), LED azul (450 ± 20 nm) e LED âmbar (590 ± 10 nm).

Laser e LED vermelhos

São absorvidos pelos citocromos c-oxidase e pelas flavoproteínas, causando oxidação de nicotinamida adenina dinucleotídio (NAD) e mudando o estado de oxirredução mitocondrial e citoplasmático. Essa mudança na velocidade de transporte de elétrons da cadeia respiratória produz aumento na força próton-motora, no potencial elétrico da membrana mitocondrial, na acidez do citoplasma e na quantidade de adenosina trifosfato (ATP) endocelular. O aumento na concentração intracelular de íons H^+ acarreta mudanças na bomba de sódio (Na^+) e potássio (K^+) na membrana celular, aumentando a permeabilidade aos íons de cálcio (Ca^{++}) para o meio intracelular. A quantidade aumentada desse cátion afeta o nível dos nucleotídios cíclicos que modulam a síntese de RNA e DNA (Lizarelli, 2010). Trata-se de uma faixa espectral que pode ser empregada nos protocolos, visando à nutrição, à oxigenação e ao reparo tecidual, e facilitando todos os outros passos previstos nos protocolos. Portanto, pode ser associada em diversos tratamentos.

Laser e LED infravermelhos próximos

Absorvidos nas biomembranas, provocam nelas mudanças fotofísicas e de polaridade, que resultam em alteração na condução de estímulos neurais. A permeabilidade da membrana citoplasmática aumenta em relação aos íons de Ca^{++}, Na^+ e K^+, determinando um aumento na atividade receptora da membrana celular. Consequentemente, a síntese de endorfina e o potencial de ação das células neurais aumentam, enquanto a quantidade de bradicinina e a atividade das fibras C de condução de estímulos dolorosos diminuem. Essa sequência de eventos resulta no alívio dos sintomas álgicos (Lizarelli, 2010). São comprimentos de onda que atuam no abrandamento de dores agudas e crônicas, na drenagem linfática e no reparo ósseo e neural, considerados, em tratamento estético, essenciais quando a causa é o acúmulo de radicais livres no sistema. Levando-se em conta o sistema tegumentar, existe a hipótese de que, uma vez que essa faixa espectral seja absorvida pelas proteínas de membrana, então pode ser absorvida pelas aquaporinas, por exemplo, estimulando sua ação de transporte de moléculas de água transmembrana (da derme para a epiderme). Isso poderia promover hidratação ativa da epiderme.

LED azul

Comprimento de onda que fotoacelera e direciona reações químicas, inclusive o metabolismo celular. É absorvido pelas flavoproteínas (Karu, 2008), na cadeia respiratória mitocondrial, pela hemoglobina, por porfirinas e pelo citocromo C reduzido (Nelson e Cox, 2014), em tecidos biológicos, e pela maioria dos biomateriais, devido a sua faixa espectral. Pode ser empregado para fotoacelerar a polimerização de monômeros nos materiais restauradores e induzir a produção de oxigênio singlete em terapias fotodinâmicas, quando o fotossensibilizador e/ou a bactéria-alvo (p. ex., bactéria da acne, *Propionibacterium acnes* [Wheeland e Koreck, 2012], e bactérias da doença periodontal) absorverem comprimentos azuis (Oyamada *et al.*, 2013; Fontana *et al.*, 2015). Pode também decompor peróxidos de hidrogênio nas células (produtos de metabolismo) (Oyamada *et al.*, 2013) e/ou biomaterial (agentes clareadores dentais). A ação, quando absorvida pelos peróxidos, resultará na quebra de grandes moléculas captadoras de luz e desses peróxidos, transformando ligações duplas em simples e diminuindo a absorção de luz. Então, ocorrerão clareamento da pele e do tecido dental (esmalte e dentina) e hidratação dos tecidos.

Além desse mecanismo, mediante a termoterapia controlada, quando a fonte emitir em média intensidade, ocorrerá facilitação na decomposição dos peróxidos e difusão dos produtos para o espaço intersticial, nos tecidos moles, acarretando intumescimento, hidratação por umectação e alteração da tensão superficial da pele, com efeito estético de expansão dos tecidos. Quando absorvida, a luz azul pode induzir a produção de colágeno e elastina por ser capaz de acelerar o metabolismo celular tanto quanto ou mais que o comprimento de onda vermelho (Lavi *et al.*, 2012). Uma hipótese sobre a hidratação tegumentar baseia-se no fato de o espectro azul acelerar a função da queratina em tornar o estrato córneo mais resistente e impermeável, agindo como um agente de oclusão para a epiderme e diminuindo a perda de água pela pele.

LED âmbar

Segundo Poyton e Ball (2011), essa faixa espectral tem seu pico de absorção pelo citocromo C oxidase. Desse modo, assim como os comprimentos de onda emitidos pelo LED vermelho (de 600 a 700 nm), interferirá na respiração mitocondrial, acelerando a taxa de produção de ATP endocelular, e promoverá farta liberação de óxido nítrico (NO), responsável pela vasodilatação e pela neurotransmissão. É indicado, portanto, para acelerar o reparo de tecidos moles do tegumento (gengiva, epiderme e derme) e do tecido conjuntivo. Auxilia, por exemplo, no retorno do tônus muscular em um caso de paralisia facial durante o processo de reabilitação neuromuscular.

Quanto à biossegurança no uso de *lasers* e LED, é importante a capacitação do operador, pois ele precisa saber que: a dose a ser aplicada deve ser sempre a menor indicada para cada situação clínica; durante toda a irradiação, paciente, operador e assistente devem utilizar os óculos adequados para a faixa espectral empregada; o paciente não poderá estar em tratamento com algumas substâncias sistêmicas, tais como cetoprofeno e isotretinoína, e os dermocosméticos tópicos deverão ser removidos previamente à irradiação mediante procedimentos simples de higienização com produtos apropriados.

Tonificação e reprogramação neuromusculares faciais fotônicas

A combinação de técnicas orofaciais para reabilitação neuromuscular e, consequentemente, tegumentar tem demonstrado resultados clínicos muito interessantes e, na maioria dos casos, satisfatórios com relação ao bem-estar do paciente (ver Figura 11.1).

A reabilitação orofacial/funcional trata das disfunções musculares e de suas sequelas sobre o sistema tegumentar nas regiões do sistema estomatognático. Consideram-se, então, estresses e flacidez musculares devido ao excesso de força da musculatura da mastigação e à tensão exagerada dos músculos da mímica; e flacidez muscular em virtude de perdas dentais e mau posicionamento de dentes, do osso alveolar e do tecido periodontal. Todas essas situações "anormais" podem ocasionar disfunções que resultem em dor orofacial e comprometimento funcional, contribuindo ou não para um aspecto estético desarmônico.

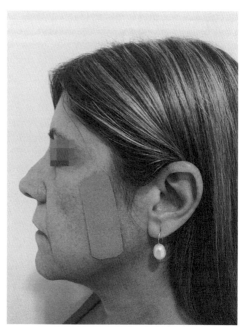

Figura 11.1 Método Therapy Taping® (bandagem elástica funcional) para inibir e controlar a força do músculo masseter em paciente que apresenta excessiva contração do mesmo, a qual produz apertamento dental ou bruxismo noturno. (Esta figura encontra-se reproduzida em cores em gen-io.grupogen.com.br.)

No que diz respeito aos tratamentos estéticos orofaciais, as bandagens elásticas terapêuticas funcionais têm se apresentado como complemento às terapias já estabelecidas e também como opção rápida, simples, fácil e barata para uso diário no atendimento em consultório e em casa, podendo ser aplicadas diretamente pelo paciente. As da marca Therapy Tex®, empregadas segundo o método Therapy Taping®, podem ser indicadas para relaxar a musculatura ou excitá-la, ou seja, podem ser utilizadas para estímulo inibitório ou excitatório. Mais do que ferramentas com resultado estético, as bandagens complementam a reabilitação orofuncional, reprogramando o sistema neuromuscular pelo estímulo direto do sistema tegumentar.

Considerando que durante os exercícios físicos a demanda energética para manter a contração muscular aumenta, elevando o consumo de ATP, a fototerapia pode atuar modulando essa necessidade fisiológica. A irradiação com

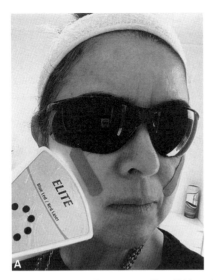 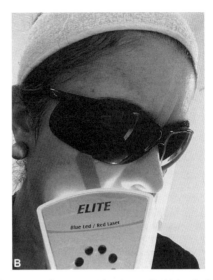

Figura 11.2 Irradiação com *laser* vermelho (660 nm) para acelerar o estímulo excitatório da bandagem elástica funcional Therapy Tex® instalada sobre o músculo zigomático maior, ao longo do músculo (**A**) e ao redor do músculo (**B**). (Esta figura encontra-se reproduzida em cores em gen-io.grupogen.com.br.)

laser vermelho (660 nm) durante a aplicação da isometria – corrente farádica seguida do método Therapy Taping® para estímulo excitatório no músculo escolhido (Figura 11.2) – tem como finalidade garantir o aporte de oxigênio nos tecidos que estão sendo trabalhados, bem como manter o funcionamento das vias energéticas que fornecem ATP para as atividades muscular e tegumentar, evitando a deficiência relativa no fornecimento pela via oxidativa (mitocondrial), o que poderia acarretar a suplementação pela glicólise anaeróbia, contribuindo para a formação de ácido láctico e, consequentemente, para a fadiga muscular.

Essa ideia está embasada em trabalhos recentes discutidos no livro de Bagnato e Paolillo (2014), em que foi analisada a associação de exercícios e fototerapia. Estudos relacionando exercícios, fototerapia e bandagem estão em andamento.

Também pode ser interessante a irradiação simultânea com LED âmbar (590 ± 10 nm) e *laser* infravermelho (808 nm) durante o exercício isométrico passivo (Figura 11.3) para garantir o suprimento de NO e, consequentemente, a vasodilatação e o aporte de oxigênio por meio da respiração mitocondrial, bem como, simultaneamente, uma concentração satisfatória de íons de cálcio no meio intracelular para manter o equilíbrio acidobásico do sistema e assegurar

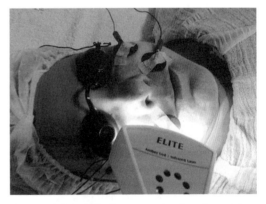

Figura 11.3 Irradiação nos músculos zigomáticos maiores e menores nas sessões de biofotônica orofuncional (isometria passiva com corrente farádica associada a *lasers* e LED para estímulo funcional) imediatamente antes da aplicação das bandagens para uso noturno. (Esta figura encontra-se reproduzida em cores em gen-io.grupogen.com.br.)

a eficiência das atividades muscular e tegumentar. Essa ideia fundamenta-se em vários achados científicos de Asmussen (2011), Edwards (1981) e Powers e Howley (2006), que afirmam ser a fadiga muscular um fator limitante do exercício e do desempenho físico (Figuras 11.4 e 11.5).

Por outro lado, a irradiação com *laser* infravermelho após o término do exercício está indicada com a "finalidade de drenar os

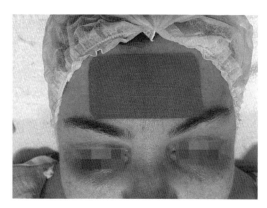

Figura 11.4 Método Therapy Taping® (clivagem) utilizado para instalar a bandagem elástica funcional Therapy Tex® na região da testa, a fim de inibir porções frontais do músculo occipitofrontal. (Esta figura encontra-se reproduzida em cores em gen-io.grupogen.com.br.)

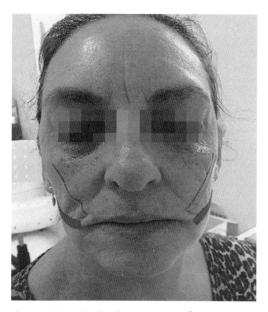

Figura 11.5 Método Therapy Taping® para excitar o músculo zigomático maior (bilateral). (Esta figura encontra-se reproduzida em cores em gen-io.grupogen.com.br.)

metabólitos resultantes do exercício, considerados radicais livres que podem iniciar a degradação tecidual (De Marchi *et al.*, 2012), bem como diminuir níveis séricos de creatinoquinase (CK) e de lactato sanguíneo (Leal Jr. *et al.*, 2010), que poderiam provocar as dores pós-exercícios". Além disso, há relatos de estudos que confirmam outros benefícios da irradiação com *laser* infravermelho 808 nm, como: alterar a expressão gênica para crescimento e hipertrofia das fibras musculares (Patrocínio *et al.*, 2013), aumentar a potência muscular (Paolillo *et al.*, 2011) e melhorar o tônus do músculo em tratamento, resultando, então, tanto em atividade quanto em suporte mais eficientes para o sistema tegumentar (Figura 11.6).

É muito interessante o relato sempre semelhante dos pacientes sobre a sensação imediata após a aplicação da bandagem: bem-estar. Na verdade, como os músculos da mímica facial, objetos do nosso tratamento, estão interligados, quando buscamos o equilíbrio de forças entre eles; utilizando, inclusive, a técnica aqui proposta (método Therapy Taping® associado à fototerapia), o resultado é bem-estar, provavelmente porque melhoramos a sinergia entre esses músculos.

A associação entre fototerapia, *lasers* e LED pode e parece contribuir para acelerar todo o processo fisiológico envolvido nessa reprogramação neuromuscular.

Aplicação do método Therapy Taping®

Devem ser iniciados todos os procedimentos orofaciais, garantindo que os tecidos a serem trabalhados estejam nas melhores condições para responder fisiologicamente, ou seja, limpos, hidratados e tonificados. Assim, considerando o tecido tegumentar do sistema

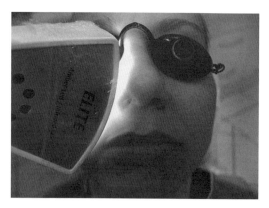

Figura 11.6 Irradiação com *laser* infravermelho (808 nm), energia total de 2 J por ponto, em contato, sobre o músculo trabalhado na sessão de isometria passiva, previamente ao uso noturno das bandagens elásticas funcionais Therapy Tex®. (Esta figura encontra-se reproduzida em cores em gen-io.grupogen.com.br.)

estomatognático, a primeira sessão de biofotônica orofacial deverá promover a hidratação fotônica facial (higienização com leve esfoliação, irradiação com *laser* infravermelho seguida de LED azul, tonificação, aplicação de dermocosmético hidratante e fotoproteção). Ao final dessa sessão, a bandagem terapêutica Therapy Tex® será aplicada, e o paciente será instruído a permanecer com ela até o amanhecer, quando poderá removê-la para trabalhar, ou, sendo possível, completar o uso por 24 h seguidas.

Instituímos a sessão de tratamento ao final do dia e a aplicação da Therapy Tex® como procedimento conclusivo. Essa opção de uso noturno das bandagens elásticas funcionais se constituiu no modo mais adequado e confortável para o emprego do tratamento, sem interferir negativamente no convívio social do paciente.

Imediatamente antes da aplicação da bandagem, a face deverá ser limpa e seca, para que a aderência seja a melhor possível. Escolher o músculo ou grupo muscular a ser trabalhado é muito importante. Dessa maneira, visando a um objetivo claro, produzir um estímulo excitatório ou inibitório, o tratamento poderá ser mais eficiente.

A segunda sessão de biofotônica orofuncional consiste na limpeza facial fotônica, na qual haverá uma associação da microdermoabrasão física (*peeling* de cristal) à sequência posterior de fontes de luz (LED azul para descontaminação, *laser* vermelho para oxigenação e reparo, finalizando com *laser* infravermelho para drenagem linfática facial). Ao final, novamente o paciente será instruído no uso das bandagens.

A partir da terceira sessão, o tratamento mais específico para tonificação muscular e tissular será realizado; então, uma associação entre dermocosméticos apropriados e a sequência fotônica para estímulo do colágeno será empreendida. Durante o procedimento de higienização da pele da face, do pescoço e do colo, é interessante efetuar uma leve esfoliação e descontaminação. Para isso, o LED azul pode ser utilizado imediatamente após a esfoliação.

O próximo passo serão manobras de alongamento e estimulação muscular e tegumentar, podendo-se utilizar massagens modeladoras, por exemplo. O objetivo é melhorar a irrigação sanguínea para otimizar a absorção do *laser* vermelho. Segue-se, então, a irradiação com *laser* vermelho (p. ex., 660 nm), com energia total de 2 J por ponto, pontos equidistantes de 2,0 cm ao longo do feixe muscular que será trabalhado. O modo de operação deverá ser contínuo, em contato e pontual.

Nesse momento, o profissional poderá escolher se fará uma sessão de isometria passiva, associando outros grupos musculares para serem tratados com corrente farádica, bandagem elástica e luz, desde que não haja interferência destrutiva entre os estímulos mecânicos (Figura 11.7).

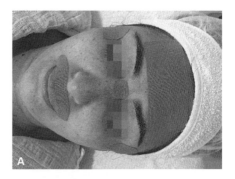

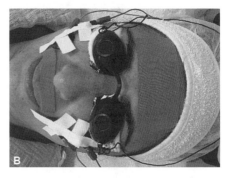

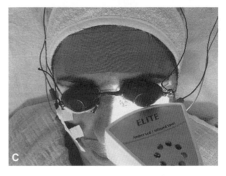

Figura 11.7 A. Aplicação das bandagens elásticas Therapy Tex® em alguns grupos musculares. **B.** Instalação dos eletrodos da corrente farádica. **C.** Isometria passiva por 20 min associada a fototerapia (biofotônica orofuncional). (Esta figura encontra-se reproduzida em cores em gen-io.grupogen.com.br.)

No momento da aplicação da bandagem, o paciente deverá "alongar" ao máximo o músculo a ser trabalhado e segurar em isometria enquanto a bandagem for posicionada, como mostra a Figura 11.8. A sessão deverá sempre ser finalizada com a aplicação do fotoprotetor e com a revisão da instrução ao paciente quanto ao uso noturno das bandagens elásticas.

Para marcas de expressão devido à ação do músculo, é indicada a técnica de clivagem com a finalidade de estímulo tegumentar inibitório. A colagem da bandagem elástica segue a sequência apresentada nas Figuras 11.9 a 11.12.

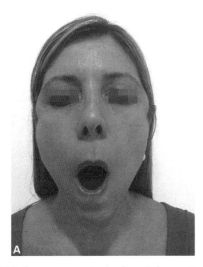
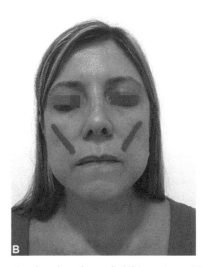

Figura 11.8 Modo como a paciente deve "alongar" os músculos elevadores do lábio e zigomáticos (**A**) para aplicação das bandagens direita e esquerda (**B**) pelo terapeuta, visando à diminuição do sulco nasolabial ("bigode chinês"). (Esta figura encontra-se reproduzida em cores em gen-io.grupogen.com.br.)

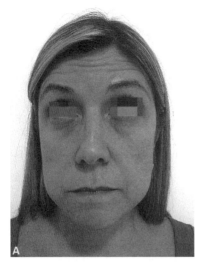
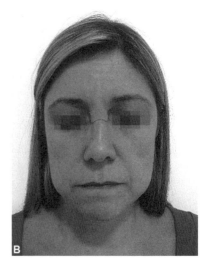

Figura 11.9 A. Contração do músculo frontal. **B.** Bandagem terapêutica aplicada no músculo prócero. (Esta Figura encontra-se reproduzida em cores em gen-io.grupogen.com.br.)

Capítulo 11 | Bandagem Terapêutica e Sistema Estomatognático

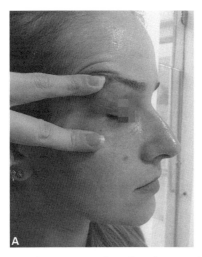 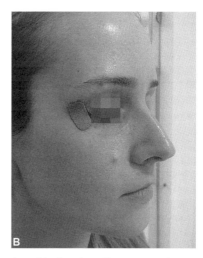

Figura 11.10 **A.** Alongamento da pele sobre o músculo orbicular dos olhos. **B.** Bandagem terapêutica aplicada nas marcas de expressão da região. (Esta Figura encontra-se reproduzida em cores em gen-io.grupogen.com.br.)

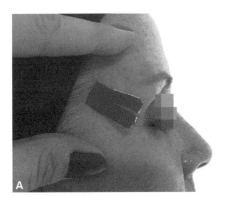 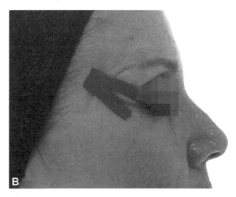

Figura 11.11 **A.** Alongamento da pele sobre o músculo orbicular dos olhos. **B.** Outra forma de aplicação de bandagem terapêutica nas marcas de expressão da região. (Esta Figura encontra-se reproduzida em cores em gen-io.grupogen.com.br.)

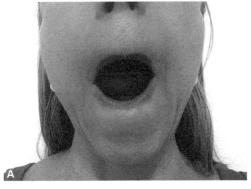 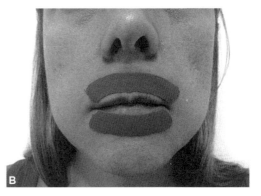

Figura 11.12 **A.** Alongamento da pele sobre o músculo orbicular da boca. **B.** Bandagem terapêutica aplicada nas marcas de expressão da região. (Esta Figura encontra-se reproduzida em cores em gen-io.grupogen.com.br.)

Casos clínicos

A seguir serão brevemente apresentados alguns casos.

Caso clínico 1

A paciente I. S. M., de 52 anos, casada, engenheira, utilizou a bandagem terapêutica por 46 h ininterruptamente, durante tratamento de biofotônica orofacial, com a finalidade de relaxar o ventre frontal do músculo occipitofrontal, diminuindo as marcas de expressão horizontais na região da testa. O tratamento da biofotônica orofuncional foi iniciado e, após três sessões de hidratação fotônica e estímulo do colágeno com *lasers* e LED, a bandagem terapêutica (Therapy Tex®) foi aplicada. Então, ao retornar ao consultório, ela recebeu mais uma sessão de biofotônica orofuncional (protocolo da plástica biofotônica com biogen – Adcos), e o resultado é apresentado na Figura 11.13.

Sabe-se que a excessiva contração dos músculos faciais prejudica a circulação do sistema linfático, provocando o acúmulo de líquidos e toxinas na região e uma expressão abatida e de cansaço, favorecendo o aparecimento de rugas precoces (Drenagem facial, 2014). Daí a importância de optar pelo estímulo excitatório muscular não apenas para tonificar e sustentar o sistema tegumentar, mas também para manter uma atividade em homeostase com as necessidades fisiológicas, sem exageros. Logo, é indicada a instalação da bandagem terapêutica por meio da técnica de clivagem, que, semelhantemente à toxina botulínica, diminui a atividade contrátil do músculo tratado, viabilizando sua reprogramação neural.

Caso clínico 2

A paciente L. F. C. R., de 47 anos, casada, cirurgiã-dentista, utilizou por 2 meses e 12 dias (à noite, enquanto dormia), associada à biofotônica orofacial, a bandagem terapêutica, com a finalidade de diminuir o sulco nasolabial, como mostrado na Figura 11.14. Ela recebeu sessões de biofotônica orofuncional para estímulo do colágeno quinzenalmente.

Caso clínico 3

A paciente M. N., de 51 anos, casada, bancária, utilizou por 2 meses e 5 dias (à noite, enquanto dormia), associada à biofotônica orofacial, a bandagem elástica, com a finalidade de inibir

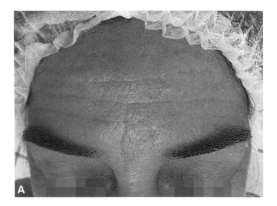
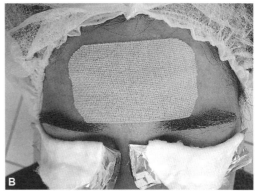
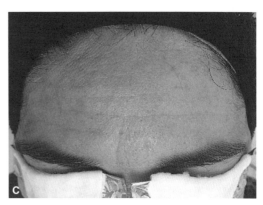

Figura 11.13 A. Ventre frontal do músculo occipitofrontal antes do tratamento. **B.** Aplicação de bandagem terapêutica Therapy Tex®. **C.** Região após tratamento de 4 sessões de biofotônica orofuncional e utilização de bandagem terapêutica por 46 h ininterruptamente. (Esta Figura encontra-se reproduzida em cores em gen-io.grupogen.com.br.)

o músculo prócero, diminuindo as marcas de expressão horizontais na região entre os olhos (Figura 11.15). Ela recebeu sessões de biofotônica orofuncional semanalmente.

Capítulo 11 | Bandagem Terapêutica e Sistema Estomatognático 179

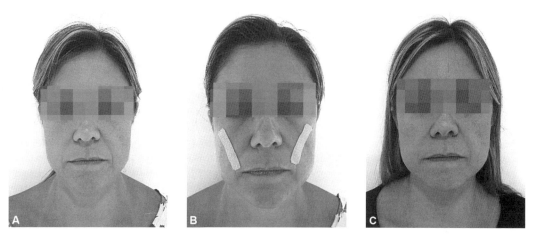

Figura 11.14 A. Visualização da pele sobre o músculo zigomático maior antes do tratamento. **B.** Aplicação de bandagem terapêutica. **C.** Região após uso noturno da bandagem terapêutica para estímulo excitatório do músculo zigomático maior. (Esta Figura encontra-se reproduzida em cores em gen-io.grupogen.com.br.)

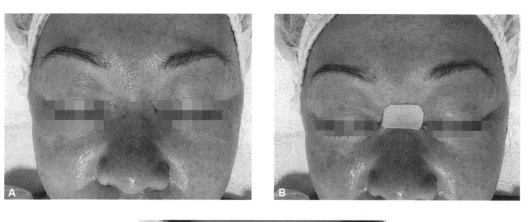

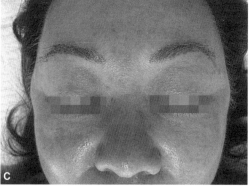

Figura 11.15 A. Visualização da pele sobre o prócero antes do tratamento. **B.** Aplicação da bandagem terapêutica. **C.** Região após uso de bandagem terapêutica na pele sobre o músculo prócero. (Esta Figura encontra-se reproduzida em cores em gen-io.grupogen.com.br.)

Caso clínico 4

A paciente V. G. G., de 50 anos, separada, bancária, utilizou por 2 meses e 5 dias (à noite, enquanto dormia), associada à biofotônica orofacial, a bandagem terapêutica, com a finalidade de inibir o ventre frontal do músculo occipitofrontal, diminuindo as marcas de expressão horizontais na região da testa, como é possível observar na Figura 11.16. Ela recebeu sessões de biofotônica orofuncional semanalmente.

Caso clínico 5

A paciente S. R., de 62 anos, casada, aposentada, utilizou por 15 dias (à noite, enquanto dormia), sem associar à fototerapia orofuncional, a bandagem elástica no ventre superior do músculo orbicular dos lábios, com a finalidade de diminuir as marcas de expressão periorais ("código de barras") (Figura 11.17).

Durante todo o tratamento, os pacientes devem utilizar o bloqueador ou filtro solar indicado para seu tipo de pele (FPS 21, no mínimo), bem como fazer a correta higienização e hidratação diárias da pele facial (procedimentos que deverão ser orientados por escrito pelo cirurgião-dentista). Pode ocorrer irritação local devido ao atrito da bandagem com a pele que está sendo tratada ou ao tipo de pele do paciente; por isso, é muito importante que ele seja monitorado semanalmente pelo profissional e que faça uma aplicação caseira com gel-creme à base de dexpantenol ou vitamina B5 (p. ex., Bepantol Derma®), ou mesmo com óleo de rosa mosqueta. Também deve evitar banhos muito quentes e uso de ácidos tópicos sem orientação.

Conclusão

O uso da bandagem terapêutica pelo método Therapy Taping® tem apresentado resultados muito satisfatórios quando associado aos tratamentos da fisioterapia convencional.

Aliado às novas abordagens odontológicas para reabilitação do sistema estomatognático, ele auxilia procedimentos no consultório, durante as sessões de tratamento, mas também garante a continuidade da terapia, pelo paciente, em casa. Essa oportunidade agrega valor à reprogramação neuromuscular pretendida, podendo acelerar todo o processo reabilitador. A possibilidade de associar a fototerapia à base de fontes de luz *laser* e LED ao método Therapy Taping® estimula os fotorreceptores tegumentares em conjunto com os mecanorreceptores que poderão acelerar as respostas musculares.

Muito mais do que reposicionar os sistemas neural, muscular e tegumentar da região orofacial, optar pelo uso da biofotônica orofacial associada ao método Therapy Taping® inaugura um novo capítulo na área inovadora que se estabelece na odontologia: reabilitação orofuncional. Esta consiste em um programa de tratamento que transcende o alívio da dor e a reprogramação dos sistemas neuromusculares, garantindo também um aspecto mais saudável e estético ao sistema tegumentar, o qual espelha o bem-estar holístico de cada pessoa no seu convívio social diário.

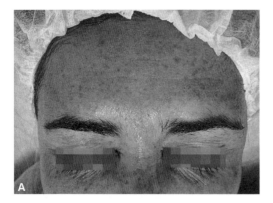
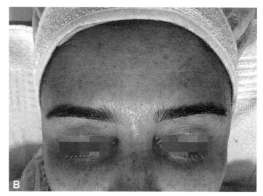

Figura 11.16 A. Visualização da região da testa antes do tratamento. **B.** Região após uso noturno da bandagem terapêutica. (Esta Figura encontra-se reproduzida em cores em gen-io.grupogen.com.br.)

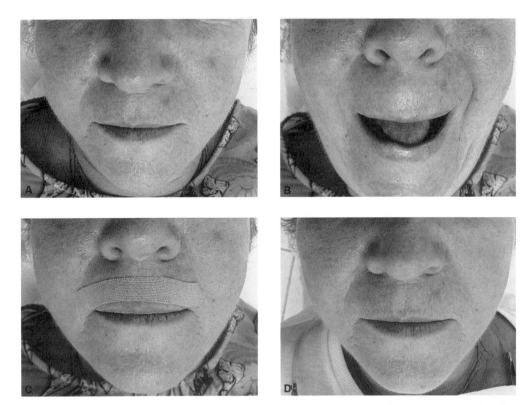

Figura 11.17 A. Visualização da pele sobre o músculo orbicular de boca. **B.** Alongamento da pele sobre o músculo orbicular da boca. **C.** Aplicação da bandagem terapêutica Therapy Tex®. D. Região após 15 dias de uso noturno da bandagem terapêutica (sem aplicação biofotônica). (Esta Figura encontra-se reproduzida em cores em gen-io.grupogen.com.br.)

Referências bibliográficas

Asmussen E. Muscle fatigue. Medicine and Science in Sports. 2011; 11:313-21.

Bagnato VS, Paolillo FR. Novos enfoques da fototerapia para condicionamento físico e reabilitação. São Carlos: Compacta; 2014. 198 p. il.

Bianchini EMG. A cefalometria nas alterações miofuncionais orais – diagnóstico e tratamento fonoaudiológico. São Paulo: Pró-fono Departamento Editorial; 1993.

Brunetti RF, Montenegro LFB. Odontogeriatria: noções de interesse clínico. São Paulo: Artes Médicas; 2002.

Budtz-Jorgensen E. Prosthodontics for the elderly: diagnosis and treatment. London: Quintessence Books; 1999.

Colunista Portal – Educação. Rugas faciais. Disponível em: http://www.portaleducacao.com.br/Artigo/Imprimir/35486. Acesso em 14 mar 15.

Colvero AP, Colvero MO, Fiori RM. Módulo de Ensino fototerapia – modulus of teaching phototherapy. Sci Med. 2005 abr./jun; 15(2):125-31.

De Marchi T, Leal Jr. EC, Bortoli C et al. Low level *laser* therapy (LLLT) in human progressive-intensity running: effects on exercise performance skeletal muscle status and oxidative stress. Lasers Med Sci. Jan 2012; 27(1):231-6.

Drenagem facial. Livro-texto. Disponível em: http://www.portaleducacao.com.br. Acesso em 7 fev. 2014.

Drumond Jr. NJP, Yemm R. Dental care of the elderly. London: Mosby Wolfe; 1995.

Edwards RH. Human muscle function and fatigue. Cyba Found Symp. 1981; 82:1-18.

Fontana CR, Song X, Polymeri A et al. The effect of blue light on periodontal biofilm growth *in vitro*. Lasers Med Sci. 2015.

Goldman L, Blaney DJ, Kindel DJ et al. Impact of the *laser* on dental caries. Nature. 1964; 203:417.

Gómez-Soriano J, Abián-Vicén J, Aparicio-Garcia C et al. The effects of Kinesio Taping on muscle tone in healthy subjects: A double-blind, placebo-controlled crossover trial. Man Ther. 2014; 19:131-6.

González NZT. Componentes do aparelho estomatognático. In: González NZT, Lopes LD. Fonoaudiologia e ortopedia maxilar na reabilitação orofacial – tratamento precoce e preventivo, terapia miofuncional. São Paulo: Santos; 2000. p. 1-7.

Gusella A, Bettuolo M, Contiero F et al. Kinesiologic taping and muscular activity: A myofascial hypothesis and a randomised, blinded trial on healthy individuals. J Body Mov Ther. 2014; 8:405-11.

Hibst R, Keller U. Experimental studies of the applications of the Er: YAG *laser* on dental hard substances: I. Measurement of the ablation rate. Lasers Surg Med. 1989; 9(4):338-44.

Jotz GP, Schneider A, Oliveira VF et al. Anatomia da cavidade oral, orofaringe, hipofaringe, laringe e esôfago. In: Jotz GP, Carrara-de-Angelis E, Barros APB. Tratado da deglutição e disfagia no adulto e na criança. Rio de Janeiro: Revinter; 2009. p. 3-15.

Karu TI. Photobiological fundamentals of low-power *laser* therapy. IEEE J Quant Elect. 1987; QE-23:1703-17.

Karu TI. Ten lectures on basic science of *laser* phototherapy. New York: Prima Books; 2008. 400 p. il.

Kase K, Tatsuyuki H, Tomoki O. Development of Kinesio Tape. Kinesio Taping Perfect Manual. Kin Tap Assoc. 1998; 6-10:117-18.

Lavi R, Ankri R, Sinyakov M et al. The plasma membrane is involved in the visible light-tissue interaction. Photom Laser Surg. 2012; 30(1):14-19.

Leal Jr. EC, Lopes Martins RA, Frigo L et al. Effects of low level *laser* therapy (LLLT) in the development of exercise-induced skeletal muscle fatigue and changes in biochemical markers related to postexercise recovery. J Orthop Sports Phys Ther. 2010; 40(8):524-32.

Lim WB, Kim JS, Lim CG et al. Effect of 635 nm light-emitting diode irradiation on intracellular superoxide anion scavenging independent of the cellular enzymatic antioxidant system. Photo Laser Surg. 2012; 30(8):451-9.

Lizarelli RFZ. Protocolos clínicos odontológicos – uso do *laser* de baixa intensidade. 4. ed. São Carlos: Return Propaganda e Publicidade; 2010. 88 p. Il.

MacGregor K, Gerlach S, Mellor R et al. Cutaneous stimulation from patella tape causes a differential increase in vasti muscle activity in people with patellofemoral pain. J Orthop Res. 2005; 23:351-8.

Morini Jr. N. Bandagem terapêutica – conceito de estimulaçãoo tegumentar. São Paulo: Roca; 2013. 166 p. il.

Morrisey D. Proprioceptive shoulder taping. J Bodywork Movement Ther. 2000; 4:189-194.

Muñoz ISS, Hauck LA, Nicolau RA et al. Efeito do *laser* vs LED na região do infravermelho próximo sobre a atividade muscular esquelética – estudo clínico. Rev Bras Eng Bio. 2013; 29(3):262-8.

Nelson DL, Cox MM. Princípios de bioquímica de Lehninger. 6. ed. Rio de Janeiro: Artmed; 2014.

Oyamada A, Ikai H, Nakamura K et al. *In vitro* bactericidal activity of photo-irradiated oxydol products via hydroxyl radical generation. Biocont Sci. 2013; 18(2):83-8.

Paolillo FR, Lins EC, Corazza AV et al. Thermography applied during exercises with or without infrared light emitting diode irradiation: individual and comparative analysis. Photo Laser Surg. 2013; 31(7):349-55.

Paolillo FR, Milan JC, Aniceto IV et al. Effects of infrared-LED illumination applied during high-intensity treadmill training in postmenopausal women. Photom Laser Surg. 2011; 29(9):639-45.

Patrocínio T, Sardim AC, Assis L et al. Effect of low level *laser* therapy (808 nm) in skeletal muscle after resistance exercise training in rats. Photom Laser Surg. 2013; 31(10):492-8.

Powers SK, Howley ET. Fisiologia do exercício – teoria e aplicação. 5. ed. São Paulo: Manole; 2006.

Poyton RO, Ball KA. Therapeutic photobiomodulation nitric oxide and a novel function of mitocondrial cytocrome C oxidase. Discov Med. 2011; 11(57):154-9.

Sicher H, Dubrul EL. Oral anatomy. Rio de Janeiro: Guanabara Koogan; 1975.

Slupik A, Dwornik M, Bialoszewski D et al. Effect of Kinesio Taping on bioelectrical activity of vastus medialis muscle. Preliminary report. Ortop Traumatol Rehabil. 2007; 9(6):644-51.

Szeimmies R, Drager J, Albes C et al. History of photodynamic therapy in dermatology. Photo Ther Fluor Diag Dermatol. 2001; 2:3-15.

Tanigute CC. Desenvolvimento das funções estomatognáticas. In: Marchesan IQ. Fundamentos em fonoaudiologia – aspectos clínicos da motricidade oral. Rio de Janeiro: Guanabara Koogan; 1998. p. 1-6.

Tobin S, Robinson G. The effect of McConnell's vastus lateralis inhibition taping technique on vastus lateralis and vastus medialis obliquus activity. Physiotherapy. 2000; 86(4):173-83.

Wheeland RG, Koreck A. Safety and effectiveness of a new blue light device for the self-treatment of mild-to-moderate acne. J Clin Aest Dermatol. 2012; 5(5):25-31.

Youngsook B. Change the myofascial pain and range of motion of the temporomandibular joint following Kinesio Taping of latent myofascial trigger points in the sternocleidomastoid muscle. J Phys Ther Sci. 2014; 26:1321-4.

Articulação Temporomandibular

Gabriela Maris de Faria Martelli, Camila Fávero de Oliveira, Nelson Morini Jr.

Introdução

O sistema mastigatório é extremamente complexo. É composto de ossos, músculos, dentes, ligamentos e articulação. Cada movimento é coordenado para maximizar a função e minimizar o dano a qualquer estrutura. Movimentos precisos da mandíbula são requeridos para que os dentes sejam também movidos de modo eficiente e cumpram da melhor maneira sua função mastigatória (Rizzolo e Madeira, 2006; Fernandes-Neto, 2008).

A articulação temporomandibular (ATM), responsável pelos movimentos da mandíbula, é uma articulação sinovial, ou seja, apresenta cavidade articular, cápsula articular com membrana sinovial produtora de um líquido sinovial lubrificante e movimentos amplos ao redor de um osso fixo, o temporal. Seu papel é unir a mandíbula ao restante do crânio. Caracteriza-se por ser bilateral e independente, com movimentos próprios para cada lado, viabilizando abertura, fechamento, lateralidade, protrusão e retrusão da boca. Contudo, apesar de ser bilateral, seus movimentos são simultâneos, fazendo com que ela seja considerada uma única articulação (Rizzolo e Madeira, 2006; Okeson, 1993).

Anatomicamente, as partes ósseas delimitantes da ATM são o côndilo, a eminência articular e a fossa mandibular do osso temporal. Suas superfícies articulares são cobertas por tecido conjuntivo denso modelado, e não por cartilagem hialina, o que difere a ATM de outras articulações sinoviais (ombro, cotovelo, quadril e joelho). Entre suas estruturas ósseas, encontra-se o disco articular, composto por tecido conjuntivo denso fibroso destituído de vasos sanguíneos e fibras nervosas (Herb *et al.*, 2006; Rizzolo e Madeira, 2006). A articulação é estabilizada por três ligamentos colaterais: discal, capsular e temporomandibular. Estes se anexam ao disco nos polos medial e lateral do côndilo mandibular, bem como na fossa temporal. Eles limitam o movimento extremo da cabeça da mandíbula. O ligamento capsular rodeia o espaço articular e do disco e atua de modo a conter o líquido sinovial no espaço da articulação (Herb *et al.*, 2006).

Os componentes do esqueleto são mantidos juntos e movimentam-se pelos músculos esqueléticos, os quais proporcionam locomoção necessária para a sobrevivência do indivíduo. Eles são constituídos de numerosas fibras de 10 a 80 μm de diâmetro, cada uma, por sua vez, composta de subunidades sucessivamente menores. Na maior parte dos músculos, elas ocupam toda a extensão (Okeson, 1993). Para que os movimentos básicos mandibulares, de abaixamento e elevação, sejam possíveis, a musculatura local entra em ação. No movimento de abaixamento, atuam os pterigóideos laterais, que são músculos protrusores, e os digástricos, que são retrusores (Rizzolo e Madeira, 2006).

O pterigóideo lateral é o mais curto dos músculos da mastigação; contudo, é o único que se relaciona com a ATM, realizando um movimento que os outros não realizam. Origina-se de dois locais — paredes lateral e superior da fossa infratemporal —, pois apresenta duas cabeças de origem: a inferior, que é maior e prende-se na face lateral da lâmina lateral do processo pterigoide, e a superior, que é menor e liga-se à superfície infratemporal da asa maior do esfenoide. A contração simultânea desses músculos faz com que as cabeças da mandíbula deslizem para frente em um movimento de protrusão (Rizzolo e Madeira, 2006; Okeson, 1993).

Já o músculo digástrico, como o próprio nome indica, tem dois ventres cárneos unidos por um tendão comum. Origina-se da área mastóidea do temporal e insere-se no corpo da mandíbula. Em pacientes com limitação de abertura bucal, o ventre anterior do digástrico apresenta-se sensível devido ao intenso trabalho que o músculo precisa realizar na abertura. Esses dois pares de músculos são antagônicos, mas funcionam simultaneamente (Rizzolo e Madeira, 2006).

O movimento inverso é o de elevação da mandíbula. Os principais músculos envolvidos são os três músculos elevadores, o masseter, o pterigóideo medial e o temporal. Todos ligam a mandíbula (ponto móvel no qual se inserem) ao crânio (ponto fixo do qual se originam). Eles trabalham em grupo e são os principais responsáveis por movimentar a mandíbula em todos os planos e direções, utilizando a ATM como fulcro (Rizzolo e Madeira, 2006).

O músculo masseter é retangular, espesso e forte (Okeson, 1993), recoberto pela fáscia massetérica, e estende-se sobre todo o ramo mandibular, com exceção do processo condilar. Sua inserção na mandíbula envolve desde a região do segundo molar na borda inferior posteriormente para incluir o ângulo. Ele tem duas porções (ou cabeças): (1) porção superficial, constituída por fibras que correm para baixo e ligeiramente para trás; (2) porção de fundo, constituída por fibras que rodam em uma direção predominantemente vertical. Na movimentação, o masseter é o músculo que eleva a mandíbula com maior potência, e, clinicamente, a contração espasmódica dele, seguida de dor, é um dos sintomas frequentes da disfunção temporomandibular (DTM) (Rizzolo e Madeira, 2006).

O músculo temporal também é recoberto pela fáscia temporal, que se fixa acima da linha temporal e da margem do processo frontal do zigomático. Sua inserção inferior é bem peculiar e divide-se em duas lâminas, a superficial e a profunda, para envolver a margem superior do arco zigomático por dentro e por fora. O músculo temporal eleva a mandíbula pelo conjunto de fibras anteriores, e as posteriores fazem o papel de retrusoras da mandíbula. Ele pode ser dividido em três zonas distintas de acordo com a direção da fibra e a função final (Rizzolo e Madeira, 2006). A porção anterior consiste em fibras dirigidas quase verticalmente. A porção do meio contém fibras que correm obliquamente pelo aspecto lateral do crânio (ligeiramente para frente à medida que passam para baixo). A parte posterior é constituída por fibras alinhadas quase na horizontal, avançando acima da orelha para se juntar a outras fibras do temporal, à medida que passam sob o arco zigomático (Okeson, 1993).

O músculo pterigóideo medial, apesar de ser menor que o masseter, apresenta as mesmas características: é retangular e insere-se no ramo da mandíbula, é um músculo de força com fibras curtas e trançadas, bastante tendíneo, e age como sinergista do masseter. Assim como o masseter e o temporal, ele é recoberto com uma fáscia que o separa do músculo pterigóideo lateral. É um músculo elevador e,

concomitantemente a este movimento, desloca a mandíbula para frente, tal como o masseter (Rizzolo e Madeira, 2006). Junto a este, ele forma um estilingue muscular que suporta a mandíbula no ângulo mandibular. Quando ocorre a contração das fibras, a mandíbula é elevada e os dentes entram em contato (Okeson, 1993).

Cada um dos músculos da mastigação tem seu momento de força com um vetor representativo da resultante, mas a resultante final do somatório desses três músculos é dirigida para cima e ligeiramente para frente, fazendo com que o côndilo se encontre com a vertente posterior da eminência articular no final do fechamento da boca (Rizzolo e Madeira, 2006).

O fato de a ATM ser composta (mandíbula, temporal e disco) possibilita-lhe realizar os movimentos de dobradiça e deslizamento (Okeson, 1993). Nas regiões onde recebe maior impacto, particularmente na vertente anterior da cabeça da mandíbula e na posterior da eminência articular, as camadas do tecido conjuntivo são mais espessas (Fernandes-Neto, 2006; Fernandes-Neto, 2008).

Tendo em vista o grande impacto recebido pela região devido às forças mastigatórias, o fato de a ATM ser revestida por um tecido conjuntivo denso é uma vantagem significativa em relação às outras articulações. Uma vez lesada, a cartilagem hialina exibe pouca capacidade regenerativa. Nesse sentido, o tecido conjuntivo é beneficiado devido ao seu extremo potencial de regeneração (Rizzolo e Madeira, 2006). Contudo, é importante lembrar que existe uma fibrocartilagem abaixo da camada superficial fibrosa; por isso, mesmo com a cápsula fibrosa, essa articulação necessita de cuidados, visto que o disco não apresenta vascularização ou inervação direta (Herb *et al.*, 2006).

Disfunção temporomandibular

A ATM pode ser afetada isoladamente por doenças infecciosas e inflamatórias. Além dela, dentes e músculos da mastigação podem ser acometidos por manifestações patológicas comuns que, em conjunto, constituem os sintomas das disfunções (Fernandes-Neto, 2006). A DTM é um termo genérico utilizado para designar alguns sinais clínicos e sintomas envolvendo os músculos da mastigação, a ATM e as estruturas associadas (Goldstein, 1999). É um conjunto de manifestações clínicas de função mandibular precária que podem ou não estar associadas a dor. Portanto, o diagnóstico correto dos tipos de DTM requer um subconjunto de diagnósticos específicos para a compreensão adequada da condição do paciente (Herb *et al.*, 2006).

A DTM apresenta prevalência de sintomas, podendo ser considerada grave, com necessidade de tratamento, entre 2 e 10% da população. Mais da metade das pessoas exibe algum sintoma; contudo, poucas precisam de tratamento imediato (McNeil, 1997). A maioria dos casos de DTM é reconhecida como exemplos de distúrbios autolimitantes leves que desaparecem sem tratamento. A disfunção mais comum, que compreende 90 a 95% de todos os casos, é uma condição com múltiplas queixas de dor musculoesquelética facial. Além dela, existe uma variedade de disfunções da mandíbula sem causa estrutural identificada (Rizzolo e Madeira, 2006). Portanto, para que se chegue a um diagnóstico específico, devem-se incluir considerações de todas as partes anatômicas: mandíbula e músculos; osso e cartilagem, estruturas comuns; estruturas conjuntas dos tecidos moles, incluindo disco articular e membrana sinovial; mandíbula e função articular; além de uma análise do distúrbio da dor, levando em conta especificamente o comportamento do paciente (Goldstein, 1999; Fernandes-Neto, 2008).

A disfunção pode acometer qualquer pessoa; porém, é mais comum em mulheres brancas na terceira década de vida, além de ter alta prevalência durante a puberdade (Könönen *et al.*, 1996; Fernandes-Neto *et al.*, 2006; Barbosa *et al.*, 2008), evidenciando que o estresse está intimamente relacionado com os fatores causais. Pullinger e Seligman (1993) acreditam que, quando a mordida cruzada em uma criança produz deslocamento da mandíbula para o lado da mordida cruzada, deve ser corrigida para reduzir as demandas adaptativas do sistema estomatognático. Além disso, fatores como queda no sistema imunológico, transtornos do sono e depressão são, muitas vezes, considerados propulsores da evolução de uma DTM (Okeson, 1993). A causa clínica da maioria dos casos não está estabelecida. Causas menos comuns, porém mais reconhecidas das disfunções incluem uma gama de lesões diretas, como fraturas do côndilo; doenças sistêmicas, como artrite imunomediada; distúrbios do crescimento e tumores (Goldstein *et al.*, 1999).

Os movimentos parafuncionais da mandíbula, como, por exemplo, bruxismo e hábitos de apertamento dos dentes, estão clinicamente associados a uma variedade de sintomas musculares (Herb *et al.*, 2006), e estes se associam com menos clareza aos desarranjos internos do disco articular. A literatura atual relata que não há dados suficientes que comprovem a relação direta entre movimentos parafuncionais e disfunções da ATM (Manfredini *et al.*, 2010). Quando submetido ao estresse e a altos níveis de tensão emocional, o indivíduo termina por desenvolver bruxismo ou briquismo ("apertamento dental"), e os músculos da mastigação, principalmente os elevadores, ficam enrijecidos, podendo ou não afetar a ATM (Pergamalian *et al.*, 2003). Por fim, o que determina a relevância desse aspecto é o grau de tolerância individual, que, por sua vez, determina a capacidade adaptativa da ATM.

Uma vez que esses movimentos parafuncionais são a causa de sintomas musculares dolorosos, toda a sobrecarga muscular é então direcionada ao côndilo; se o indivíduo apresenta o complexo côndilo-disco sem alteração e anatomicamente bem posicionado, algumas remodelações ou reabsorções anatômicas das superfícies articulares podem ocorrer (Rizzolo e Madeira, 2006). Se o complexo estiver anatomicamente mal posicionado, as forças de compressão em áreas inaptas do disco poderão produzir estiramento dos ligamentos, que serão lentamente alongados (Manfredini *et al.*, 2010; Okeson, 1993). Se a hiperatividade muscular persistir, poderão ocorrer inflamações nos tecidos retroarticulares, causando dor intensa e constante (Fernandes-Neto, 2006; Fernandes-Neto, 2008). O estiramento dos ligamentos pode levar o paciente a uma condição que se dá quando a cabeça do côndilo se desloca da fossa mandibular e ultrapassa a eminência articular, causando o travamento da mandíbula. Nesse caso, o paciente apresenta dor intensa e incapacidade de reverter a situação sem o auxílio de um profissional.

A busca pelo conhecimento que transcende os fatores causais da disfunção da ATM é bem antiga. Historicamente, tem-se observado que a má oclusão é um dos fatores mais associados a tais disfunções, e, até os dias atuais, permanece a discussão sobre sua real influência (Tsukiyama *et al.*, 2001). No final dos anos 1800, os dentistas perceberam a necessidade de administrar a oclusão durante a substituição de dentes naturais por artificiais. Nessa época, os protéticos tinham muita dificuldade em reproduzir próteses que oferecessem conforto e movimentação adequada aos maxilares. Foi mais ou menos nesse período que surgiram as primeiras pesquisas sobre o real funcionamento da mandíbula. A partir disso, começaram a ser produzidos os primeiros articuladores extraorais que buscavam gravar o movimento da mandíbula da maneira mais fiel possível (McNeil, 1997).

Mesmo assim, somente em 1934, Costen, otorrinolaringologista, publicou resultados alegando que a dor em torno da mandíbula e "sintomas" relacionados com o ouvido, como deficiência auditiva, sensação de abafamento, dor, zumbido, tontura, sensação de sinusite e dor, sensação de ardor na garganta e na língua, cefaleia e trismo, melhoraram com alteração da mordida. Costen explicou que os sintomas resultaram de meniscos atróficos ou perfurados, compressão das trompas de Eustáquio e placas do tímpano, erosão do osso dentro da fossa glenoide e irritação do músculo temporal e do nervo corda do tímpano. Além disso, algumas fibras do ligamento esfenomandibular poderiam estar em contato com o osso martelo através da fissura petrotimpânica, o que também explicaria a sintomatologia auditiva que acompanhava a DTM (Rizzolo e Madeira, 2006). Hoje, sabe-se que fatores oclusais, como interferências devido a restaurações e reabilitações mal ajustadas, são responsáveis pela instabilidade ortopédica da mandíbula, fazendo com que haja alterações na posição e no formato condilar (Turp et al., 1996; McNeil, 1997; Gremilion et al., 2006).

Atualmente, o que alguns autores consideram como fatores predisponentes, apesar de o tópico ainda ser visto como polêmico na literatura, são fatores biomecânicos, genéticos e psicológicos dos pacientes (Schwartz, 1955; Fernandes-Neto et al., 2006; Gremilion et al., 2006), ou seja, a causa das disfunções é individual. As condições sistêmicas, como doenças reumáticas, hormonais, infecciosas, nutricionais e metabólicas, podem também influenciar no sistema mastigatório e promover o aparecimento da DTM. Fatores predisponentes biomecânicos comuns incluem lesões prévias, malformação esquelética, desequilíbrios posturais e vários aspectos relacionados com a oclusão.

Tradicionalmente, fatores oclusais como discrepância entre a máxima intercuspidação (MI) e a relação cêntrica (RC) ou interferência nos movimentos excêntricos são considerados primários na etiologia da DTM. É interessante que não haja evidências convincentes de que o tratamento ortodôntico aumente ou diminua as chances de o paciente desenvolver DTM, nem há qualquer prova de risco aumentado relacionado com qualquer tipo particular de mecânica ortodôntica ou tratamentos ortodônticos com extrações dentárias (Rinchuse e McMinn, 2006).

Quanto ao diagnóstico, nas clínicas odontológicas atuais o cirurgião-dentista lança mão de métodos simples para identificar as DTMs, utilizando recursos como anamnese e exame clínico, com especial ênfase no histórico, nos ruídos articulares e mandibulares, na palpação dos músculos e da ATM, na auscultação e na avaliação dos movimentos mandibulares, além de imagens radiográficas e tomográficas (Dworkin, 1992; Turp et al., 1996; Monferdini et al., 2008). Estalos, crepitações, dor ou tumefação na região da articulação revelam que esta não se adaptou às cargas oclusais, aos movimentos parafuncionais ou às discrepâncias entre MI e RC, devido a fatores sistêmicos ou à idade do paciente (Fernandes-Neto et al., 2008).

Classificação

Intracapsular | Desvios no formato

Os desvios no formato incluem defeitos na superfície da articulação e afinamento/perfuração do disco articular. Os que ocorrem na superfície podem abranger tanto o compartimento superior quanto o inferior da ATM. Os mais graves e que necessitam de tratamento em sua maioria se localizam no compartimento superior e na superfície articular da eminência (Fernandes-Neto et al., 2008). Tais irregularidades, como já mencionado, são causadas por traumas à mandíbula, quando há desoclusão dos dentes, inflamação, anormalidades estruturais e remodelamento fisiológico relacionado com forças adversas (Goldstein et al., 1999; Rizzolo e Madeira, 2006).

Outro quadro comum, como o de tensão emocional, pode desenvolver no paciente briquismo ou bruxismo, e tais alterações de força e pressão, quando direcionadas à articulação, podem causar remodelação do disco ou estiramento dos ligamentos articulares (Pergamalian *et al.*, 2003).

Os defeitos na superfície da articulação geralmente são indolores, e o que normalmente caracteriza o paciente com tal condição é uma disfunção mecânica observada durante a abertura e o fechamento da boca. Nota-se um desvio no trajeto incisal no local onde há a interferência (Fernandes-Neto *et al.*, 2008; Okeson, 1993). Devido a esse desvio, muitas vezes nota-se um estalido no mesmo ponto de abertura e fechamento da boca. É importante ressaltar que tal estalido difere do existente no deslocamento do disco com redução, pois este raramente ocorre no mesmo ponto de abertura e fechamento (Rizzolo e Madeira, 2006; Fernandes-Neto, 2008; Okeson, 1993).

Somente se adota conduta cirúrgica em casos nos quais a disfunção se torna intolerável por provocar dor intensa; caso contrário, o paciente deve ser encorajado a mastigar do lado comprometido para diminuir a pressão intra-articular. Contudo, tal esforço deve ser consciente para que a força mastigatória não seja excessiva. Esse processo consiste em desenvolver a trajetória do movimento articular (Fernandes-Neto, 2006).

Em casos nos quais o disco se torna fino, podendo até ser perfurado (Herb *et al.*, 2006), o apertamento dentário e a sobrecarga na ATM são fatores decisivos, pois a pressão contínua pode causar a perfuração do corpo médio do disco, produzindo um orifício circular no centro com bordas fragmentadas. Os pacientes mais acometidos são idosos, e a fratura do disco pode acarretar grandes desgastes nas superfícies condilares. Os indivíduos que desenvolvem esse tipo de lesão normalmente se queixam de ouvir crepitações no momento de abertura da boca. A dor é um fator que, de modo contraditório, pode diminuir de acordo com a extensão da lesão (Okeson, 1993).

Infelizmente o afinamento do disco é difícil de ser diagnosticado clinicamente, por isso é importante lançar mão do diagnóstico por imagens. A princípio, para diminuir a dor das estruturas adjacentes e aliviar os sintomas, o cirurgião-dentista deve recomendar o uso da placa miorrelaxante. Após essa conduta, em virtude da incapacidade de regeneração do disco e da própria perfuração do mesmo, é necessário intervenção cirúrgica (Rizzolo e Madeira, 2006; Fernandes-Neto, 2008; Okeson, 1993).

Degeneração do complexo côndilo-disco

Esta categoria geralmente é dividida em duas subcategorias para fins didáticos e de tratamento: deslocamento do disco articular anterior com e sem redução. Elas ocorrem porque a relação entre o disco articular e o côndilo muda (Okeson, 1993).

Deslocamento do disco articular anterior com redução

Essencialmente, a disfunção interna da ATM tem sido descrita como o deslocamento anterior do disco com ou sem redução. Para muitos autores, deslocamento de disco é sinônimo de disfunção interna, que se refere a qualquer anormalidade na articulação. O disco é mais frequentemente deslocado anteriormente ou anteromedialmente. Porém, o deslocamento medial, o lateral e até mesmo os posteriores têm sido relatados (Pertes, 1995).

O deslocamento anterior com redução ou "deslocamento anterior parcial do disco" ocorre quando o disco se desloca anteriormente ao côndilo na boca fechada, retornando a uma posição normal de acordo com o movimento do côndilo ao longo da eminência articular durante a abertura da boca e o movimento de protrusão. A atividade secundária dos músculos mastigatórios sempre acompanha o deslocamento do disco, causando dor e limitação da abertura bucal. Articulações com "cliques" e irregularidades durante a abertura da boca podem ocorrer nesses casos (Fernandes-Neto, 2006; Fernandes-Neto, 2008; Okeson, 1993).

Qualquer movimento de deslize ou torção entre o disco e o côndilo é considerado anormal, já que o único movimento fisiológico é a rotação. O relacionamento apropriado do disco é obtido graças à firmeza dos seus ligamentos e à perfeita adaptação de suas bordas (Bumann e Lotzmann, 2002). Desse modo, para que o disco se desloque, é necessário que seus ligamentos estejam alongados ou haja deformação e/ou afinamento de sua borda posterior, o que possibilita seu deslocamento anteriormente ou anteromedialmente em relação ao côndilo. Se os ligamentos discais se tornam alongados, o disco pode deslizar anteriormente sobre o côndilo, com a borda posterior terminando à frente do seu ápice. Nessa posição, qualquer pressão excessiva na ATM pode causar afinamento da borda posterior do disco. Essa alteração do contorno pode resultar na perda da capacidade de autoassentamento do disco (Pertes, 1995; Bumann e Lotzmann, 2002; Fernandes-Neto, 2006; Okeson, 1993).

Assim como outras disfunções, existem várias causas possíveis para o deslocamento do disco, e uma delas é a pressão excessiva causada por apertamento (mordida forçada) ou trauma com os dentes ocluídos. Esses fatores podem alterar ou eliminar o líquido sinovial lubrificante, formando uma área de adesão (Bumann e Lotzmann, 2002).

Deslocamento do disco articular anterior sem redução

Quando o disco não retorna para a posição normal, a condição é descrita como deslocamento anterior sem redução. Essa disfunção é caracterizada pelo deslocamento inicial do disco seguido pelo fracasso na redução durante a translação (Fernandes-Neto, 2006), ou seja, o disco não mais retorna a sua posição normal entre o côndilo e a fossa glenoide. O que ocorre é que o côndilo se torna incapaz de passar sob o disco deslocado devido a um espessamento da parte posterior, ocasionado pelas pressões erradas no disco. Em vez de ser bicôncavo, o disco se torna biconvexo, o que impede a redução ou "captura" do mesmo, que nunca retorna a sua posição inicial (Pertes, 1995; Bumann e Lotzmann, 2002). Após a perda do contato entre o côndilo e a eminência articular, o espaço do disco é eliminado, fazendo com ele se aprisione na frente do côndilo e resultando em translação limitada ou "travamento" (Bumann e Lotzmann, 2002).

Os pacientes normalmente sabem o momento em que o fenômeno se estabeleceu, relatando limitação repentina na abertura. Alguns ainda reportam histórico de estalidos interrompidos por episódios de travamento após período prolongado de bruxismo (Bumann e Lotzmann, 2002; Fernandes-Neto, 2006).

Tratamentos

Os tratamentos utilizados para as DTMs podem ser categorizados em dois tipos: o definitivo e o de suporte. No primeiro, tem-se como fundamento o controle ou mesmo a eliminação dos agentes causais; todavia, é necessário que estes sejam conhecidos. Já no segundo, utilizam-se métodos que alterem ou reduzam os sintomas do paciente sem, muitas vezes, ter o conhecimento das relações causais (McNeil, 1997).

A maioria dos procedimentos para tratar as DTMs não é invasiva (Apfeiberg et al., 1979; Greene e Laskin, 1988; Cadsson, 1985; Okeson e Hayes, 1986; Hodges, 1990; Randolph et al., 1990), principalmente por ser difícil prever quais sinais ou sintomas poderão progredir e causar evolução no quadro (McNeil, 1993; Clark et al., 1990). O mais importante nesses casos é a eliminação de fatores etiológicos.

O tratamento desse distúrbio é sempre multidisciplinar, envolvendo desde a educação do paciente até o autocuidado. Para muitos casos, a busca por mobilização das estruturas circundantes, redução e alívio das cargas nas estruturas pode e deve se dar em cooperação com outras áreas, como a fisioterapia.

Educação dos pacientes e autocuidado

Esse tipo de medida é imprescindível para o tratamento das DTMs. Nos casos mais simples, acaba sendo a única terapia (Hodges, 1990).

A rotina do autocuidado inclui: utilização do sistema mastigatório apenas nos movimentos funcionais voluntários, conscientização e modificação dos hábitos e acompanhamento pelo fisioterapeuta, englobando terapias com quente e frio na área afetada, massagens nos músculos acometidos e sequência de exercícios que podem reduzir a dor e aumentar os movimentos.

Intervenção cognitivo-comportamental

Essa intervenção é importante para o tratamento biopsicossocial geral dos pacientes com DTM (Clark et al., 1990). A mudança de hábitos persistentes pode requerer programas específicos e intensivos de aconselhamento, pois esses hábitos exigem entendimento aprofundado e causam estresse. Estratégias comportamentais que envolvem técnicas de relaxamento ou mesmo de mudanças no estilo de vida são mais eficazes para esse tipo de intervenção. A avaliação psicológica e o tratamento e acompanhamento por um especialista nessa área podem ser imprescindíveis e recomendados, principalmente para os casos em que a dor perdura por um longo período com diversas falhas no tratamento.

Farmacoterapia

Inclui a intervenção com analgésicos, anti-inflamatórios, corticosteroides, ansiolíticos e relaxantes musculares; em alguns casos, são administradas baixas doses de antidepressivos. Os analgésicos não opioides são efetivos quando há alterações de baixa ou moderada intensidade, e os opioides devem ser utilizados por tempo restrito e bem monitorados apenas para reduzir os quadros agudos e graves. Nos casos de distúrbios articulares intensos, os anti-inflamatórios não esteroides são os mais indicados (Jaffe e Martin Jr., 1985). Todavia, é preciso supervisionar possíveis irritações gastrintestinais e sangramentos. Injeções intra-auriculares de corticoides têm sido recomendadas para casos específicos de dor grave e quando todas as outras terapias conservadoras não derem resultado (Wenneberg e Kopp, 1978). Quanto aos antidepressivos, devem ser usados apenas para dor muscular aguda e extrema, e quando ocorrerem transtornos do sono associados a ansiedade (Harvey, 1985).

Fisioterapia

É efetiva no tratamento porque auxilia no alívio musculoesquelético, restaura funções normais e promove o reparo e a regeneração dos tecidos (Danzig e Van Dyke, 1983). Agentes auxiliares, como eletroterapia e ultrassom, injeções anestésicas e acupuntura, podem ser utilizados. A eletroterapia produz modificações térmicas, histoquímicas e fisiológicas nos músculos e articulações. Já o ultrassom produz calor profundo que auxilia no controle da dor, no tratamento das contraturas e na contração e dor musculares e relativas a tendinites (Lark e Gangarosa, 1990). As injeções locais e a acupuntura podem ser úteis aos *trigger points* das dores miofaciais (Jaeger *et al.*, 1987). A fisioterapia envolve o treinamento do reposicionamento postural, incluindo a correta posição da mandíbula e a terapia baseada em exercícios e mobilização.

Terapia oclusal

Até alguns anos atrás, o tratamento oclusal era indicado para todos os pacientes com DTM e dor muscular na região de cabeça e pescoço. Conforme os conceitos foram se tornando mais complexos, começou a ocorrer o mesmo com a escolha do tratamento (Ash *et al.* , 1998). Na teoria, o tratamento deveria retomar as funções normais e eliminar a causa da disfunção; porém, com o passar dos anos, observou-se que a causa é multifatorial e não há etiologia específica, o que acarretou

tratamento empírico visando diminuir a sintomatologia (Ash *et al.*, 1998).

Diversas condições requerem como intervenção a terapia oclusal, dentre elas: defeito na estabilidade intra e interarcos, mobilidade dentária, fraturas de dentes ou restaurações, sensibilidade dentária e comprometimento da função e/ou da saúde periodontal, exigindo redistribuição de forças (McNeil *et al.*, 1990). A relação mandibular, a atividade neuromuscular e o *status* psicossocial do paciente devem ser estáveis (McNeil, 1992).

Essa terapia não objetiva apenas o equilíbrio dentário por meio de tratamento e correções ortodônticas, mas também o equilíbrio global da saúde bucal (dentes, periodonto e mucosa). Deve ser realizada de maneira individual e nas bases estruturais individualizadas, bem como de acordo com as necessidades mastigatórias dos tecidos. Para os casos nos quais não há o equilíbrio oclusal (alterações de oclusão, aumento de *overbite*, perdas de molares, mordida aberta ou laxidão articular) ou mesmo fatores etiológicos como micro ou macrotraumas, hábitos parafuncionais ou efeitos adversos, o tratamento odontológico se torna imprescindível a fim de restabelecer a posição ou os dentes (De Boever *et al.*, 2000).

Associada a essa etapa está a confecção de placas oclusais, que podem ser elaboradas com diferentes tipos de materiais: resina acrílica, um material resiliente e um dual laminado (Klasser e Greene, 2009). As placas confeccionadas com o primeiro tipo de material, segundo a literatura, apresentam mais vantagem, principalmente na estabilidade, e maior retenção; seus ajustes oclusais são mais fáceis de serem realizados (Harkins *et al.*, 1988; Singh e Berry, 1985). Muitos artigos ainda são controversos com relação aos efeitos musculares provocados por esses materiais (Klasser e Greene, 2009); porém, a maioria evidencia que os melhores resultados são obtidos com a placa rígida (Okeson, 1987; Carraro e Caffesse, 1978; Clark *et al.*, 1979; Clark *et al.*, 1981).

Terapia manual

Essa técnica engloba massagem muscular e intraoral nos músculos mastigatórios, manipulação atlanto-occipital e torácica e também da espinha cervical superior, além de técnicas osteopatas e de aplicação de injeções de toxina botulínica (Calixtre *et al.*, 2015). Tais técnicas apresentam evidências moderadas com relação ao grau de eficiência, com exceção da manipulação cervical, que, segundo La Touche *et al.* (2013), melhorou a dor significativamente quando comparada ao grupo placebo. No entanto, os artigos apresentados na literatura indicam metodologias muito distintas, por vezes sem padronização, dificultando imensamente a comparação entre elas.

Essa terapia proporciona efeitos positivos, pois, quando ocorre a DTM, há uma redução no fluxo sanguíneo dos músculos da região decorrente da vasoconstrição local, resultante da hiperatividade muscular. Consequentemente, o transporte de nutrientes e metabólitos fica impedido, contribuindo para o acúmulo de subprodutos, principalmente de radicais livres que ativam *trigger points* e causam os referidos sintomas (Barão *et al.*, 2011). Essa técnica, em geral, é aplicada em associação a outras.

Termoterapia

É o tratamento que envolve a aplicação de calor na região lesionada, visando ao tratamento de DTMs e distúrbios neuromusculares. No entanto, não existe um consenso na literatura quanto à técnica, à intensidade do estímulo e à frequência da aplicação (Furlan *et al.*, 2015).

Essa terapia é sempre utilizada em associação a outras técnicas, como: placa oclusal (Nelson e Ash, 1988; Felício *et al.*, 1991; Felício *et al.*, 2007; Felício *et al.*, 2010), restrição na mastigação de alimentos sólidos (Nelson e Ash, 1988; Nelson *et al.*, 1991; Paiva *et al.*, 1994; De Laat *et al.*, 2003; Felício *et al.*, 2007; Felício *et al.*, 2010), eliminação de hábitos orais deletérios (Nelson *et al.*, 1991; De Laat *et al.*, 2003; Mangili *et al.*, 2006; Felício *et al.*, 2007; Felício *et al.*, 2010), técnicas de alongamento e relaxamento muscular (Felício *et al.*, 1991; De Laat *et al.*, 2003; Mangili *et al.*, 2006; Felício *et al.*, 2007; Felício *et al.*, 2010), terapia miofuncional (Felício *et al.*, 2007; Felício *et al.*, 2010) e mioterapia (Mangili *et al.*, 2006; Felício *et al.*, 2007; Felício *et al.*, 2010).

O principal benefício apontado da termoterapia é o alívio da dor (Nelson *et al.*, 1991; Nelson e Ash, 1988; Mangili *et al.*, 2006; Felício *et al.*, 2007; Felício *et al.*, 2010), pois o mecanismo da dor muscular resulta do acúmulo de resíduos metabólicos em virtude da insuficiente irrigação sanguínea nos músculos em questão, ocasionando um metabolismo anaeróbio. Esses resíduos metabólicos no músculo servem como estímulo que produz e perpetua os espasmos e a dor, mesmo após eliminação do fator causal (Furlan *et al.*, 2015). Sendo assim, a termoterapia alivia a dor pela vasodilatação, que aumenta a circulação sanguínea local e, com isso, a oxigenação e remoção dos resíduos metabólicos (Land *et al.*, 1992).

Cirurgia

É indicada em casos muito específicos e em baixa incidência, em detrimento de seu alto grau de invasão. Pode ser fechada, como na artrocospia e na artrocentria, ou em campo aberto, como na artrotomia, na condilotomia e nos reposicionamentos dos discos. Por causa das complicações, seu uso é restrito (Dolwick e Aufdemorte, 1985; Wagner e Mosby, 1990; Feinerman e Piecuch, 1993; Food and Drug Administration, 1990).

Terapia celular

Alguns estudos recentes têm sido realizados com o intuito de propor a reconstrução do disco articular a partir da aplicação de células-tronco associadas aos materiais sintéticos de polilactídeo (Yotsuyanagi *et al.*, 2006; Mäenpääk *et al.*, 2010; Stanković *et al.*, 2013). As células-tronco mesenquimais são obtidas de diversas fontes, tais como medula óssea (Toh *et al.*, 2005; Wang *et al.*, 2009; Zheng *et al.*, 2011; Chen *et al.*, 2013; Ciocca *et al.*, 2013), músculos (Cao *et al.*, 2003), derme (Gao *et al.*, 2013), tecido adiposo (Wu *et al.*, 2013; Gimble e Guilak, 2003), sangue (Fu *et al.*, 2014), polpa dentária (Pereira *et al.*, 2006; Huang *et al.*, 2009; Lizier *et al.*, 2012) e do sinóvio e líquido sinovial (De Bari *et al.*, 2001; Koyama *et al.*, 2011; Jones e Pei, 2012). Estas duas últimas sugerem que tais células são primordiais para o reparo e a regeneração local (Koyama *et al.*, 2011; Liu *et al.*, 2011; Sun *et al.*, 2014). A engenharia tecidual será primordial para esses casos, fazendo-se necessário o melhor entendimento dessas condições, e seu tratamento deverá ser realizado com essas células em associação a arcabouços e biomoléculas (Murphy *et al.*, 2012).

Bandagem terapêutica

A proposta de utilizar a bandagem como fonte terapêutica seria dar suporte a todas as outras terapias que fazem parte do plano de tratamento dos indivíduos acometidos pela DTM. Dos músculos frequentemente atingidos por dor e tensão, somente alguns podem receber estimulação inibitória através do tegumento, em especial os mais acessíveis.

O masseter é o que apresenta maior probabilidade de causar restrição da abertura da mandíbula. Pontos de disparos de dor superficiais nesse músculo podem irradiar para a sobrancelha, o maxilar, anteriormente para a mandíbula e para os dentes molares superiores ou inferiores, que se tornam hipersensíveis à pressão e à mudança de temperatura, sintomas mais frequentes de dor, com restrição ocasional da abertura mandibular (Simons et al., 2005). Na Figura 11.18, a bandagem técnica em I – inibitória – foi empregada para tentar melhorar a tensão e a dor do músculo masseter, e seu uso foi sugerido nos quadros agudo e subagudo das DTMs.

O esternocleido-occipitomastóideo é o músculo complexo que frequentemente contém muitos pontos de disparo e pode irradiar dor para o olho e a garganta, causando cefaleia frontal, dor de ouvido e na face. O paciente pode apresentar tontura e desequilíbrio, tornando-se até incapacitantes (Simons et al., 2005). Na Figura 11.19, a bandagem com estímulo inibitório é aplicada sobre o músculo em questão com o objetivo de tentar melhorar a tensão e a dor nas áreas referidas, e seu uso é sugerido nos quadros agudo e subagudo das DTMs.

Alterações da posição da cabeça e postura assimétrica do pescoço têm efeito imediato no fechamento mandibular, podendo ocasionar disfunções na ATM (Rocabado, 1990). Tentar

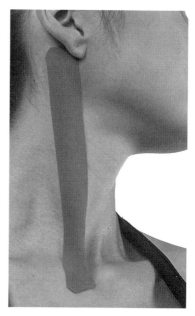

Figura 11.19 Bandagem para inibição do esternocleido-occipitomastóideo. (Esta figura encontra-se reproduzida em cores em gen-io.grupogen.com.br.)

melhorar a postura dessa região pode favorecer os sintomas de dor e tensão muscular que a envolvem. Estudos revelam que cefaleias, dores na ATM, no pescoço e no ombro são causadas por compressão nas articulações cervicais (Teixeira et al., 1999). Os distúrbios da região cervical e a relação biomecânica entre a cabeça e o pescoço estão intimamente ligados aos sinais e sintomas da DTM, pois tem-se percebido que a posição anterior de cabeça e ombros caídos podem iniciá-los ou piorá-los. A aplicação da bandagem terapêutica com o objetivo de melhorar a postura da cabeça (Figura 11.20) e a dor pode ajudar nos diferentes tratamentos da posição corporal global, assim como aliviar o estresse muscular da fibra superior do trapézio (Figura 11.21), que trabalha para tracionar o cíngulo escapular contra a ação da gravidade, produzindo tensionamento e dor.

A bandagem também pode contribuir para melhorar o posicionamento dos ombros protrusos e estimular os músculos adutores da escápula (Figura 11.22), viabilizando a inibição dos músculos que a puxam para frente (principalmente o peitoral menor) e auxiliando na postura dos ombros e da cervical.

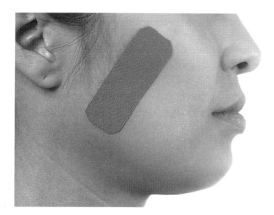

Figura 11.18 Bandagem para inibição do masseter. (Esta figura encontra-se reproduzida em cores em gen-io.grupogen.com.br.)

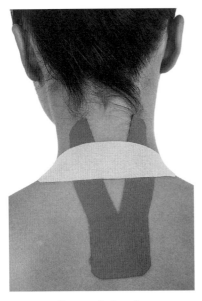

Figura 11.20 Aplicação da bandagem na cervical. (Esta figura encontra-se reproduzida em cores em gen-io.grupogen.com.br.)

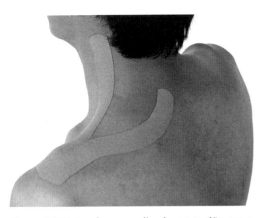

Figura 11.21 Bandagem aplicada na região superior do músculo trapézio. (Esta figura encontra-se reproduzida em cores em gen-io.grupogen.com.br.)

Outra ferramenta que poderia ser incluída como auxiliar no tratamento das DTMs utilizada pelos profissionais da odontologia e da fisioterapia são as roupas inteligentes – *smartwear*, grande tendência no mercado mundial. São roupas confeccionadas com diferentes tecnologias, visando à melhora do corpo e produzindo bem-estar. Nos EUA, muitas empresas já se preocupam em produzi-las para aprimorar a *performance* de atletas e a postura corporal

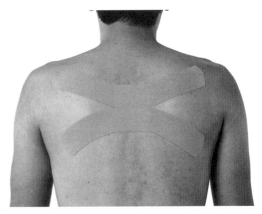

Figura 11.22 Bandagem aplicada nos adutores da escápula. (Esta figura encontra-se reproduzida em cores em gen-io.grupogen.com.br.)

(http://www.alignmed.com). Além disso, podem ser conectadas a dispositivos que enviam dados de batimentos cardíacos, avaliam a qualidade do sono, o número de passos etc.

Com o objetivo de melhorar ou manter a postura dos ombros, foi agregado o conceito do método Therapy Taping® a uma roupa inteligente (Figura 11.23). Devido à tecnologia de *linhas de força* aplicada, os ombros podem ser alinhados, viabilizando a manutenção do trabalho de reabilitação quando o paciente não estiver em terapia (p. ex., sentado na cadeira em seu posto de trabalho, a roupa o faz "lembrar"- de estar sempre alinhando os ombros) (Figura 11.24). Além de ter o conceito da "bandagem" aplicado no tecido, a roupa Body Tex® (http://www.inovvamedical.com/body-tex/) é dotada de outras tecnologias para a saúde dos usuários, como *compressão terapêutica* (entre 20 e 30 mmhg), em virtude do tipo de tecido utilizado, *cool fabric*, que possibilita sempre a manutenção da temperatura corporal, a proteção solar fator UV 50+ e fios com biocerâmica (FIR).

O *efeito compressivo* dessa roupa inteligente diminui a vibração da musculatura e atua no processo circulatório, promovendo melhora na estabilidade corporal, no processo circulatório na resposta motora, além de otimização na execução de movimentos.

A *FIR* é uma radiação térmica realizada por meio de biocerâmicas aplicadas no fio de constituição do tecido da roupa inteligente, que transfere energia na forma de calor, percebido pelos termorreceptores na pele como calor radiante. A principal fonte de energia necessária para alimentar a emissão da FIR a partir do vestuário vem do *corpo humano*. Essa propriedade tem como benefícios: alívio da dor, melhora do processo inflamatório e aceleração da recuperação muscular.

As *linhas de força* postural foram desenvolvidas e aplicadas na roupa para manter o bom alinhamento postural dos ombros e da coluna vertebral (Figura 11.24). O uso diário dessa roupa entre 4 e 6 h pode reduzir esses problemas e aumentar a sobrevida laboral e a qualidade de vida dos profissionais. Tem como benefícios ativação motora, melhora da propriocepção, melhora postural e menor gasto energético.

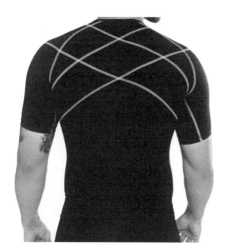
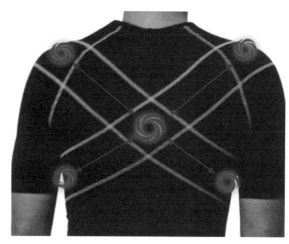

Figura 11.23 Roupa inteligente Body Tex® para melhora da postura – linhas de força reativa. (Esta figura encontra-se reproduzida em cores em gen-io.grupogen.com.br.)

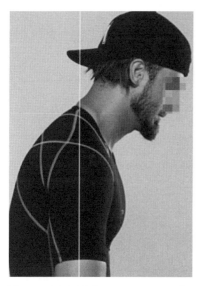
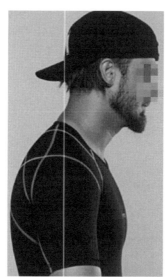
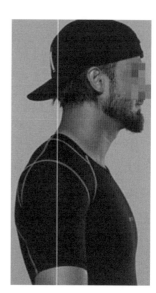

Figura 11.24 Alinhamento corporal – posicionamento dos ombros e da cabeça. (Esta figura encontra-se reproduzida em cores em gen-io.grupogen.com.br.)

Referências bibliográficas

Apfeiberg DB, Lovey E, Janetos G et al. Temporomandibular joint disease, Results of a ten-year study. Post Grad Med. 1979; 65:167-72.

Ash MM, Ramfjord SP, Schmidseder J. Dor e disfunção bucofaciais. In:_____. Oclusão. São Paulo: Santos; 1998

Barão VA, Gallo AK, Zuim PR et al. Effect of occlusal splint treatment on the temperature of different muscles in patients with TMD. J Prosthodont Res. 2011; 55:19-23.

Bumann A, Lotzmann U. Disfunção temporomandibular: diagnóstico funcional e princípios terapêuticos. Porto Alegre: Artmed; 2002.

Cadsson GE. Long-term effects of treatment of craniomandibular disorders. J Craniomandib Pract. 1985; 3:337-42.

Calixtre LB, Moreira RF, Franchini GH, Alburquerque-Sendín F, Oliveira AB. Manual therapy for the management of pain and limited range of motion in subjects with signs and symptoms of temporomandibular disorder: a systematic review of randomised controlled trials. J Oral Rehabil. 2015; 42(11):847-61.

Cao B, Zheng B, Jankowski RJ et al. Muscle stem cells differentiate into haematopoietic lineages but retain myogenic potential. Nat Cell Biol. 2003; 5(7):640-6.

Carraro JJ e Caffesse RG. Effect of occlusal splints on TMJ symptomatology. J Prosthet Dent. 1978; 40:563-6.

Chen W, Hong W, Huang T et al. Effects of kinesio taping on the timing and ratio of vastus medialis obliquus and vastus lateralis muscle for person with patel- lofemoral pain. Journal of Biomechanics 2007;40(S2):318.

Chen K, Man C, Zhang B et al. Effect of *in vitro* chondrogenic differentiation of autologous mesenchymal stem cells on cartilage and subchondral cancellous bone repair in osteoarthritis of temporomandibular joint. Int J Oral and Maxillo Surg. 2013; 42(2):240-48.

Ciocca L, Donati D, Ragazzini S et al. Mesenchymal stem cells and platelet gel improve bone deposition within CAD-CAM custom-made ceramic HA scaffolds for condyle substitution. Bio Med Res. 2013.

Clark GT, Beemsterboer PL, Rugh JD. Nocturnal masseter muscle activity and the symptoms of masticatory dysfunction. J Oral Rehabil. 1981; 8:279-86.

Clark GT, Beemsterboer PL, Solberg WK et al. Nocturnal electromyographic evaluation of myofascial pain dysfunction in patients undergoing occlusal splint therapy. J Am Dent Assoc. 1979; 99:607-11.

Clark GT, Seligman DA, Solberg WK et al. Guidelines for the treatment of temporomandibular disorders. J Craniomandib Disord Facial Oral Pain. 1990; 4:80-8.

Cools AM, Witvrow EE, Danneels LA et al. Does taping influence electro- myographic muscle activity in the scapular rotators in healthy shoulders? Manual Therapy. 2002; 7(3):154-62.

Danzig W, Van Dyke AR. Physical therapy as an adjunct to temporomandibular joint therapy. J Prosthet Dent. 1983; 49:96-9.

De Bari C, Dell'Accio F, Tylzanowski P et al. Multipotent mesenchymal stem cells from adult human synovial membrane. Arthr Rheumat. 2001; 44(8):1928-42.

De Boever JA, Carlsson GE, Klineberg IJ. Need for occlusal therapy nd prosthodontic treatment in the management of temporomandibular disorders. Part I. Occlusal interferences and occlusal adjustment. J Oral Rehabil. 2000; 27(5):367-79.

De Laat A, Stappaerts k, Papy S. Counseling and physical therapy as treatment for myofascial pain of the masticatory system. J Orofac Pain. 2003; 17(1):42-9.

Dolwick MF, Aufdemorte TB. Silicone-induced foreign body reaction and lymph adenopathy after temporomandibular joint arthroplasty. Oral Surg Oral Med Oral Pathol. 1985; 59:449-52.

Dworkin SF. Research Diagnostic criteria for Temporomandibular Disorders: current status & future relevance. J. Oral Rehabil. 1992; 37(10): 734-43.

Feinerman DM, Piecuch JF. Long-term retrospective analysis of twenty-three Proplast-Teflon temporomandibular joint interpositional implants. Int J Oral Maxillofac Surg. 1993; 22:11-16.

Felício CM, Freitas RLRG, Bataglion C. The effects of orofacial myofunctional therapy combined with an occlusal splint on signs and symptoms in a man with-hypermobility: case study. Int J Orofacial Myol. 2007; 33:21-9.

Felício CM, Oliveira MM, Silva MA. Effects of orofacial myofunctional therapy on temporomandibular disorders. Cranio. 2010; 28(4):249-59.

Felício CM, Silva MAMR, Mazzetto MO et al. Myofunctional therapy combined with occlusal splint in treatment of temporomandibular joint dysfunction-pain syndrome. Braz Dent J. 1991; 2(1):27-33.

Fernandes-Neto AJ. Disfunção temporomandibular, Univ. Fed. Uberlândia; 2006, p. 264.

Fernandes-Neto AJ. Oclusão e disfunções temporomandibulares, Univ. Fed. Uberlândia; 2008, p. 86 -107.

Food and Drug Administration. Safety Alerts. Rockville, Md: Department of Health and Human Services; 1990, 1991.

Fu WL, Zhou CY, Yu JK. A new source of mesenchymal stem cells for articular cartilage repair: MSCs derived from mobilized peripheral blood share similar biological characteristics *in vitro* and chondrogenesis *in vivo* as MSCs from bone marrow in a rabbit model. Am J Sp Med. 2014; 42(3):592-601.

Furlan RM, Giovanardi RS, Britto AT, Oliveira BDB. The use of superficial heat for treatment of temporomandibular disorders: an integrative review. Codas. 2015; 27 (2): 207-12.

Gao Y, Bai C, Xiong H et al. Isolation and characterization of chicken dermis-derived mesenchymal stem/progenitor cells. Bio Med Res Int. 2013. 626258.

García-Muro F1, Rodríguez-Fernández AL, Herrero-de-Lucas A. Treatment of myofascial pain in the shoulder with Kinesio taping. A case report. Man The Ther. 2010;15(3):292-5.

Gimble JM, Guilak F. Adipose-derived adult stem cells: isolation, characterization, and differentiation potential. Cytother. 2003; 5(5):362-9.

Goldstein BH. Temporomandibular disorders: a review of current understanding. Oral Surg. Oral Med. Oral Pathol. Oral Radiol. Endod. 1999; 88(4): 379-85.

Greene CS, Laskin DM. Long term status of TMJ clicking in patients with myofascial pain dysfunction. J Am Dent Assoc. 1988; 117:461-5.

Gremillion HA. The relationship between occlusion and TMD: an evidence-based discussion. J. Evid. Based. Dent. Pract. 2006; 6(1): 43-7.

Harkins S, Marteney JL, Cueva O et al. Application of soft occlusal splints in patients suffering from clicking temporomandibular joints. Cranio. 1988; 6:71-6.

Harvey SC. Sedatives and hypnotics. In: Goodman A, Gilman L, editors. The pharmacological basis of therapeutics. 7. ed. New York: Macmillan; 1985. p. 339- 72.

Herb K, Cho S, Stiles MA. Temporomandibular joint pain and dysfunction current pain and headache reports. 2006; 10(6): 408-14.

Hodges JM. Managing temporomandibular joint syndrome. Laryngosc. 1990; 100:60-6.

Huang GJ, Gronthos S, Shi S. Mesenchymal stem cells derived from dental tissues vs. those from other sources: their biology and role in regenerative medicine. J Dent Res. 2009; 88(9):792-806.

Jaeger B, Skootsky SA. Double blind controlled study of different myofascial trigger point injection techniques. Pain. 1987; 4(suppl):560.

Jaffe JH, Martin JR. Analgesics and antagonists. In: Goodman A, Gilman L, editors. The pharmacological basis of therapeutics. 7. ed. New York: Macmillan; 1985. p. 491-532.

Jones BA, Pei M. Synovium-derived stem cells: a tissue-specific stem cell for cartilage engineering and regeneration. Tis Eng, Part B: Reviews. 2012; 18(4):301-11.

Kerkis I, Kerkis A, Dozortsev D et al. Isolation and characterization of a population of immature dental pulp stem cells expressing OCT-4 and other embryonic stem cell markers. Cells Tissues Organs. 2006; 184(3-4):105-16.

Klasser GD, Greene CS. The changing field of temporomandibular disorders: what dentists need to know. J Can Dent Assoc. 2009; 75(1):49-53

Könönen M, Waltimo A, Nyström M. Does clicking in adolescence lead to painful temporomandibular joint locking? Lancet. 1996 Apr 20; 347(9008):1080-1.

Koyama N, Okubo Y, Nakao K et al. Pluripotency of mesenchymal cells derived from synovial fluid in patients with temporomandibular joint disorder. Life Sci. 2011; 89(19):741-7.

La Touche R, Paris-Alemany A, Mannheimer JS et al. Does mobilization of the upper cervical spine affect pain sensitivity and autonomic nervous system function in patients with cervicocraniofacial pain? A randomized-controlled trial. Clin J Pain. 2013; 29:205-15

Land MF, Petrie JE, Labadie KS. An alternative method for the application of superficial heat. Ill Dent J. 1992; 61(2):125-8.

Lark MR, Gangarosa LP St. Iontophoresis: an effective modality for the treatment of inflammatory disorders of the temporomandibular joint and myofascial pain. Cranio. 1990; 8:108-19.

Liu YH, Chen SM, Lin CY et al. Motion tracking on elbow tissue from ultrasonic image sequence for patients with lateral epicondylitis. Conf Proc IEEE Eng Med Biol Soc. 2007:95-8.

Liu Z, Long X, Li J et al. Differentiation of temporomandibular joint synovial mesenchymal stem cells into neuronal cells *in vitro*: an *in vitro* study. Cell Biol Int. 2011; 35(1):87-91.

Lizier NF, Kerkis A, Gomes CM et al. Scaling-up of dental pulp stem cells isolated from multiple niches. PLoS One. 2012; 7(6):e39885.

Mäenpääk EV, Mauno J, Kelloma ki M et al. Use of adipose stem cells and polylactide discs for tissue engineering of the temporomandibular joint disc. J Royal Soc Int. 2010; 7:177-88.

Manfredini D, Lobbezoo F. Relationship between bruxism and temporomandibular disorders: a systematic review of literature from 1998 to 2008. Oral Surg. Oral Med. Oral Pathol. Oral Radiol. Endod. 2010; 109(6): 26-50.

Mangili LD, Rodrigues CS, Campiotto AR. A intervenção fonoaudiológica no pós-operatório da hipertrofia benigna do músculo. R Dental Press Ortodon Ortop Facial. 2006; 11(2):103-9.

McNeil C, editor. Current controversies in temporomandibular disorders. Chicago: Quintessence Publishing Co; 1992.

McNeil C. Management of temporomandibular disorders: concepts and controversies. J Prosthet Dent. 1997; 77(5):510-22.

McNeil C, editor. Temporomandibular disorders: guidelines for the classification, assessment and management. Chicago: Quintessence Publishing Co; 1993.

McNeil C, Moh N, Rugh J et al. Temporomandibular disorders: diagnosis, management, education, and research. J Am Dent Assoc. 1990; 120:253.

Murphy MK, MacBarb RF, Wong ME et al. Temporomandibular disorders: a review of etiology, clinical management, and tissue engineering strategies. Int J Oral Maxillo Imp. 2012; 28(6):e393-e414.

Nelson SJ, Ash MM. An evaluation of a moist heating pad for the treatment of TMJ/muscle pain dysfunction. Cranio. 1988; 6(4):355-9.

Nelson SJ, Santos JJ, Barghi N et al. Using moist heat to treat acute temporomandibular muscle pain dysfunction. Comp. 1991; 12(11):808-16.

Okeson JP, Hayes DK. Long-term results of treatment for temporomandibular disorders: an evaluation by patients. J Am Dent Assoc. 1986; 112:473-8.

Okeson JP. Management of temporomandibular disorders and occlusion. 3. ed. St Louis: Mosby; 1993.

Okeson JP. The effects of hard and soft occlusal splints on nocturnal bruxism. J Am Dent Assoc. 1987; 114:788-91.

Paiva HJ, Queiroz ACG, Vieira AMF. Estudo comparativo do tratamento da disfunção craniomandibular. RGO. 1994; 42(1):51-4.

Pereira L, Yi F, Merrill BJ. Repression of Nanog gene transcription by Tcf3 limits embryonic stem cell self-renewal. Mol Cell Biol. 2006; 26(20):7479-91.

Pergamalian A, Rudy Te, Zaki Hs et al.. The association between wear facets, bruxism, and severity of facial pain in patients with temporomandibular disorders. J Prosthet Dent. 2003; 90(2):194-200.

Pertes RA, Gross SG. Temporomandibular disorders and oro-facial pain. Carol Stream, Illinois: Quintessence; 1995. p. 368.

Pullinger AG, Seligman DA. The degree to which attrition characterizes differentiated patient groups of temporomandibular disorders. J Orofac Pain. 1993 Spring; 7(2):196-208.

Randolph CS, Greene CS, Moretti R et al. Conservative management of temporomandibular disorders: a posttreatment comparison between patients from a university clinic and from private practice. Am J Orthod Dentofac Orthop. 1990; 98:77-82.

Rinchuse DJ, McMinn TJ. Summary of evidence-based systematic reviews of temporomandibular disorders. Am. J. Orthod. Dentofacial Orthop. 2006; 130(6): 715-20.

Rizzolo RJC, Madeira MC. Anatomia facial com fundamentos de anatomia sistêmica geral. 2. ed. São Paulo: Sarvier; 2006.

Rocabado M. Biomechanical relationship of the cranial, cervical, and hyoid regions. J Cranio Prac. 1990; 3:62-6.

Schwartz LL. Pain associated with the temporomandibular joint. J Am Dent Assoc. 1955; 51(4): 394-7.

Simons DG, Travell JG, Simons LS. Dor e disfunção miofascial. Manual dos pontos-gatilho. 2. ed. v. 1. Rio de Janeiro: Artmed; 2005. p. 247-62.

Singh BP, Berry DC. Occlusal changes following use of soft occlusal splints. J Prosthet Dent. 1985; 54:711-15.

Stanković S, Vlajković S, Bošković M et al. Morphological and biomechanical features of the temporomandibular joint disc: an overview of recent findings. Arch Oral Biol. 2013; 58(10):1475-82.

Stupik A, Dwornik M, Bia1oszewski D et al. Effect of kinesio taping on bioelec- trical activity of vastus medialis muscle. Preliminary report. Ortopedia, Trau- matologia, Rehabilitacja. 2007; 9(6):634-43.

Sun YP, Zheng YH, Liu WJ et al. Synovium fragment-derived cells exhibit characteristics similar to those of dissociated multipotent cells in synovial fluid of the temporomandibular joint. PLoS ONE. 2014; 9(7):e101896.

Teixeira ACB, Marcucci G, Luz JGC. Prevalência das más oclusões e dos índices anemnésicos e clínicos em pacientes com disfunção da articulação temporomandibular. Rev Odont USP. 1999; 13(3):251-6.

Toh WS, Liu H, Heng BC et al. Combined effects of TGFβ1 and BMP2 in serum-free chondrogenic differentiation of mesenchymal stem cells induced hyaline-like cartilage formation. Gr Fact. 2005; 23(4):313-21.

Tsukiyama Y, Baba K, Clark GT. An evidence based assessment of occlusal adjusament as a treatment for temporomandibular disorders. J. Prosthet. Dent. 2001. 86(1): 57-66.

Türp JC, Strub JRJ. Prosthetic rehabilitation in patients with temporomandibular disorders. Prosthet. Dent. 1996; 76(4): 418-23.

Wagner JD, Mosby EL. Assessment of Proplast Teflon disc replacements. J Oral Maxillofac Surg. 1990; 48:1140-4.

Wang L, Tran I, Seshareddy K et al. A comparison of human bone marrow–derived mesenchymal stem cells and human umbilical cord–derived mesenchymal stromal cells for cartilage tissue engineering. Tiss Eng Part A. 2009; 15(8):2259-66.

Wenneberg B e Kopp S. Short term effect of intra-articular injection of corticosteroid on temporomandibular pain and dysfunction. Swed Dent J. 1978; 2:189-96.

Wu L, Cai X, Zhang S et al. Regeneration of articular cartilage by adipose tissue derived mesenchymal stem cells: perspectives from stem cell biology and molecular medicine. J Cell Phys. 2013; 228(5):938-44.

Yotsuyanagi T, Mikami M, Yamauchi M et al. A new technique for harvesting costal cartilage with minimum sacrifice at the donor site. J Plast Reconst Aesth Surg. 2006; 59:352-9.

Zheng YH, Su K, Jian YT et al. Basic fibroblast growth factor enhances osteogenic and chondrogenic differentiation of human bone marrow mesenchymal stem cells in coral scaffold constructs. J Tiss Eng Reg Med. 2011; 5(7):540-50.

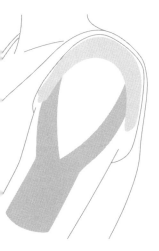

Capítulo 12

Método Therapy Taping® e Acupuntura pela Medicina Tradicional Chinesa

Josie Resende Torres da Silva | André Luciano Pinto

Introdução

O objetivo deste capítulo é descrever a interface entre o método Therapy Taping® e a medicina tradicional chinesa (MTC) e propor uma nova possibilidade de tratamento para as enfermidades musculoesqueléticas, chamada Therapy Taping® em MTC, com base na interação dos métodos para o bem-estar dos pacientes.

Muitas pessoas sofrem de dores articulares, musculares e tendinosas por conta de diferentes alterações desses sistemas ou de esforços que produzem lesões e algias. Inúmeros tipos de tratamentos podem ser utilizados para essas afecções, como anti-inflamatórios não esteroides (AINEs) prescritos por médicos e fisioterapia (p. ex., ultrassom terapêutico, laser e eletroestimulação). Também é empregada a acupuntura, mediante agulhas, moxa, magnetos e massagem, além de sementes auriculares para o alívio da dor. Seu uso é uma realidade no Brasil e em muitos países do mundo como grande fonte de estímulos para minimizar as algias.

Cada vez mais a MTC ganha espaço entre a comunidade acadêmica e científica, apresentando muitos trabalhos em congressos e artigos. Estes explicam os efeitos dos estímulos dos canais de energia e do meridiano, segundo a medicina tradicional chinesa milenar, beneficiando várias pessoas.

As bandagens elásticas como fonte terapêutica também têm sido progressivamente empregadas para tratar distúrbios musculoesqueléticos entre atletas de alto rendimento e pessoas comuns de diferentes idades. A produção de estímulo externo ao corpo de modos e intensidades distintos é considerada há muitos anos, e as bandagens sempre fizeram parte desse arsenal. Muitas são as propostas de uso da bandagem elástica, e o método Therapy Taping® visa produzir estimulação por meio da pressão exercida no tegumento, captada pelos mecanorreceptores que se comunicam com o cérebro (Figura 12.1).

A associação dos dois métodos pode ser muito benéfica, e é ela que será descrita no decorrer deste capítulo.

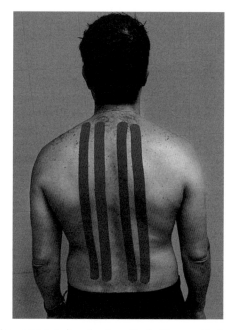

Figura 12.1 Aplicação do método Therapy Taping® nas linhas do meridiano da bexiga com o objetivo de estimular os pontos chamados *Shu* (pontos dorsais) (Esta figura encontra-se reproduzida em cores em gen-io.grupogen.com.br.)

Medicina tradicional chinesa

A MTC, também conhecida como medicina chinesa, é a denominação dada, em geral, ao conjunto de práticas de medicina tradicional em uso na China, desenvolvidas no curso de sua história, como acupuntura, Tui-Ná, moxabustão, ventosaterapia, dietoterapia chinesa, fitoterapia chinesa, Qi gong, Lian gong e auriculoterapia. A acupuntura é um método da MTC (White e Ernst, 2004) que consiste na inserção de agulhas em pontos anatômicos específicos do corpo para produzir efeitos terapêuticos e analgésicos (Figura 12.2) (Gaynor, 2000).

A palavra *acupuntura* deriva dos radicais latinos *acus* e *pungere*, que significam "agulha" e "puncionar" (inserir), respectivamente. A técnica visa ao tratamento das enfermidades pela aplicação de estímulos através da pele, com a inserção de agulhas em pontos específicos chamados acupontos (Jaggar, 1992; Wang *et al.*, 2008a). Consiste na estimulação sensorial periférica, provocando a liberação de neuropeptídeos locais e a distância devido ao envolvimento dos sistemas nervosos central e periférico.

A partir de 1970, os efeitos e mecanismos de ação da acupuntura no alívio da dor passaram a ser estudados cientificamente. Entretanto, sua difusão começou a ocorrer, em particular, desde 1990, possibilitando seu uso na medicina (Ulett *et al.*, 1998; Huang *et al.*, 2002).

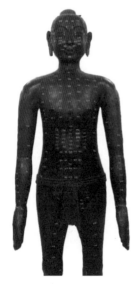

Figura 12.2 Pontos de acupuntura em boneco de bronze usado para a prática pelos antigos médicos chineses.

Numerosos estudos têm demonstrado que a acupuntura atua aumentando as concentrações de substâncias analgésicas como encefalinas e endorfinas no perfusato liquórico da medula espinal (Han, 2004). Embora o maior interesse do Ocidente pela técnica esteja concentrado em seus efeitos de propriedades analgésicas, a acupuntura é, hoje, indicada no tratamento de condições não dolorosas. Sabe-se que é capaz de estimular a síntese de neuropeptídeos, os quais controlam funções do corpo humano como fisiologia cardiovascular e secreções hormonais (Zhao, 2008). Atualmente, a Organização Mundial da Saúde (OMS) reconhece a utilização da técnica para o tratamento de 43 tipos diferentes de doenças. A evolução na pesquisa sobre a acupuntura tem sido proporcional à evolução científica e tecnológica mundial, o que produziu maior conhecimento das estruturas e atividades do corpo humano por meio de recursos de imagem como a ressonância magnética funcional (fRM) e a tomografia por emissão de pósitrons (PET) (Biella *et al.*, 2001; Ma, 2004; Lewith *et al.*, 2005).

Além dos efeitos fisiológicos demonstrados cientificamente, devem-se levar em consideração os aspectos filosóficos da acupuntura, que são as bases energéticas da MTC. Dentre eles, podemos citar a teoria do *Yin* e *Yang*, conceito fundamental da medicina tradicional chinesa oriundo do taoismo e considerado o fundamento do diagnóstico e do tratamento. As primeiras referências de *Yin* e *Yang* se encontram no *I Ching* (O Livro das Mutações), escrito aproximadamente em 700 a.C., que parte da premissa de que todos os fenômenos podem ser reduzidos ao *Yin-Yang*. O *Yin* é considerado o feminino, o passivo, princípio negativo na natureza, a lua, o norte, a parte sombreada de um monte ou o sul de um rio. O *Yang* é o princípio da natureza positivo, ativo, masculino, o sol, o sul, a parte ensolarada de um monte ou o norte de um rio (Figura 12.3 e Tabela 12.1).

Embora sejam puramente filosóficos, existe uma correlação entre o *Yin* e o *Yang* que apresenta aplicações clínicas. Esses opostos são interdependentes, por isso não podem existir isolados um do outro. Filosoficamente, significa que não existe o sol sem a lua, o masculino sem o feminino, o sul sem o norte, o escuro sem o claro. *Yin* e *Yang* também estão em um estado constante de mudança, de modo que, quando um é consumido, o outro aumenta. O consumo

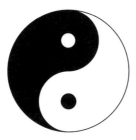

Figura 12.3 *Yin* e *Yang*. Essas duas forças seriam a fase seguinte do "Tao", princípio gerador de todas as coisas, de onde surgem e para onde se destinam.

Tabela 12.1 Princípios do *Yin* e do *Yang*.

Yin	Yang
Feminino	Masculino
Noite	Dia
Escuro	Claro
Parassimpático	Simpático
Órgãos	Vísceras
Frio	Calor

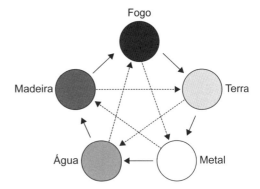

Figura 12.4 Cinco elementos.

de *Yin* leva a um ganho de *Yang*, e vice-versa. Sintomas e sinais clínicos podem ser interpretados por essa teoria. Quando o balanço dinâmico do *Yin* e do *Yang* está harmônico, não há sintomas a serem observados. As enfermidades aparecem quando esse balanço se encontra em desequilíbrio.

Outra teoria importante a ser considerada é a teoria dos cinco elementos. Nesta, a madeira, o fogo, a terra, o metal e a água são os elementos básicos que formam o mundo material, e entre eles existem interação e controle recíproco que determinam seu estado de constante movimento e mudança. Nessa teoria, que estabelece um conjunto de matrizes, todas as coisas podem ser classificadas de acordo (em analogia) com esses elementos ou com as relações entre eles. O principal é a subdivisão dos órgãos e vísceras (*Zang Fu*) nesse sistema. Desse modo, a madeira está representada pelo fígado (F) e pela vesícula biliar (VB); o fogo, pelo coração (C), pelo intestino delgado (ID), pelo pericárdio (PE) e pelo triplo aquecedor (TA); a terra, pelo baço-pâncreas (BP) e pelo estômago (E); o metal, pelo pulmão (P) e pelo intestino grosso (IG); e a água é representada pelo rim (R) e pela bexiga (B) (Figura 12.4 e Tabela 12.2).

Cada órgão e cada víscera apresentam então um componente fisiológico, um componente energético e um grupo de pontos (acupontos) distribuídos sobre a pele, chamado de meridiano de acupuntura. Dessa maneira, uma disfunção no elemento poderia causar doença física, distúrbio energético ou dor no trajeto do meridiano.

Outra teoria na qual a acupuntura está apoiada é a das substâncias vitais, que são três: *Qi* (ou *Chi*), *Xue* e *Jin Ye*.

O *Qi* é a base das outras substâncias, que são manifestações suas em diferentes graus de materialidade. Sua tradução aproximada seria "energia", "força vital", entre outras, pois trata-se de um conceito amplo, visto que o *Qi* se apresenta de diversas maneiras no organismo, com funções distintas, como transformação, transporte, manutenção, ascendência, proteção e aquecimento.

O *Xue*, traduzido aproximadamente como "sangue", tem uma conotação diferente da ocidental na MTC e não pode ser separado do *Qi*, que o move. O sangue desempenha a função de nutrir e irrigar o organismo, além de dar origem e suporte à mente (*Shen*).

Os *Jin Ye* (líquidos corpóreos) provêm dos alimentos e líquidos e formam-se a partir de diversos processos de transformação e separação.

Este capítulo está longe de esclarecer totalmente tais teorias, as quais, por sinal, apresentam literatura vasta. No entanto, essa pequena introdução a respeito da MTC é suficiente para conduzirmos as explicações necessárias sobre o método Therapy Taping® em MTC.

Tabela 12.2 Correspondências de acordo com a teoria dos cinco elementos.

Elementos	Madeira	Fogo	Terra	Metal	Água
Órgão	Fígado	Coração e pericárdio	Baço e pâncreas	Pulmão	Rim
Víscera	Vesícula biliar	Intestino delgado e triplo aquecedor	Estômago	Intestino grosso	Bexiga
Sentidos	Visão	Fala	Paladar	Olfato	Audição
Nutrição	Tendão	Vasos	Músculo	Pele	Ossos
Manifestação	Unhas	Face	Lábios	Pelos	Cabelos
Líquidos	Lágrimas	Suor	Saliva	Muco	Urina
Temperamentos	Raiva	Alegria	Preocupação	Melancolia	Medo
Sabores	Azedo	Amargo	Doce	Picante	Salgado
Sons	Grito	Riso	Canto	Choro	Gemido
Fator climático	Vento	Calor	Umidade	Seco	Frio
Estações	Primavera	Verão	Inter-estação	Outono	Inverno
Cereais	Trigo	Milho	Centeio	Arroz	Feijão
Carnes	Frango	Carneiro	Vaca	Peixe	Porco

Método Therapy Taping® em MTC

O método Therapy Taping® em MTC originou-se do conhecimento da estimulação tegumentar das bandagens, combinando princípios da acupuntura (*Yin* e *Yang*, cinco elementos e massagem Tui-Ná) que visam à estimulação dos acupontos. Sua grande vantagem é possibilitar a estimulação direta dos meridianos e dos acupontos correspondentes à região a ser tratada.

Os principais locais de estimulação da acupuntura são os acupontos. Considerados pontos de baixa resistência elétrica da pele, podem ser localizados por localizador de pontos aplicado na superfície da mesma (Cho e Chun, 1994). Esses locais receptivos foram empiricamente determinados ao longo de milhares de anos de prática médica (Wang *et al.*, 2008b). O acuponto é uma região da pele em que é grande a concentração de terminações nervosas sensoriais (Li *et al.*, 2005). Essa região está intrinsecamente ligada a nervos, vasos sanguíneos, tendões, periósteo e cápsulas articulares (Vickers *et al.*, 2002). Estudos identificaram plexos nervosos, elementos vasculares e feixes musculares como os mais prováveis locais receptores dos acupontos. Outros receptores encapsulados, principalmente o órgão de Golgi do tendão de músculos esqueléticos e bulbos terminais de Krause, também participam da condução do estímulo do acuponto ao sistema nervoso central (SNC) (Hwang, 1992). Além disso, comparados às áreas adjacentes, os acupontos têm propriedades elétricas diversas, como condutância elevada e menor resistência elétrica (Han e Terenius, 1982; Lo, 2002). Portanto, o terapeuta deve ter conhecimento de como os meridianos estão distribuídos pelo corpo e quais acupontos são relevantes, considerando-se a estimulação, para que o tratamento seja mais eficaz. Além disso, deve propiciar liberdade de movimentos durante a execução das tarefas. O método pode ser usado no tratamento de dor, inflamação, para melhorar o desempenho esportivo e em inúmeros outros casos. O que o distingue da tradicional bandagem terapêutica são as evidências científicas que respaldam a eficácia da acupuntura no tratamento de diversas condições como osteoartrite de joelho, cefaleias, lombalgia, e não somente das disfunções musculoesqueléticas.

Efeitos

Os efeitos podem ser de três tipos: energético, linfático e mecânico.

Sobre o efeito energético, sabe-se que, do ponto de vista das teorias da acupuntura, a dor (local, irradiada ou visceral) pode ser provocada por uma interrupção do fluxo energético do meridiano, a qual é denominada nos livros clássicos como "bloqueio de *Qi*". Dentre os métodos para restabelecimento do fluxo energético, o mais conhecido é a aplicação de uma agulha diretamente sobre o ponto de acupuntura ou local afetado, chamado de ponto "Ashi". A ventosaterapia, que utiliza pressão negativa sobre a pele, também é utilizada nesses tipos de bloqueios energéticos com a intenção de melhorar o fluxo e aliviar a dor. Outros dois métodos também sustentam a utilização de bandagens sobre a pele com o objetivo de facilitar o fluxo energético. O primeiro é conhecido como Spiral Taping®, que utiliza fitas não elásticas sobre os pontos de bloqueio de *Qi*, e pode ser *Yin* ou *Yang* de acordo com o posicionamento das fitas; o segundo é a magnetoterapia, que utiliza ímãs com média ou grande potência e que apresenta também uma característica *Yin* ou *Yang*, dependendo do posicionamento sobre a pele (polo sul ou norte) (Ross, 1994).

Com base no apresentado, o efeito energético do Therapy Taping® em MTC sobre processos dolorosos é o restabelecimento do fluxo energético e a eliminação do bloqueio de *Qi*. As fitas, quando aplicadas sobre os pontos de acupuntura ou meridianos, podem estimular o fluxo energético através das camadas mais superficiais de energia (Figuras 12.5 e 12.6). Também, pela estimulação mecânica local, podem ativar mecanorreceptores, os quais, como

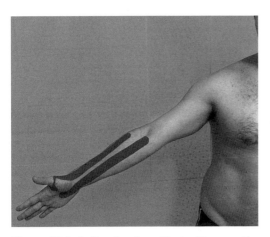

Figura 12.5 Aplicação do método Therapy Taping® no trajeto do meridiano do pulmão – Tai Yin da mão (iniciando no polegar) – com o objetivo de estimular os acupontos que estão nesse trajeto. Meridiano da circulação – sexualidade – Jue Yin da mão (iniciando na prega de flexão do cotovelo e direcionado para o centro da mão), região tenar (Esta figura encontra-se reproduzida em cores em gen-io.grupogen.com.br.)

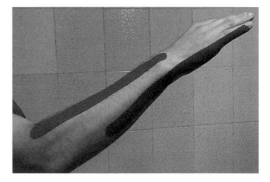

Figura 12.6 Aplicação do método Therapy Taping® no trajeto do meridiano do intestino delgado – Tai Yang da mão (iniciando no dedo mínimo) – margeando a face ulnar do antebraço. Meridiano do triplo aquecedor – Shao Yang da mão (iniciando na articulação do punho) – em direção à prega de articulação do cotovelo (Esta figura encontra-se reproduzida em cores em gen-io.grupogen.com.br.)

na ventosaterapia, quebram pontes de colágeno das fáscias superficiais e favorecem a amplitude de movimento devido a melhor distribuição de forças sobre o músculo. Estudos com termografia e eletromiografia sugerem essa afirmação.

Como em outras terapias, as fitas do Therapy Taping® em MTC podem facilitar o fluxo linfático e, com isso, facilitar a drenagem e a eliminação dos líquidos extracelulares e edemas. Na literatura já está estabelecido que, quando o músculo se encontra inflamado ou inchado, o espaço entre ele e a pele torna-se comprimido, diminuindo o fluxo linfático. Essa diminuição de fluxo, segundo a MTC, também afeta a energia (*Qi*), o sangue (*Xue*) e os líquidos orgânicos (*Jin Ye*). A colocação da bandagem sobre a pele faz com que haja um aumento desse espaço, normalizando o fluxo de *Qi* e o linfático, diminuindo processos dolorosos, inflamatórios e edemas articulares, musculares e hormonais, melhorando a qualidade de vida e a função do indivíduo.

No efeito mecânico, a colocação de fitas sobre a pele é capaz de ativar receptores cutâneos que podem estar envolvidos no efeito do Therapy Taping® em MTC no alívio da dor e da inflamação. Já se sabe que, quando estimulados, os mecanorreceptores são capazes de inibir a dor por mecanismos centrais e medulares, em virtude do aumento de *inputs* sensoriais não nocivos. Essa despolarização ocorre em fibras nervosas de velocidade alta, como $A\beta$ e

Aα, e é capaz de inibir a transmissão dos sinais dolorosos que utilizam fibras de baixa velocidade, como A-δ e C. Tal mecanismo está bem esclarecido na literatura e apoia vários recursos terapêuticos no controle da dor (local, irradiada e visceral). Também está demonstrado que o ponto de acupuntura apresenta características peculiares, diferentes das de outras regiões da pele não relacionadas com esses pontos. Dentre essas características, está a diminuição de impedância e grande quantidade de receptores cutâneos, principalmente mecanorreceptores. Vários estudos estão direcionados a esses receptores, que podem ser de diferentes classes e responder a diferentes neurotransmissores. De fato, em estudos em seres humanos e animais, a utilização de injeções de agentes irritantes, veneno de abelha, fármacos agonistas 5-HT, norepinefrina, adenosina, substância P, CGRP e TRPV1 sobre os acupontos é capaz de mimetizar o efeito da estimulação mecânica ou elétrica das agulhas de acupuntura. Esses efeitos podem ser inibidos pela administração prévia de anestésico local ou fármacos antagonistas dos mesmos receptores. Tal achado explica o efeito da acupuntura dependente da estimulação de receptores cutâneos. Nesse sentido, a utilização das fitas do Therapy Taping® em MTC sobre acupontos e meridianos pode ativar tais receptores, os quais exercerão seus efeitos no controle da dor e da inflamação e os prolongarão enquanto a fita estiver aplicada, por apresentarem uma característica facilitadora local diferente da de outras regiões da pele.

Posicionamento da bandagem

O terapeuta deve planejar o posicionamento da fita de acordo com o fluxo de energia (*Qi*) do meridiano a ser estimulado. A colocação da bandagem sobre a estimulação do meridiano em questão ou a estimulação do acuponto visam à melhora do fluxo de energia (*Qi*); contudo, energia bloqueada nessa área pode ser ligada a desarmonia e dor em outras áreas.

Aplicação do método

A aplicação do método deve ser realizada sobre meridianos, acupontos, regiões musculares ou articulares, para alívio do sintoma, do processo inflamatório, da circulação de *Qi* (energia), *Xue* (sangue) e *Jin Ye* (líquidos orgânicos), e para facilitação da drenagem linfática e ativação dos mecanorreceptores.

Referências bibliográficas

Biella G, Sotgiu ML, Pellegata G et al. Acupuncture produces central activations in pain regions. Neuroim. 2001; 14:60-6.

Cho SH, Chun SI. The basal electrical skin resistance of acupuncture points in normal subjects. Yon Med J. 1994; 35(4):464-74.

Gaynor JS. Acupuncture for management of pain. Vet Clin North Am Small Anim Pract. 2000; 30(4):875-84, viii.

Han JS. Acupuncture and endorphins. Neuros Let. 2004; 361:258-61.

Han JS, Terenius L. Neurochemical basis of acupuncture analgesia. Ann Rev Pharmacol Toxicol. 1982; 22:193-220.

Huang C, Wang Y, Han JS et al. Characteristics of electroacupuncture-induced analgesia in mice: variation with strain, frequency, intensity and opioid involvement. Br Res. 2002; 945:20-5.

Hwang YC. Anatomy and classification of acupoints. Probl Vet Med. 1992; 4(1):12-15.

Jaggar D. History and basic introduction to veterinary acupuncture. Probl Vet Med. 1992; 4(1):1-11.

Lewith GT, White PJ, Parient J. Investigating acupuncture using brain imaging techniques: 38. the current state of play. Adv A Public. 2005; 10:315-19.

Li WM, Cui KM, Li N et al. Analgesic effect of electroacupuncture on complete freund's adjuvant-induced inflammatory pain in mice: a model of antipain treatment by acupuncture in mice. Jap J Physiol. 2005; 55:339-44.

Lo SY. Meridians in acupuncture and infrared imaging. Med Hypoth. 2002; 58(1):72-6.

Ma SX. Neurobiology of acupuncture: toward CAM. eCAM. 2004; 1(1):41-7.

Ross J. Zang Fu: sistemas de órgãos e vísceras da medicina tradicional chinesa. São Paulo: Roca; 1994.

Ulett GA, Han S, Han JS. Electroacupuncture: mechanisms and clinical application. Biol Psych. 1998; 44:129-38.

Vickers A, Wilson P, Kleijnen J. Acupuncture. Qual Saf Health Care. 2002; 11(1):92-7.

Wang SM, Kain ZN, White PF. Acupuncture analgesia. II. Clinical considerations Anesth Analg. 2008a; 106:611-21.

Wang SM, Kain ZN, White PF. Acupuncture analgesia. I. The scientific basis. Anesth Analg. 2008b; 106(2):602-10.

White A, Ernst E. A brief history of acupuncture. Rheumatol. 2004; 43:662-3.

Zhao ZQ. Neural mechanism underlying acupuncture analgesia. Progr Neurobiol. 2008; 85:355-75.

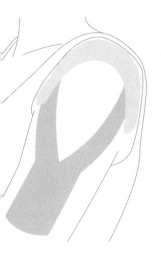

Capítulo 13

Técnica de Aplicação da Bandagem Terapêutica | Método Therapy Taping®

Nelson Morini Jr.

Bandagem terapêutica

Constituição física

Cada marca de bandagem é confeccionada com materiais diferentes. A Therapy Tex® é feita de um tecido constituído por fibras de algodão, com microfios de elastano e cola adesiva corporal de acrílico, cuja duração é de até 7 dias, o que a torna menos propensa a produzir alergias. São os fios de elastano que lhe conferem a propriedade elástica e viabilizam funções fisiológicas por meio da otimização da reação mecânica de estiramento – força reativa. A qualidade dos materiais para a produção da bandagem pode interferir na elasticidade, na durabilidade da aderência à pele e na capacidade de reação. Atualmente, entre as marcas de bandagens elásticas, a que apresenta melhor relação custo-benefício é a Therapy Tex®, devido à alta qualidade do tecido premium, o que facilita os tratamentos semanais e as trocas do material durante o período estipulado pela meta.

Essa bandagem terapêutica é fina, porosa (possibilita a respiração da pele), não contém medicamentos e expande-se apenas no sentido longitudinal. É um excelente recurso, pois pode agregar inúmeros benefícios às terapias físicas. Também é um poderoso instrumento para que os terapeutas promovam a continuidade dos estímulos mesmo quando os pacientes não estiverem na sessão do tratamento (em casa, na escola ou no trabalho), pois pode viabilizar o aumento dos estímulos neurofisiológicos corporais. São produzidas cores diversas da bandagem terapêutica sem diferenças nas propriedades físicas. No caso do método Therapy Taping®, as cores podem estimular o córtex visual aumentando as possibilidades de melhor integração entre os sentidos corporais.

> Pelo método Therapy Taping®, as cores diferentes da bandagem podem interferir no processo de percepção ambiental, auxiliando na aprendizagem corporal.

Conceito

Para realizar as aplicações da bandagem terapêutica, é necessário entendimento da função mecânica da elasticidade oferecida pela bandagem. Toda vez que se aplica nela uma força (força de ação), ela se deforma, aumentando seu comprimento inicial. Quando a força é retirada, a bandagem retorna ao seu estado de repouso (força de reação). Esse fenômeno é chamado de *deformação elástica (mecânica)*. Como a bandagem foi desenvolvida para possibilitar movimentos articulares sem grandes restrições, conforme o uso contínuo e dependendo da marca, ela perde sua capacidade de deformação e apresenta menos elasticidade. Esse fenômeno é chamado de *deformação plástica* e é diretamente relacionado com a qualidade do material usado na confecção da bandagem.

Forças

Toda terapia física é realizada por meio de forças aplicadas tanto interna como externamente ao corpo humano, e a força da gravidade tem grande influência nas ações terapêuticas, pois é a força de atração mútua que os corpos materiais exercem uns sobre os outros (atua em nosso corpo a distância). Sendo *força* um agente capaz de produzir o movimento de um corpo, a força da gravidade pode oferecer uma grandeza vetorial que só se caracteriza quando tem *sentido*, *direção* e *intensidade* (Figura 13.1):

- Direção é a reta ao longo da qual o corpo sofre a ação da força. Pode ser horizontal ou vertical
- Sentido é a orientação em que a força atua em determinada direção. Pode ser para cima, para baixo, para a esquerda ou para a direita
- Intensidade representa a quantidade de força empregada.

É pela força que a gravidade exerce nos corpos que se torna possível realizar tarefas de movimentos em diferentes planos de ações, ou seja, o corpo humano pode produzir movimentos em diferentes direções, sentidos e intensidades (Figura 13.1).

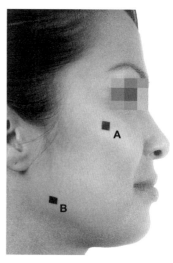

Figura 13.2 Tamanho da bandagem – pontos A e B. (Esta figura encontra-se reproduzida em cores em gen-io.grupogen.com.br.)

Tamanho

Para realizar uma aplicação, deve-se cortar a bandagem exatamente entre os dois pontos (A e B) orientados pelo método Therapy Taping® (Figura 13.2). Sugere-se que o terapeuta os marque na pele com uma caneta apropriada. Em geral, entre esses pontos localiza-se a região à qual se deseja propiciar os estímulos tegumentares. Além disso, é necessário que haja grande quantidade de pele sobre o local.

A técnica de aplicação da bandagem deve seguir os princípios físicos preconizados pelo método Therapy Taping®, os quais estabelecem a direção e o sentido da força reativa da bandagem terapêutica. A orientação é que uma parte da bandagem não seja tensionada. Quanto à direção e ao sentido da força reativa, são determinados pelo ponto fixo da técnica, e o ponto móvel determina a intensidade da força aplicada sobre o tegumento. Em crianças, o terapeuta deve deixar 0,5 cm de papel na extremidade do ponto móvel para utilizar a tensão da bandagem; em adultos, 1,0 cm.

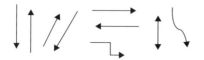

Figura 13.1 Diferentes direções e sentidos das forças. A intensidade pode variar também.

> A força reativa da bandagem é a mais importante da técnica pelo método Therapy Taping®, pois é por meio dela que são promovidas as sensações na pele que recobre os músculos a serem estimulados.

A sensação produzida na pele por meio da bandagem é uma *pressão* imposta pela elasticidade e pela força reativa. A pele é tracionada em diferentes direções, sentidos e intensidades, e o resultado dessa estimulação pode viabilizar funções neurofisiológicas em alguns sistemas corporais, como o tegumentar, o muscular, o venoso/arterial e o nervoso.

Intensidade

Como a bandagem terapêutica Therapy Tex® é elástica, quanto mais se estira, maior é a energia cinética acumulada nela e, consequentemente, maior é a intensidade da força reativa, como mostra o teste realizado em laboratório de mecânica em que se produz com o estiramento total uma força de 1 kgf (Figura 13.3). Para a utilização da bandagem em diferentes indivíduos e em condições distintas, são adotados os critérios de estiramento de menos intensidade (entre os pontos A e B) e mais intensidade (além dos pontos A e B). Isso está relacionado com os testes realizados com a marca Therapy Tex® e com a capacidade de estiramento máximo da bandagem (Tabela 13.1).

FEDERAL UNIVERSITY OF UBERLÂNDIA
SCHOOL OF MECHANICAL ENGINEERING
MECHANICAL PROJECTS LABORATORY

Análise Fita Therapy Tex

Objetivo: avaliação dos níveis de força em função dos deslocamentos de fita marca therapy tex.

Metodologia: foi aplicada uma força proporcional a uma taxa de 10 mm/min em 05 corpos de prova da fita therapy tex com comprimento útil médio de 80 mm.

Resultados: a figura 1 mostra as curvas de força versus deslocamento para os cinco corpos de prova da fita.

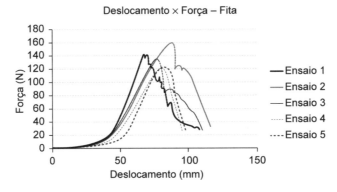

Figura 1 Curvas de força × deslocamento para a fita Therapy Tex.

Conclusão: observou-se um valor médio da força máxima de 134,7 N em um deslocamento médio máximo de 80 mm. Observa-se que a fase elástica de ajuste vai até aproximadamente 45 mm com força da ordem de 1 kgf. Aplicando um deslocamento residual adicional de 10 mm a carga máxima operacional é da ordem de 3 kgf.

Prof. Dr. Cleudmar Amaral de Araújo
Coordenador do Laboratório de Projetos Mecânicos
Faculdade de Engenharia Mecânica
Universidade Federal de Uberlândia
End.: Av. João Naves de Ávila, 2.121, Bloco 1M
Campus Santa Mônica, CEP: 38400-089, Uberlândia – MG
Fone: 55 34 3239-4084   email: cleudmar@mecanica.ufu.br   Web: www.mecanica.ufu.br

Figura 13.3 Análise mecânica da bandagem Therapy Tex®. (Esta figura encontra-se reproduzida em cores em gen-io.grupogen.com.br.)

206 Bandagem Terapêutica

Tabela 13.1 Classificação do estiramento da bandagem terapêutica.

Condições e grupos de indivíduos testados	Menos intensidade	Mais intensidade
Edema	X	
Dor	X	
Crianças	X	X*
Idosos	X	
Espasticidade	X	X*
Hipotonias	X	X*
Lesão muscular	X	X*
Estabilização	X	X*
Posicionamento		X*
Tendinopatias	X	
Correções articulares		X*

*Relacionados com os processos de tratamento e protocolos do método Therapy Taping®.

Indicações e contraindicações

As técnicas da bandagem terapêutica estão indicadas para diferentes disfunções corporais, que podem ser divididas em ortopédicas e neurológicas para as áreas de fisioterapia, terapia ocupacional, fonoaudiologia, medicina e odontologia. São muito utilizadas no tratamento de dores musculoesqueléticas, correções articulares, posicionamentos de segmentos, hipotonias e espasticidade musculares, disfagias, motricidade orofacial e voz.

As contraindicações incluem todas as pessoas que tenham alguma das seguintes condições de pele: dermografismo, escamações, ardor, vermelhidão, coceira, gônadas, lesões, pontos cirúrgicos, cicatrizes recentes, psoríase, bolhas, desidrose, tumor, verruga, entre outras.

Ao indicar a bandagem como fonte de estímulos para diferentes tratamentos, devem-se observar algumas áreas com especial atenção, como face, pescoço, braço e antebraço (região anterior), abdome, glúteos e dorso do pé, para não desenvolver irritação na pele em virtude de ser mais fina e sensível. Também é necessário cautela com a aplicação nessas áreas em crianças e idosos, principalmente quando houver transtornos neurológicos. Esses pacientes podem apresentar fragilidade cutânea, diminuição da resposta imunológica, alteração da termorregulação e da cicatrização e dificuldade na formação do tecido.

Sugestões de aplicações segundo o método Therapy Taping®

Não preconizamos a utilização somente da bandagem nos tratamentos, tampouco sem avaliação prévia. Sugerimos seu emprego em conjunto com outras técnicas terapêuticas. Todos os indivíduos devem ser avaliados mediante os conceitos preconizados nas diferentes técnica para que sejam determinados local, técnica, intensidade e duração da aplicação. Nas Figuras 13.4 e 13.5 constam a ficha de avaliação do método Therapy Taping® voltada para fonoaudiologia e fisioterapia e terapia ocupacional, a fim de auxiliar os profissionais no acompanhamento dos tratamentos de diferentes disfunções corporais.

Para utilizar a bandagem elástica pelo método Therapy Taping®, é necessário responder a sete questionamentos básicos: *como, quando, onde, para quê, em quem, tempo de utilização* e *alta*. Todos devem ser respondidos para se obter bom êxito no tratamento e para que os pacientes sejam beneficiados.

> Pelo método Therapy Taping®, nunca se deve aplicar a bandagem sem avaliação prévia da pele e das disfunções corporais.

Pacientes com comprometimento neurológico

A utilização do método Therapy Taping® nesses pacientes requer três fases de atendimento com a bandagem terapêutica: fase 1, chamada de *sensorial*; fase 2, chamada de *cinestésica*; fase 3, chamada de *alta da bandagem*. O objetivo é utilizar a bandagem nas extremidades do corpo (face, mãos e pés) no início do tratamento quando a meta é estimular a sensação

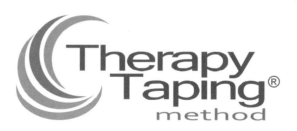

Ficha de avaliação para Fonoaudiologia

1. Dados relevantes
Nome do usuário _____
Diagnóstico médico _____
Diagnóstico do fonoaudiólogo _____

Tipo de comunicador   ☐ Ativo   ☐ Passivo
Usuário de TQT   ☐ Sim   ☐ Não. Características _____
Usuário de GTT   ☐ Sim   ☐ Não
Usuário de VF   ☐ Sim   ☐ Não

Tempo de terapia do fonoaudiólogo _____
Condição atual da pele _____
Data de início MTT _____
Observação _____

Meta_____
Tempo total para MTT _____

2. Afecção observada   **3. Proposta de tratamento (objetivos)**

Figura 13.4 Ficha de avaliação do método Therapy Taping® para fonoaudiologia. Proposta por Giselle Navia Maturana. Traduzida e adaptada pelo autor. TQT: traqueostomia; GTT: gastrostomia; VF: válvula fonatória. (*continua*)

4. Observações
Dia de uso _____
1ª semana _____
2ª semana _____
3ª semana _____
4ª semana _____
5ª semana _____
6ª semana _____
7ª semana _____
8ª semana _____

Alta ☐ Sim ☐ Não
Condições da alta _____

5. Registro de resultados
☐ Controle de vedamento labial
☐ Redução do escape de saliva
☐ Aumento da elevação da laringe
☐ Ativação do reflexo disparador de deglutição
☐ Aumento da função do massetero
☐ Diminuição da função do massetero
☐ Aumento da função do diafragma

Escala de severidade e frequência da sialorreia em pacientes com doenças neurológicas segundo Thomas-Stonell, Greenberg, citado por Costa e Ferreira (2008).

Severidade	Frequência	Pontos
Seco: sem sialorreia	Sem sialorreia	1
Úmido: apenas lábios úmidos	Ocasional	2
Moderado: lábios e pescoço	Frequente	3
Severo: compromete roupas	Constante	4
Protruso: compromete mãos, roupas, objetos		5

6. Questionário de apreciação MTT
6.1. Teste de conforto geral (assinale com X seu estado de comodidade ao usar a bandagem Therapy Tex®)
☐ 0. Extremamente cômodo
☐ 1. Muito cômodo
☐ 2. Bastante cômodo
☐ 3. Cômodo
☐ 4. Ligeiramente cômodo
☐ 5. Indiferente
☐ 6. Ligeiramente incômodo
☐ 7. Incômodo
☐ 8. Bastante incômodo
☐ 9. Muito incômodo
☐ 10. Extremamente incômodo
6.2. Teste de juízos subjetivos (assinale com X a resposta a respeito da bandagem Therapy Tex®)
A cor aplicada parece ☐ Muito cômoda ☐ Cômoda ☐ Algo incomoda
A textura parece ☐ Muito cômoda ☐ Cômoda ☐ Algo incomoda
A aplicação parece ☐ Muito cômoda ☐ Cômoda ☐ Algo incomoda
O tempo de aplicação parece ☐ Rápido ☐ Adequado ☐ Prolongado
Considera as modificações positivas com o uso da bandagem nas áreas propostas?
☐ Sim ☐ Indiferente ☐ Não
Considera que o uso da bandagem limita sua higiene na face e no pescoço?
☐ Sim ☐ Indiferente ☐ Não

Figura 13.4 Ficha de avaliação do método Therapy Taping® para fonoaudiologia. Proposta por Giselle Navia Maturana. Traduzida e adaptada pelo autor. TQT: traqueostomia; GTT: gastrostomia; VF: válvula fonatória. (Esta figura encontra-se reproduzida em cores em gen-io.grupogen.com.br.)

Capítulo 13 | Técnica de Aplicação da Bandagem Terapêutica | Método Therapy Taping® 209

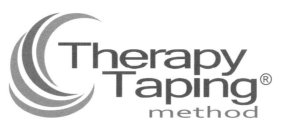

Ficha de avaliação para Fisioterapia/Terapia Ocupacional

1. Dados relevantes
Nome do usuário _____
Diagnóstico médico _____
Diagnóstico disfunção _____
Tipo de comunicador   ☐ Ativo   ☐ Passivo
Usuário de órtese   ☐ Sim   ☐ Não. Características _____
Usuário de cadeira de rodas   ☐ Sim   ☐ Não. Características _____
Tempo em terapia Fisio/TO _____
Condição atual da pele _____
Histórico de alergia de pele ☐ Sim   ☐ Não. Características _____
Data de início MTT _____
Observação _____

2. Afecção observada

Monoplegia   Hemiplegia   Paraplegia   Tetraplegia   Amputação

Comprometimento parcial   Comprometimento total do corpo

Hemiplegia   Diplegia   Quadriplegia   Atetoide   Distonia   Ataxia
        Espástica   **Discinética**   **Ataxia**

Figura 13.5 Ficha de avaliação do método Therapy Taping® para fisioterapia e terapia ocupacional. (*continua*)

Hemiplegia _____
Diplegia espástica _____
Quadriplegia _____
Atetoide _____
Distonia _____
Ataxia _____
Outro _____

Monoplegia _____
Hemiplegia _____
Paraplegia _____
Tetraplegia _____
Amputação _____
Outro _____

Problemas ortopédicos
Tendinite _____
Lesão muscular _____
Lesão ligamentos/meniscos _____
Lesão articular_____
Pós-cirúrgico _____
Artrite _____
Deformidades _____
Escoliose, hiperlordose, retificação_____
Outros _____
_____
_____

3. Proposta de tratamento (objetivos)
Meta_____
Tempo total para MTT _____
Bandagem para _____
Excitatório _____ Inibitório_____
Estabilidade_____
Posicionamento _____

4. Evolução do tratamento
Observações – Fase 01 – sensorial (mãos, pés, face)
Dia de uso _____
1ª semana _____
2ª semana _____
3ª semana _____
4ª semana _____
Observações – Fase 01 – sensorial (excitatório/inibitório/estabilidade)
Dia de uso _____
1ª semana _____
2ª semana _____
3ª semana _____
4ª semana _____
5ª semana _____
6ª semana _____
7ª semana _____
8ª semana _____
Alta   ☐ Sim   ☐ Não
Condições da alta _____
_____
_____

Figura 13.5 Ficha de avaliação do método Therapy Taping® para fisioterapia e terapia ocupacional. (*continua*)

Observações – Fase 02 (Técnicas de posicionamento)
Dia de uso _____
1ª semana _____
2ª semana _____
3ª semana _____
4ª semana _____
5ª semana _____
6ª semana _____
7ª semana _____
8ª semana _____
Alta   ☐ Sim   ☐ Não
Condições da alta _____
_____

5. Registro de resultados (apontar problemas/soluções)
_____
_____
_____

6. Questionário de apreciação MTT
6.1. Teste de conforto geral (assinale com X seu estado de comodidade ao usar a bandagem Therapy Tex®)
☐ 0. Extremamente cômodo
☐ 1. Muito cômodo
☐ 2. Bastante cômodo
☐ 3. Cômodo
☐ 4. Ligeiramente cômodo
☐ 5. Indiferente
☐ 6. Ligeiramente incômodo
☐ 7. Incômodo
☐ 8. Bastante incômodo
☐ 9. Muito incômodo
☐ 10. Extremamente incômodo
6.2. Teste de juízos subjetivos (assinale com X a resposta a respeito da bandagem Therapy Tex®)

A cor aplicada parece	☐ Muito cômoda	☐ Cômoda	☐ Algo incomoda
A textura parece	☐ Muito cômoda	☐ Cômoda	☐ Algo incomoda
A aplicação parece	☐ Muito cômoda	☐ Cômoda	☐ Algo incomoda
O tempo de aplicação parece	☐ Rápido	☐ Adequado	☐ Prolongado

Considera as modificações positivas com o uso da bandagem nas áreas propostas?
☐ Sim   ☐ Indiferente   ☐ Não
Considera que o uso da bandagem limita sua higiene na face e no pescoço?
☐ Sim   ☐ Indiferente   ☐ Não

Figura 13.5 Ficha de avaliação do método Therapy Taping® para fisioterapia e terapia ocupacional. (Esta figura encontra-se reproduzida em cores em gen-io.grupogen.com.br.)

em pacientes com disfunções sensorimotoras (Figura 13.6). Aproximadamente 85% das pessoas com comprometimento neurológico apresentam uma disfunção sensorimotora na extremidade do membro superior, e em 55 a 75% delas esse problema persiste após 3 meses (Forest, 2002). Ainda na fase sensorial, utilizar os estímulos excitatórios (com tensionamento progressivo) ou inibitórios (sem alterar a tensão) pode fazer com que as propriedades elétricas dos músculos sejam alteradas para beneficiar os movimentos globais do corpo. A duração estimada para essa fase é 12 semanas (Tabela 13.2).

É na fase cinestésica que alteramos os posicionamentos articulares/musculares para que o paciente possa interpretar sua postura ou seus segmentos de outra maneira, a fim de melhorar o trabalho de formação ou alteração de imagem corporal, uma vez que muitos pacientes apresentam posicionamentos inadequados. A duração estimada dessa fase é em torno de 8 semanas, perfazendo o período total de 20 semanas de acordo com a meta. Vale lembrar que, em se tratando de tempo, e sendo este subjetivo, o programa pode variar de acordo com o grau da lesão e a frequência no tratamento até a alta do recurso bandagem. Essa alta não significa necessariamente alta do paciente da terapia, mas sim que esse recurso já produziu o benefício esperado.

O profissional que fará a aplicação da bandagem deverá se assegurar das condições da pele do paciente segundo os critérios de indicação e contraindicação. Em seguida, deverá utilizá-la considerando a lição 1, *meta*, estabelecida após a avaliação das disfunções sensorimotoras. O paciente deverá permanecer com a bandagem o máximo possível (24 h ao dia), e as trocas deverão ser realizadas 1 vez por semana. Há casos em que ocorrem mais de 1 vez: na técnica da luva (mais de 2 vezes), quando a bandagem escolhida tiver pouca aderência e quando o paciente tiver pele muito oleosa ou transpiração excessiva.

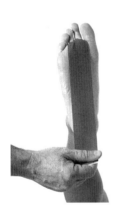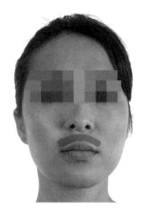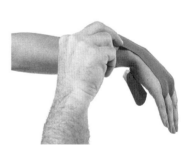

Figura 13.6 Bandagem terapêutica aplicada nas extremidades – fase sensorial. (Esta figura encontra-se reproduzida em cores em gen-io.grupogen.com.br.)

Tabela 13.2 Descrição das fases de atendimento com bandagem terapêutica propostas para tratamento pelo método Therapy Taping®.

Fase 1: sensorial	Extremidades: face, mãos, pés Tempo: 4 semanas
	Estímulos excitatórios e inibitórios Tempo: 8 semanas
Fase 2: cinestésica	Posicionamento Tempo: 8 semanas
Fase 3: alta	Quando for atingida a meta estipulada Tempo: indefinido

> *Meta* indica o caminho a seguir mediante a avaliação. Deve ser avaliada e reavaliada constantemente, deve ser curta e demandar um período de tempo. Não se deve abandoná-la. Para atingi-la, o importante é a direção, e não a velocidade.

A duração total estimada para o tratamento dos pacientes com comprometimento neurológico é aproximadamente 16 semanas (Figura 13.7) para cada meta de atendimento, cumprindo as três fases (sensorial, cinestésica e alta). Sugerimos que o profissional insista na meta estipulada e não aplique a bandagem terapêutica em locais diferentes a cada troca. A alta da técnica da bandagem deve ocorrer quando o profissional verificar o aprendizado mediante objetivos e metas do tratamento.

É preciso ressaltar que cada indivíduo – criança, jovem adulto e idoso – se comporta de maneira diferente frente aos estímulos produzidos pela bandagem, divergindo no tempo, na evolução e na duração do tratamento. Portanto, se o terapeuta não estiver obtendo os resultados esperados, caberá reavaliar sua conduta.

Pacientes ortopédicos

O procedimento para aplicação da bandagem neste grupo de pacientes é o mesmo utilizado para pacientes com comprometimento neurológico, descrito anteriormente.

Os pacientes ortopédicos são a maioria dos que utilizam a bandagem terapêutica, em geral nos casos pós-cirúrgicos e de dor musculoesquelética. Sugerimos aos terapeutas aplicarem-na sempre que realizarem os exercícios (passivo, ativo assistido, ativo livre e resistido) e não fazerem uso da eletrotermofototerapia sobre a bandagem. Utilizar a bandagem no momento dos exercícios pode contribuir para os estímulos excitatórios (em casos de hipotrofias musculares), a estabilidade dos movimentos (em casos de aplicações sobre uma articulação) e a diminuição de processos dolorosos do sistema musculoesquelético. Embora os receptores da pele não sejam proprioceptivos, as informações deles influenciam a percepção da posição e do movimento das articulações. Essa influência é basicamente *cinestésica*, respondendo à distensão ou pressão crescente sobre a pele (Rothwell, 1994).

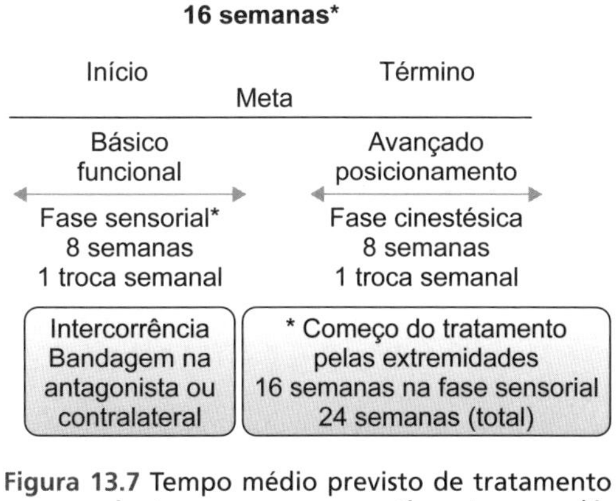

O tempo de utilização da bandagem nos tratamentos ortopédicos é bastante variável, devido, em geral, ao quadro apresentado pelo paciente. Nos pós-operatórios em que os protocolos de tratamento variam entre 4 e 6 meses (lesão em ombro ou joelho), a bandagem é utilizada em todas as fases desses protocolos, ora ajudando a minimizar as dores, ora auxiliando na realização e/ou estabilização dos movimentos. Nos casos de lesões com menor comprometimento, como, por exemplo, processo inflamatório em um tendão, geralmente se recomenda a bandagem terapêutica para dor acima de 3, de acordo com a escala variável analógica (EVA), importante recurso para avaliar a continuidade da aplicação. Usar as escalas de avaliação pode ajudar muito na decisão de introduzir e retirar a bandagem do tratamento. A bandagem deve ser aplicada nos seguintes momentos durante a terapia:

- Fase aguda: utilização de eletrotermofototerapia – *final*
- Fase subaguda: equipamento + movimento – *meio*
- Fase crônica: só movimento – *início*.

Tratamento da dor

Um dos objetivos da aplicação da bandagem terapêutica é tratar dores musculoesqueléticas. Sua utilização seria a tentativa de diminuí-las em diferentes indivíduos e condições. Contudo, como a bandagem poderia ajudar nesse tipo de tratamento? Aplicando um estímulo no tegumento. Em nossa opinião, não há como negligenciar o maior órgão sensorial do corpo humano como rica fonte de produção

16 semanas*

Início		Término
	Meta	
Básico funcional		Avançado posicionamento
Fase sensorial* 8 semanas 1 troca semanal		Fase cinestésica 8 semanas 1 troca semanal
Intercorrência Bandagem na antagonista ou contralateral		* Começo do tratamento pelas extremidades 16 semanas na fase sensorial 24 semanas (total)

Figura 13.7 Tempo médio previsto de tratamento para pacientes com comprometimento neurológico – método Therapy Taping®.

de estímulos benéficos para tratamento. Sob a pele há estimados 72 km de nervos (exposição BodyWorlds), e estudar esse complexo nervoso não é tarefa fácil. Segundo Butler (2003), os sistemas nervosos central e periférico são considerados constituintes da mesma estrutura e formam um trato tecidual contínuo, não havendo nenhuma outra estrutura no corpo com tamanha interligação. Todas as funções do sistema nervoso são interdependentes por conexão elétrica, mecânica e química. Qualquer alteração em uma parte ou função do sistema pode produzir efeitos de longo alcance em áreas remotas.

De acordo com Jacobs (2007), quando em desenvolvimento embrionário, os segmentos de partes humanas se desenvolvem e são inervados exatamente da mesma maneira – de trás para frente. Brotos dos membros crescem para fora da parede do corpo, formando as mãos, que contêm os nervos mediano, ulnar e radial. O mesmo ocorre com os pés, que contêm o nervo tibial. Esses apêndices alongam o corpo, e o sistema nervoso adiciona mais inervação para poder lidar com a motricidade (controle muscular) e a sensibilidade (mais sensação na pele que recobre os músculos).

Ao estimular a pele para obter resultados satisfatórios em terapias físicas de reabilitação, é necessário observar a relação entre os sistemas nervosos e deles com a epiderme e a derme, bem como os túneis e estruturas neurais transmitidas através da pele, além da relação entre os músculos, as estruturas neurais e a pele, e com os nervos cutâneos, que são altamente acessíveis, sensíveis e respondem imediatamente ao tratamento. Quando estimulados, são enviados por via rápida (fibras mielinizadas) para a área S1 de representação do córtex, de modo que o paciente pode auxiliar na orientação do tratamento e informar o que está sentindo (Jacobs, 2007).

Os sistemas sensoriais da pele são o elo entre o ambiente externo e o sistema nervoso central. Eles respondem de modo coordenado a fim de instruir uma resposta integrada eferente que manterá a integridade homeostática do organismo e reduzirá qualquer estímulo prejudicial aos tecidos (Holdcroft, 2005). A nocicepção compõe o sistema nervoso somatossensorial, cujo principal objetivo pode ser descrito pelas funções de exterocepção, propriocepção e interocepção.

Os neurônios sensoriais primários (corpos celulares nos gânglios da raiz dorsal) podem ser classificados de acordo com o tamanho de seu corpo celular, os diâmetros dos axônios de condução, a velocidade, a neuroquímica, o grau de mielinização e a capacidade de responder a fatores neurotróficos. As fibras A são mielinizadas, têm diâmetro extenso de corpo celular e podem ser subdivididas em três grupos: Aα (músculo e órgão tendinoso de Golgi), Aβ (mecanorreceptores de pele) e Aδ (nociceptores). As fibras C constituem 65 a 70% de entradas aferentes na medula espinal, caracterizam-se como pouco mielinizadas ou não mielinizadas e são principalmente nociceptivas em sua função (Okamoto *et al.*, 2002).

A dor pode ser modulada dependendo do equilíbrio dos estímulos entre os nociceptores e outras vias aferentes. Muitos estudos da década de 1960 mostraram que a saída ascendente da coluna dorsal da medula espinal após a estimulação somatossensorial dependia do padrão de atividade em diferentes classes do primeiro neurônio sensorial (Holdcroft, 2005). Melzack e Wall (1965) sugeriram que atividade de baixo limiar no primeiro neurônio aferente pode diminuir a resposta dos neurônios de projeção na coluna dorsal (entrada nociceptiva – aferentes amielínicos).

> Utilizar a bandagem terapêutica Therapy Taping® para estimular a pele é oferecer um estímulo não doloroso ao sistema nervoso a fim de ajudá-lo a diminuir a nocicepção de deformação mecânica.

Aplicação

A pele deve estar limpa e seca. A limpeza pode ser feita com sabão neutro ou álcool. Se for utilizado algum produto para tal, o ideal é que não contenha óleo em sua composição. Em caso de aplicação em superfícies com muito pelo, recomenda-se cortar (nunca raspar) com uma tesoura sem ponta ou um aparelho elétrico. Após a aplicação, deve-se esfregar a bandagem para causar atrito e melhorar a aderência à pele. É preciso ter cuidado ao retirá-la (principalmente em crianças e idosos), fazendo-o lentamente para não provocar lesão. Pode-se borrifar álcool na bandagem, deixar agir por 5 min e, em seguida, retirar com cautela.

Para utilizar o conceito de estimulação tegumentar pelo método Therapy Taping®, é importante considerar:

- Meta
- Primeiro dia de utilização da bandagem
- Dúvidas na tensão
- Eficácia do tratamento
- Dieta sensorial para realização de técnica avançada
- Técnica avançada: poucos dias.

No método Therapy Taping®, quando se aplica a bandagem terapêutica na pele com certo estiramento (exceto no primeiro dia de colocação), os mecanorreceptores são os principais responsáveis pela condução da informação tátil, por via aferente, ao córtex sensorial primário (Morini Jr., 2011).

Referências bibliográficas

Butler DS. Mobilização do sistema nervoso. São Paulo: Manole; 2003.

Holdcroft A, Jaggar S. Core topics in pain. Cambridge: Cambridge University Press; 2005.

Jacobs D. Dermoneuromodulation treatment manual. Self-published. 2007 Jun.

Melzack R, Wall PD. Pain mechanisms: a new theory. Sci. 1965; 150:971-9.

Morini Jr. N. Conceito da técnica de aplicação da bandagem terapêutica Therapy Taping®. Biblioteca Nacional do Rio de Janeiro. Registro 524431. Livro 995. Folha 434. 2011.

Okamoto K, Imbe H, Morikawa Y et al. 5-HT2A receptor subtype in the peripheral branch of sensory fibers is involved in the potentiation of inflammatory pain in rats. Pain. 2002; 99:133-43.

Rothwell JC. Control of Human Voluntary Movement. London: Chapmann & Hall, 1994.

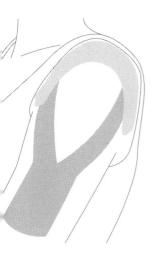

Índice Alfabético

A

Abundância, 48
Acidente vascular cerebral, 64, 106
Acomodação, 22
Actina/miosina, 40
Acupuntura pela medicina tradicional chinesa, 197
Adaptação, 22
Aferência, 8
Agregação, 31
Ajustes posturais, 48
Alinhamento postural, função vocal, 128
Amplitude(s)
- articulares de movimento, 74
- de movimento (ADM), 153
Antecipação, 93
Aprendizagem motora, 94
Área sensorial somática, 25
Articulação temporomandibular, 183
ASAS (Australian Spasticity Assessment Scale), 73
Astrócitos, 29
Avaliação
- fibroendoscópica da deglutição com ou sem prova sensorial (FEES-ST), 118
- neurofisiológica, 77
- perceptual da voz, 119
- postural, 48
Axônios, 10, 11
Axonotmese, 35

B

Bandagem(ns) terapêutica(s)
- aplicação, 215
- articulação temporomandibular e, 183, 190
- conceito, 203
- constituição física, 203
- contraindicações, 206
- controle motor e, 47, 49-57
- dor, tratamento da, 214
- elásticas, 2
- - emprego terapêutico, 37
- - funcionais para a região orofacial, 169
- em fonoaudiologia, 114
- em neurologia, 63
- em ortopedia, 145
- forças, 203
- história no Brasil, 1
- indicações, 206
- inelásticas, 2
- intensidade, 204
- osteoartrite de joelho e, 155
- pacientes
- - com comprometimento neurológico, 206
- - ortopédicos, 213
- plasticidade muscular e, 40-43
- rígidas, 2
- sistema estomatognático e, 167
- subluxação de ombros, tratamento da, 3
- tamanho, 204
Biofeedback, 139
Biofotônica orofuncional, 170
Biomecânica, 126
Brotos neuronais, 67

C

Calor, 20
Campo receptivo, 22
- do receptor de tato, 23

- dos neurônios de segunda ordem, 23
Células
- da glia, 29
- de Schwann, 29, 30
- ependimárias, 29, 30
Cinestesia, 60
Clônus, 69
Cocontrações, 69
Coluna vertebral, lesões na, 145
Compressão terapêutica, 192
Comprometimento neurológico, 206
Condicionamento clássico, 34
Consciência corporal, aumento da, 127
Contrações musculares, 127
Controle
- do tronco, 90
- motor, 16, 47
- - seletivo, perda do, 69
- postural, 59
- - desenvolvimento do, 90
- - durante o primeiro ano de vida, 90
Corpo humano, 6
Corpúsculo
- de Meissner, 21
- de Ruffini, 21
- de Vater-Pacini, 20, 23
Córtex somatossensorial, 25
- primário (S1), 11, 12
Crescimento axônico, 32
Crista neural, 7

D

Deformação
- elástica, 9, 203
- plástica, 9, 203
Degeneração
- discal, 146
- do complexo côndilo-disco, 187
- muscular, 41
Deglutição, 114
- fase esofágica, 115
- fase faríngea, 115
- fase preparatória oral, 114
- fase propulsiva oral, 115
Depressão
- de longa duração, 34
- pós-ativação, 68
Deslocamento do disco articular anterior

- com redução, 187
- sem redução, 188
Diferenciação, 32
Discos de Merkel, 21
Disfagia(s), 115
- mecânica, 117
- neurogênica, 117
- orofaríngea, 121
Disfonia, 119
Disfunção temporomandibular, 184
- afinamento do disco, 187
- defeitos na superfície, 187
- desvios no formato, 186
- tensão emocional, 186
Distonia espástica, 69
Distrofia muscular de Duchenne (DMD), 42, 84-88
Distrofina, 84
Dor, 20, 49
- musculoesquelética, 3

E

Ectoderma, 6
Efeito compressivo, 192
Eferência, 8
Eletroterapia, 139
Endoderma, 6
Escala(s)
- australiana de avaliação da espasticidade, 73
- de Ashworth, 72
- - modificada, 72
- de avaliação da espasticidade Santa Casa, 75
- de avaliação de tônus, 75
- de espasmos, 74
- de House-Brackmann, 140
- de Oswestry, 73
- de Tardieu, 73
- do tônus adutor do quadril, 73
- MSSS-88, 75
- NINDS de reflexos, 74
- PRISM, 75
- SCATS de reflexos, 74
- SCISET, 75
Esclerose múltipla, 65
Espasmos flexores e extensores, 69
Espasticidade, 63-79
Especificidade do receptor, 21
Esporte, lesões no, 145
Esquema corporal, 17

Estimulação
- somatossensorial, 12
- tegumentar, 13
Excitabilidade de circuitos espinais, 66
Expressão facial, 135
Exteroceptores, 19
- cutâneos, 20

F

Fator(es)
- de crescimento neural (NGF), 32
- de crescimento transformador β (TGF-β), 41
- neurotrófico (FNT), 32, 35
- - derivado da glia (GDNF), 43
- - derivado do cérebro, 32
Feedback, 17, 47
- sensorial, 24
- - circuito do, 16
Feedforward, 18, 19, 47, 93
Fenômenos plásticos, 33
Fibras
- aferentes primárias, 10
- musculares, 137
- - de contração rápida, 40
- - de contração lenta, 41
Fisioterapia, 189
- orofacial, 169
Folículo piloso, 21
Fonoaudiologia, 114
Fototerapia, 170
- *laser*
- - LED âmbar, 172
- - LED azul, 171
- - LED infravermelhos próximos, 171
- - LED vermelhos, 171
Fraturas da coluna vertebral, 146
Frio, 20
Função manual, desenvolvimento atípico da, 97

G

Gerador de padrão central (GPC), 114
Gliócitos, 29
Goal Attainment Scaling (GAS), 76

H

Habituação, 34
HAT (Hypertonia Assessment Tool), 74
Hiper-reflexia osteotendínea, 69
Hiperatividade muscular, 69

Hipereficácia sináptica, 34
Hiperexcitabilidade do reflexo de estiramento, 69
Hipersensibilidade
- de desenervação, 34
- pós-desenervação, 67
Hipertonia
- distônica, 69
- espástica, 68
- extrapiramidal, 70
- ferramenta de avaliação da, 74
- intrínseca, 68
- rígida, 70
Hipertônus, 70
Hiporreflexia osteotendínea, 69
Hipotonia, 69

I

Imagem corporal, 18
Impulsos excitatórios e inibitórios supraespinais, 66
Indução, 31
Informações sensoriais, 16, 59, 60
Input sensorial, 131
Interleucinas (Ils), 35
- IL-4, 41
- IL-3, 41

J

Joelho(s)
- de saltador, 149
- lesões nos, 149
- osteoartrite de, 155

L

Laser
- LED âmbar, 172
- LED azul, 171
- LED infravermelhos próximos, 171
- LED vermelhos, 171
Laserterapia, 139
Lesões
- de tornozelo e pé, 151
- na coluna vertebral, 145
- nos joelhos, 149
- nos ombros, 147
- por corrida, 150
Linhas
- de clivagem, 9
- de força postural, 193

M

Macróglia, 29
Magnetoencefalografia, 12
Mandíbula, 183
Manobras
- posturais, 124
- voluntárias
- - de limpeza dos recessos faríngeos, 124
- - de proteção das vias respiratórias, 124
Manutenção estática, 90
Mecanorreceptores, 10, 11, 20
Medicina tradicional chinesa, 198
Mesoderma, 6
Método de exploração clínica volume-viscosidade
  (MECV-V), 118
Método Therapy Taping®, 1, 5
- acupuntura pela medicina tradicional
    chinesa, 197
- adulto pós-acidente vascular cerebral, 106, 107
- disfagia orofaríngea, 121
- estabilização do gradil costal, 93
- estimulação do sistema musculoesquelético e, 60
- fonoterapias, 126
- lesões no esporte, 145
- medicina tradicional chinesa, 200
- neuropediatria, 89
- paralisia facial periférica, 135
- potência do salto vertical dos atletas de voleibol
    masculino infantojuvenil, 161
- proposta do, 5
- reabilitação biofotônica orofacial, 167
- técnica de aplicação da bandagem terapêutica, 203
Métodos eletrofisiológicos, 77
Micróglia, 29, 30
Migração, 31
Mímica facial, 135
Mioblastos, 41
Morte neuronal programada, 32
Movimento, redução da destreza do, 69
Musculatura orofacial, 169
Músculo(s)
- da face, 135
- da mastigação
- - digástrico, 183
- - masseter, 184
- - pterigóideo
- - - lateral, 183

- - - medial, 184
- - temporal, 184
- espástico, 68
- esquelético, 40

N

Nervo trigêmeo, 24
Neuróglia, 29
Neurônios, 29
- de ordem superior, 23
- de primeira ordem, 22
- de quarta ordem, 23
- de segunda ordem, 22
- de terceira ordem, 23
- sensoriais periféricos, 7
Neuropediatria, 89
Neuroplasticidade, abordagens terapêuticas e, 37
Neuropraxia, 35
Neurotmese, 35
Neurotrofinas, 32
Nocicepção, 60
Nocirreceptores, 20

O

Oligodendrócitos, 29, 30
Ombros, lesões nos, 147
Órgãos dos sentidos, 15
Ortopedia, 145
Osteoartrite de joelho, 155

P

Palestesia, 60
Paralisia
- cerebral, 65, 99
- facial periférica, 135, 137
Paresia, 69
Parestesia, 69
Pele
- endentação da, 21
- propriedades físicas da, 8
- somestesia, 19
Percepção, 15, 17
- no tocante à ação, 93
Placa
- associativa ou alar, 7
- motora ou basal, 6
Plasticidade

- axônica, 33
- dendrítica, 33
- muscular, 41
- sináptica, 33
- somática, 33
Ponto de partida dos movimentos, 17
Pontuação de Rekand para espasticidade e incapacidade, 75
Posição
- prona, desenvolvimento atípico da, 95
- supina, desenvolvimento atípico de, 94
Postura corporal, 127
Potenciação de longa duração, 34
Potencial elétrico dos receptores somatossensoriais, 9, 10
Pressão, 20
Princípio da abundância, 48
Proliferação, 31
Propriocepção, 60
Proprioceptores, 19, 24, 60
Psicoacústica, 119

R

Reabilitação
- biofotônica orofacial, 167, 168
- orofacial/funcional, 172
Reação positiva de suporte, 69
Receptores
- da exterocepção, 93
- da propriocepção, 93
- dos sistemas sensoriais, 93
- proprioceptivos de tensão muscular, 93
- somatossensoriais, 9
Recrutamento das sinapses latentes, 34
Recuperação da eficácia sináptica, 34
Redundância, 48
- motora, 48
Reflexo do estiramento, aumento do, 65
Regeneração muscular, 41
Remodelagem tecidual, 127
Representação interna, 18
Respiração, 127
Retroalimentação, 18
Rigidez
- de oposição, 70
- em tubo de chumbo, 70
Roupas inteligentes, 192
Rugas, 169

S

Sensação, 15
Sensibilidade
- somestésica
- - epicrítica, 20
- - protopática, 20
- vibratória, 60
Sensibilização, 34
Sentidos corporais (somestésicos), 15, 19
Sinal de Babinski, 69
Sinapses, refinamento de, 32
Sinaptogênese, 32
Sincinesia, 69
Síndrome
- do impacto do ombro (SIO), 148
- do neurônio motor superior, 69
Sistema(s)
- corporais, 6
- de graduação facial
- - de Sunnybrook (FGS), 140
- - de Sydney, 142
- - de Yanagihara, 142
- do corpo humano, 6
- estomatognático, 168
- GRABS, 119
- nervoso, 15
- - células do, 28
- - central, 6, 35
- - etapas do desenvolvimento do, 31
- - funções, 28
- - periférico, 35
- protopático, 60
- somestésico, 60
- tegumentar, 7, 8
Somatotopia, 24
Somestesia, 19

T

TAS (Tone Assessment Scale), 75
Tato, 20
- epicrítico, 60
Técnica(s)
- de estimulação, 139
- de facilitação neuromuscular, 139
- de relaxamento, 139
- de suporte passivo, 139
Temperatura do ambiente, 20
Tendinite patelar, 149

Teoria dos cinco elementos, medicina tradicional chinesa, 199
Terapia
- celular, 190
- de voz, 126
- espelho, 139
- manual, 189
- oclusal, 189
Terminações nervosas livres, 21
Termocepção, 60
Termorreceptores, 20
Termoterapia, 139, 190
Teste
- *30-second chair stand test*, 157
- *40 m fast paced walk test*, 157
- *Stair climb test*, 157
- *Teste timed up and go*, 157
Traumatismo
- cranioencefálico, 64
- raquimedular, 64
Treino de mímica facial, 139

U

Unidades motoras
- de movimento, 90
- de postura, 90

V

Via
- corticoespinal, 66
- reticuloespinal dorsal, 66
- trigeminal exteroceptiva, 24
- vestibuloespinal, 66
Vibração, 20
Videofluoroscopia da deglutição, 118
Voleibol, 161
Voz
- análise acústica da, 120
- avaliação da, 119
- normal, 119
- patológica, 119
- terapia de, 126